"十二五"职业教育国家规划教材
经全国职业教育教材审定委员会审定

供高等职业教育护理、助产等医学相关专业使用

# 中医护理学

## （第 4 版）

主 编　刘桂瑛

副主编　林　坚　伍梅芳　侯辰阳　于　梅

编　委　（按姓氏汉语拼音排序）

　　　　侯辰阳　山东医学高等专科学校（临沂）
　　　　李　敏　成都职业技术学院
　　　　李晓军　内蒙古医科大学
　　　　林　坚　广西医科大学玉林校区
　　　　刘桂瑛　广西医科大学护理学院
　　　　罗　君　广西医科大学护理学院
　　　　王海岩　广东云浮中医药职业学院
　　　　温跃红　东莞职业技术学院
　　　　伍梅芳　长沙卫生职业学院
　　　　于　梅　山东医学高等专科学校（济南）
　　　　张　芳　雅安职业技术学院

秘　书　罗君

科学出版社

北　京

# 内 容 简 介

本教材注重立德树人，强调中医药文化的传承和中医护理学在健康中国建设中的作用。每章中添加了思政元素，设置学习目标，对学生素质、知识、能力等各方面的培养提出了具体要求。

教材内容主要包括中医护理学发展简史、中医护理学的基本特点、中医基础理论、中医诊断及辨证防治知识、方药基础知识、中医辨证护理原则及护理的基本内容、中医护理基本技能和中医养生保健等内容。

本教材主要供高等职业教育护理、助产等医学相关专业使用。

**图书在版编目（CIP）数据**

中医护理学 / 刘桂瑛主编. —4 版. —北京：科学出版社，2024.6
"十二五"职业教育国家规划教材
ISBN 978-7-03-078229-8

Ⅰ. ①中… Ⅱ. ①刘… Ⅲ. ①中医学—护理学—高等职业教育—教材 Ⅳ. ①R248

中国国家版本馆 CIP 数据核字（2024）第 058098 号

责任编辑：丁海燕 / 责任校对：周梦思
责任印制：赵 博 / 封面设计：涿州锦晖

科学出版社 出版
北京东黄城根北街 16 号
邮政编码：100717
http://www.sciencep.com

三河市春园印刷有限公司印刷
科学出版社发行 各地新华书店经销
*
2010 年 6 月第 一 版 开本：850×1168 1/16
2024 年 6 月第 四 版 印张：9 3/4
2025 年 1 月第二十八次印刷 字数：293 000

定价：42.80 元
（如有印装质量问题，我社负责调换）

# 前　言

《"健康中国 2030"规划纲要》指出，到 2030 年，中医药在治未病中的主导作用、在重大疾病治疗中的协同作用、在疾病康复中的核心作用得到充分发挥。为大力促进中医护理事业的发展，《全国护理事业发展规划（2021—2025 年）》强调要强化中医护理人才培养，切实提高中医护理服务能力。党的二十大对新时代新征程推进健康中国建设作出了新的战略部署，提出"把保障人民健康放在优先发展的战略位置"，凸显了以人民为中心的发展思想。贯彻落实党的二十大决策部署，积极推动健康事业发展，离不开人才队伍的培养。"培养造就大批德才兼备的高素质人才是国家和民族长远发展大计。"这一长远发展大计给医学教育、医护人才的培养带来新的机遇与挑战。

教材是教学内容的重要载体，是教学的重要依据，培养人才的重要保障。本次教材修订就是为了贯彻落实党的二十大精神，坚持为党育人、为国育才的原则，编写符合时代要求的实用教材。

本教材从临床护士和大众对健康服务的需求出发，突出职业能力要求，以工作任务为导向，既满足学生通过全国护理执业资格考试要求和临床技能需要，又体现课程思政的育人思想，深挖知识内容中的思政元素，增设"医者仁心""链接"等模块。本次修订工作还考虑到了对本系列教材传统优势的传承，如典型案例分析、考点标识等，同时也结合了现代社会人们对健康养生的重视，增加了中医养生保健的相关内容，为学生适应现代社会健康需求的变化，拓展职业技能和服务社会等能力目标的培养提供了更多的知识内容。

本教材的编写得到了各参编单位的大力支持，在此表示衷心的感谢！由于编者水平有限，在教材编写过程中可能存在不足，衷心地希望广大读者提出宝贵意见，以便在本教材修订时完善。

主　编

2023 年 10 月

# 配 套 资 源

欢迎登录"中科云教育"平台，**免费**数字化课程等你来！

本系列教材配有数字化资源，持续更新，欢迎选用！

## "中科云教育"平台数字化课程登录路径

### 电脑端

▶ 第一步：打开网址：http://www.coursegate.cn/short/6IR71.action

▶ 第二步：注册、登录

▶ 第三步：点击上方导航栏"课程"，在右侧搜索栏搜索对应课程，开始学习

### 手机端

▶ 第一步：打开微信"扫一扫"，扫描下方二维码

▶ 第二步：注册、登录

▶ 第三步：用微信扫描上方二维码，进入课程，开始学习

## PPT 课件，请在数字化课程里下载！

# 目　录

# 第**1**章

# 绪　论

从原始的砭石疗伤到自成体系，原始医药的应用与人类生活紧密联系，中医学从原始的积累，历经数千年的发展，为中华民族的繁衍生息和世界医学作出了不可磨灭的贡献。至今中医学仍然是现代医学中不可或缺的一部分。

中医护理学是中医学的重要组成部分，它以中医药学知识为基础，包括预防、保健、康复和养生等技术，与现代护理学的思想有机结合，为患者的身心健康提供科学的护理服务。

## 第 1 节　中医护理学发展简史

### 一、原始人类的医疗活动

远古时期，原始人类为了生存，狩猎为食，掘草充饥，串树叶为衣蔽体，披兽皮为毡御寒。为避洪水猛兽，雨雪骄阳，巢穴而居；为能获取食物，繁衍生息，集群耕作狩猎，互相帮助……在原始生活和劳动过程中，出于对身体本能的保护，人们学会了包扎伤口；对疼痛不适本能地抚摸按压，形成了最古老的按摩推拿；在充饥果腹的过程中，又认识了动物、植物的营养价值和药用价值，原始人类这些本能的身体保护、减轻痛苦的方法和活动即为医药应用的开端。人们渐渐地发现这些本能的方法和措施能够防治疾病，恢复健康，便有针对性地去反复实践，在此基础上原始的中医药就产生了。

中医药不断积累的经验，伴随着人们对自然科学知识认识的进一步加深，结合人的思考和理解，交融了朴素的科学和哲学的知识，经过后人的不断整理和完善，形成了一套完整的中医药理论体系，成为中国古代研究人体生命、健康、疾病的学科，历经数千年发展成为人们防病、治病、保健的重要科学体系。

### 二、中医学理论体系的形成与发展

中医药学系统理论的形成主要在战国至两汉时期。

夏商周时期，人类文明进入到了奴隶社会阶段，社会生产力较原始社会有了更进一步的发展，医药知识的积累更是日益丰富，人们对疾病的防治和保健的知识、方法等有了更多的认识。在周代就有了"食医""疾医""疡医""兽医"等医学分科的记载，还记录了将食物煮熟后食用可以预防消化道疾病等饮食保健的知识。这个时期人们对环境卫生、个人卫生都有了一定的概念。随着生产力的进步人们的生活条件不断改善，同时对疾病的防治积累了一定的经验。

### （一）战国至秦汉时期

战国至秦汉时期经过无数医家的整理完善，出现了诸多医学专著，这些著作历经数朝数代，有的作者已无从考证，托名为圣人所作，以彰显其权威性和对先祖的尊重。其中，《黄帝内经》《难经》《伤寒杂病论》《神农本草经》等书被后世尊为中医药学的四大经典著作。四大经典著作的出现，标志着中医药学理论体系的初步形成。

《黄帝内经》（简称《内经》）是我国现存最早的医学巨著，约成书于战国至秦汉时期，为众多医学家结合古代阴阳五行等哲学思想和辩证唯物主义的思维方法，整理总结前人积累的医学知识，并加以理论化、系统化而成。《黄帝内经》包括《素问》《灵枢》两大部分，全面论述了中医学的思维方法，人与自然的关系，人体生理、病理及疾病的诊断、防治等知识，被视为中医学理论体系最经典的权威著作。

《难经》相传为名医扁鹊所作，实际作者不详。全书涉及生理、病理、诊断、病证、治疗等多方面内容，尤其对脉学有了更为详细而精准的论述，在《内经》的基础上又有所发展。

《伤寒杂病论》为东汉名医张仲景所著，该书首创了辨证论治理论，为临床医学的发展提供了重要的理论依据。

《神农本草经》是我国现存最早的药物学专著，非一时一人之作，为历代医药学家的经验总结，在东汉时期整理成书，托名神农氏所作，又称《本经》或《本草经》。提出"四气五味"的药性理论，明确了"治寒以热药，治热以寒药"的用药原则，使药理学与病机学密切结合，更进一步充实了中医药学理论体系。

这一时期产生了不少著名的医家，如东汉的名医华佗，能用自己配制的"麻沸散"作为麻醉剂开展外科手术，倡导运动养生，创"五禽戏"，把运动健身和医疗护理结合起来，对后世的健康养生学有很大影响。遗憾的是由于战争的原因，华佗宝贵的医学经验未能传于后世。

**考点：** 中医药学四大经典著作

### （二）魏晋隋唐时期

随着社会经济文化的进步，医药学的发展也进入了一个辉煌时期，无论是医学基础理论，还是临床各个学科均取得了显著的成就，推动了中医学理论体系的进步和发展。

王叔和（晋）整理了《伤寒论》，编写了我国的第一部脉学专著《脉经》，丰富了诊断学的内容。葛洪（晋）的《肘后备急方》对各种急重症、传染病，以及内、外科疾病等都有论述，并对疾病护理有了更为具体的描述，如对创伤大出血的患者，应禁食刺激性食物，避免过度活动，宜安静勿使情绪波动等；书中记载用青蒿治疗疟疾的方法，更是为现代青蒿素的发现和应用奠定了基础。

巢元方（隋）的《诸病源候论》是我国第一部病因病机学专著，广泛、详细而准确地记载了各种疾病，并对疾病的证候、病机进行了新的探讨，对中医病理学的形成作出了极大的贡献。

药物学知识不断增加，人们逐渐发现了《神农本草经》中的不足与谬误，更新后出版了更多的药学专著，唐朝政府颁行的《新修本草》成为世界上最早的官方药典。《本草经集注》《本草拾遗》《蜀本草》等著作则对《新修本草》作了更进一步的补充和修正。

孙思邈（唐）的《备急千金要方》和《千金翼方》博采众家之长，从基础理论到临床各科，从医到药，都做了更进一步的研究和发挥。他所提出"大医精诚"的医德规范要求，成为后世医德的典范。书中记载的葱管导尿是世界上最早的导尿术。为纪念这位伟大的医药学大师，人们将孙思邈尊为"药王"，将其行医的五台山称为"药王山"。

王焘（唐）的《外台秘要》总结了当时医药学方面的创造性成就，内容丰富，涉及内、外、妇、儿、五官、精神病、外伤急救与兽医等。书中记载对黄疸治疗的观察"每夜小便中浸白帛片，取色退为验"是有关尿液物理检验的最早记载，又有"消渴者……每发即小便至甜"的记载，是世界上关于糖尿病小便发甜的最早记载。

唐代的医学教育已发展得比较成熟，政府设立的太医署兼具了培养医学生的功能，对医学教育的重视又促进了唐代医药学的发展和繁荣。

**链 接** 太医署的含义与职责

太医署始建于南北朝，隋唐臻于完备，唐代的太医署是已知世界历史上建立时间最早、建制规模最大的医药学校。太医署内设有医学部和药学部，医学部下设有医科、针科、按摩科、咒禁科，以医科学生人数最多。学生先共同学习脉诀、本草等基础课程，再专科学习；考核分别由博士主持月考，太医署令、丞主持季考，太常丞主持年终总考，根据成绩优劣，予以升、留、退。教师职称分为博士、助教等。

### （三）宋辽金元时期

宋辽金元时期是中医学百家争鸣，成果较多的时期。这一时期国家设有比较完善的医药卫生行政机构和管理系统，有一系列医事管理制度和法规，如宋代中央设了翰林医官院、太医局，地方设有医官、医学等，这些体制上的改进促进了该时代医药卫生的进步。

这一时期医学流派纷呈，发展迅速，对后世医学的发展影响很大。陈无择（宋）的《三因极一病证方论》将病因归纳为三大类：外感六淫为外因，七情内伤为内因，饮食所伤、叫呼伤气、虫兽所伤，中毒、金疮等为不内外因。这种三因分类法对后世病因学的发展影响极为深远。

刘完素、张从正、李杲、朱震亨等人所创学派对中医学理论的发展起到了极其重要的作用，他们的观点各有创见，从不同角度丰富和发展了中医学理论。被后人尊为"金元四大家"。

### （四）明清时期

明清时期是中医学理论的综合汇通和深化发展阶段，既有许多新的发明和创见，又有对医学理论基础和经验的综合整理。

李时珍（明）的《本草纲目》为世界医药学作出了重大贡献。全书载药一千八百余种，药方一万一千余个，成为我国医药学史上的重要里程碑。书中记载的"取初病人衣服，于甑上蒸过，则一家不染"已知通过物理消毒法可预防疾病传播。

温病学理论的形成是这一时期中医学理论的创新与突破。吴有性（明）著《温疫论》创"戾气"学说，指出温病的病因非一般的六淫病邪，多是戾气从口鼻而入，具有传染性、流行性等。这比西方发现微生物致传染病早了200余年。清代对温病学体系的理论又有了进一步的发展，著名医家有叶桂、薛雪、吴瑭、王士雄等。吴瑭的《温病条辨》是温病学中一部很有价值的参考书。

王清任（清）的《医林改错》改正了古医籍中人体解剖方面的某些错误，其解剖位置和形态的描述都相当准确，指出了人的灵机巧思记忆等能力均属于脑而不在心，与现代医学理论已非常接近。

明清时期中外医药交流频繁。郑和下西洋，把常用的中药带到了国外，同时从国外带回了乳香、血竭、安息香等药物及有关的知识。在这期间，我国医学传入了朝鲜、日本等国家。17世纪以后，我国的药物学、针灸学以及人痘接种术等，传到了欧洲一些国家，并产生了一定的影响。同时，国外的一些科学技术与医学知识也传入中国，产生了很大的影响。

### （五）近现代

近现代（鸦片战争后）随着社会制度的变更，西方科技和文化的传入，中西方文化出现了大碰撞，近代中国医药学的发展处在一个极其复杂的特殊阶段，中医学的发展呈现了缓慢状态。中医理论的发展呈现出新旧并存的趋势，一是继续走收集整理前人学术成果之路，二是出现了中西汇通和中医学理论科学化的思潮，认为中西医互有优劣，主张汲取西医之长以发展中医，三是部分极端西化的学者主张消灭中医，中医药的生存与发展面临挑战。

中华人民共和国成立以来，中国共产党领导的人民政府大力支持扶植发展中医药事业，倡导中西医结合，提倡以现代多学科方法研究中医，中医药学的发展呈现出日益向好的趋势。一是中医学理论经过整理研究而更加系统规范；二是用哲学、信息论、系统论、现代实证科学等多学科方法研究中医，大量的专著和成果出现；三是对中医学理论体系构建的思维方法进行研究，探讨中医学理论的产生与继续发展的创新之路。

---

**医者仁心**

**"百折不挠"的屠呦呦**

20世纪60年代，因疟原虫抗药，原治疗药物失效，全世界都在受疟疾之苦。屠呦呦及其团队临危受命，面对简陋的设备、匮乏的资源、稀缺的人手，他们在3个月里翻阅了上百份古籍，从2000多个抗疟药方中精选640个方药，并逐一排查进行实验。在经历190次失败，筛选出300余种中草药后，以《肘后备急方》"青蒿一握，以水二升渍，绞取汁，尽服之"等有关青蒿抗疟的文献记载，获得青蒿素治疗疟疾的成果，挽救了无数人的生命。屠呦呦也因此获得2015年诺贝尔生理学或医学奖，成为迄今为止第一位获得诺贝尔生理学或医学奖的中国科学家。中医药学在人类健康和世界科学中的作用正在被世人重新认识。

---

# 第2节  中医护理学的基本特点

**案例1-1**

患者，女，28岁，因月经不调就诊，平素喜食奶茶，自述工作压力大。

**问题：** 在制定治疗和护理方案时，应考虑哪些影响因素？为什么？

中医学理论体系是古代哲学和医学的结合，是在朴素唯物论和自然辩证法思想指导下逐步形成和完善的。它是以整体观念为指导思想，以脏腑经络学说为理论核心，以临床实践为依据，以辨证论治为诊疗特点的医学理论体系。它的基本特点主要是整体观念和辨证论治。中医护理学在中医学的基础上分化发展成为有自身特点的理论体系，其主要特点是整体观念和辨证论治、辨证施护。

**考点：中医护理学的基本特点**

## 一、整 体 观 念

中医学认为人体是一个有机的整体，而且人与自然、社会也是一个统一体。中医学在讨论生命、健康、疾病等问题时不仅从人体本身考虑，还重视自然环境和社会环境对人体的影响，强调疾病防治过程中，既要顺应自然法则，因时因地制宜，又要注意调整人与社会关系，提高社会适应能力。这与"生物-心理-社会"的现代医学模式是高度一致的。

### （一）人体是一个有机的整体

整体观念认为，人体自身是一个有机的整体。构成人体的各个部分、各个脏腑形体官窍之间，在结构、功能、生理、病理等各个方面都是相互协调、相互作用、相互影响的。在生理上，以五脏为中心通过经络把六腑、五体、五官、四肢、九窍等全身组织器官紧密地联结成一个表里相连，上下沟通，密切联系，协调共济的统一体，并通过气、血、精、津的作用共同完成人体的生理活动。而一旦发生病变，脏腑之间、体表组织之间也会相互影响，病症可能会具体出现于相应的形体官窍，在分析形体官窍的病变时则应考虑到内在脏腑功能失调的问题，正所谓"有诸内，必形诸外"。足见中医诊治强调人体发生病变时要着眼于整体考虑，应用整体观念的思维来诊治疾病和对人体的健康进行整体护理。

### （二）人与自然环境的统一性

整体观念还认识到，人与自然也是一个不可分割的有机的整体。人生活在自然环境中，人体的生理机能和病理变化必然要受到自然环境的影响，人的健康与自然是不可分割的，即所谓"天人合一"。如气候变化过于急剧，超过了人体的适应能力，或地域环境的突然改变，人的身心不能在短期内适应，都可能使人发生疾病，在治疗与护理疾病的过程中要充分考虑人体健康与自然环境的相关性。

### （三）人与社会环境的统一性

整体观念还认识到，人的身心健康与社会环境是不可分割的有机整体。人生活在复杂的社会环境中，生命活动和健康必然受到社会环境的影响，人与社会是相互联系的，同样是一个统一的有机体。每个人都是社会的一员，不仅是单个的生物体。人体的生命活动不仅受到自然环境的影响，而且也会受到社会环境的影响，以经济环境为例，经济条件好，人们有经济实力去创造更好的生活环境，防治疾病，维护健康。再以政治环境为例，如果政局不稳，社会动荡，人的精神也会紧张、焦虑，从而影响、危害健康。社会环境的信息通过人的社会活动影响着人体的各种生理、心理和病理变化，而人也在社会环境的各种活动中维持着生命活动的平衡和协调，这就是人与社会环境的统一性。

## 二、辨 证 论 治

辨证论治是中医学认识疾病和处理疾病的基本原则，是中医学对疾病的一种特殊的研究和处理方法，是运用中医学理论辨析有关疾病的资料以明确疾病的本质，论证其治则治法方药并付诸实施的实践过程。中医学在认识疾病和处理疾病的过程中，既强调辨证论治，又要求辨证与辨病相结合。

### （一）症、证、病的概念及关系

**1. 症**　是机体因病表现出来的症状和体征，包括患者所诉的感觉和医生所诊查到的体征，如恶寒发热、恶心呕吐、烦躁易怒、舌苔、脉象等。症是判断疾病、辨识证的主要依据，但未必能完全反映病和证的本质。同一个症状，可由不同的致病因素引起，不能以孤立的症状或体征作为治疗护理的依据。

**2. 证**　是对疾病过程中一定阶段的病因、病位、病性、病势等病机本质的概括。如脾胃虚弱证，病位在脾胃，病性为虚。证所反映的是疾病的本质。

证候，即证的外候，一般由一组相对固定的、有内在联系的、能揭示疾病某一阶段或某一类型病变本质的症状和体征构成。如食少纳呆，腹胀便溏，倦怠乏力，面黄，舌淡红苔白，脉沉缓，为脾胃虚弱证的证候表现。

**3. 病**　是疾病的简称，指有特定的致病因素、发病规律和病机演变的一个完整的异常生命过程，常常有较固定的临床症状和体征。

**4. 症、证、病的关系**　症、证、病三者既有区别又有联系。症与证都是认识疾病的要素，但症所反映的以疾病全过程的表现为主，而证反映的是疾病某个阶段的本质。症是认识病和证的着眼点，是病和证的基本构成要素。

具有内在联系的症组合在一起即构成证候，反映疾病某一阶段或某一类型的病变本质，各阶段或类型的证贯穿并叠合起来，便是疾病的全过程。因此，一种疾病可由不同的证组成，而同一证又可见于不同的疾病过程中。

### （二）辨证论治

**1. 辨证**　是将四诊（望、闻、问、切）所收集到的有关疾病的资料，运用中医学理论进行分析、综合，辨清疾病的原因、性质、部位及发展趋势，然后做出诊断的过程。

**2. 论治**　是在通过辨证得出诊断的基础上确立相应的治疗原则和方法，选择适当的治疗手段、措施来处理疾病的实践过程。论治过程一般有几个步骤：因证立法，即根据辨证的结果确立相应的治疗方法。依法选方，即依据确立的治法选择相应的治疗方法，并予以处方。据方施治，即按照处方实施治疗方法。

**3. 辨证与论治的关系**　辨证与论治是诊治疾病过程中相互衔接不可分割的两方面，辨证是认识疾病辨别证候和疾病,论治是依据辨证结果确立治法和处方用药;辨证是论治的前提和依据,论治是辨证的延续,也是对辨证的检验。

# 三、辨 证 施 护

中医护理学继承和发扬中医学的理论,并与现代护理学的相关知识结合,将中医学辨证论治的原则进一步应用到护理工作中,衍生出了中医护理学的又一主要特点:辨证施护。辨证施护就是按照辨证原则,运用中医学理论进行分析、综合,辨清疾病的原因、性质、部位及发展趋势,因时、因地、因人制宜地开展护理工作。

辨证施护分为辨证和施护两部分。辨证即将四诊所收集的有关疾病的各种症状和体征进行分析、综合、概括,诊断为某种性质的证候;施护即根据辨证的结果,遵循辨证的理论确定相应的护理措施。辨证是施护的前提和依据,施护是护理疾病的方法,同时也是检验辨证的手段。辨证施护的过程,就是认识和护理疾病的过程。辨证和施护在诊断和护理疾病的过程中,是相互联系和相互依赖的,是理论和实践相结合的体现,是中医护理的基本法则。

辨证施护强调根据不同的证候给予相应的护理,如寒证患者要注意防寒保暖,饮食药物均宜偏热服,给予助阳散寒食品,忌食生冷;热证患者起居要通风凉爽,食物宜清淡易消化,多予清热生津之品等。

辨证施护不同于"对症护理",辨证施护的主要特点是能辨证地看待病和证的关系,既看到一种病可以出现几种不同的证,又能认识到不同的病在发展过程中可以出现同一种证,从而能对各种疾病采取灵活的护理方法。

对同一疾病根据其病程各时期所表现出的不同的证候,给予不同的护理称为"同病异护";不同的病由于病机相同而出现了相同的证候,采取了同一种护理方法称为"异病同护"。在对"病""证""症"的认识处理上,决定治疗和护理原则的主要是证。

中医护理还重视个体差异和自然环境、社会因素对人体的影响,强调对疾病的诊治和护理要因时、因地、因人制宜,针对疾病发展过程中不同矛盾采用不同方法解决的原则,是中医辨证施护的核心所在。

# 第3节 中医护理学的发展与展望

中医药发展历史悠久,知识体系内容积淀厚重,是中华民族长期对自然、科学、社会等与人体健康关系的认知、总结,形成了自己独特的医学理论体系,成为中华优秀传统文化的重要组成部分。

## 一、中医药传承的作用和意义

### (一)对社会和经济发展的作用和意义

人的健康已经成为社会进步、人类文明的重要标志,健康事业在社会经济发展中的地位和作用越来越受到重视。中医药作为我国重要的卫生资源,在疾病的预防治疗和健康维护中具有明显的特色和优势,有显著的临床疗效及较大的社会需求。我国政府"坚持中西医并重"的发展方针,从战略高度进行了规划布局,2021年国务院办公厅发布了《关于加快中医药特色发展的若干政策措施》,中医药在卫生健康事业和经济社会发展中发挥着越来越重要的作用。

作为世界第二大经济体,拥有全世界近五分之一的人口,中国社会经济和人民健康事业的发展,对世界经济和全人类健康事业有重要的作用。

### (二)对传承中华优秀传统文化的作用和意义

中医药是中华优秀传统文化的瑰宝。现代中医药在继承发扬中医药传统优势特色的基础上,充分利用现代科学技术,将中医药的理论和实践成果不断研究创新,为人民健康和社会主义现代化建设服务,如创新发展的"体质学说""方剂配伍规律"等成果在现代健康产业中进一步应用发展，取得丰硕成果。中医药传统优势特色的发扬光大凸显了其强大的生命力。

学习和传播中医护理学知识，充分发挥中医护理在疾病预防、保健、康复中的作用，不仅是健康事业发展的迫切要求，也是发展中医药学及传承中华优秀传统文化的需要。

## 二、中医护理学的发展展望

### （一）中医学中的护理

中医学医、药、护不分家，主张"三分治，七分养"。中医学中包含了护理内容，表现为医护一体化，有关护理方面的记述散落于历代中医众多的文献中，如将护、调护、调理、调摄、抚养、侍候等记载在诸多医学典籍中出现。在历代医家的共同努力下中医护理学逐渐发展，成为中医学的重要组成部分。

中医护理天人合一的整体观、辨证施护的原则，与现代的整体护理观念不谋而合，展现出中医护理不仅具有传统性，也蕴含了深刻的未来科学思想。

### （二）创新发展与展望

中医学理论的继承和创新发展是永恒主题。继承是创新发展的基础，创新发展则是中医学的生命之源。从张仲景的《伤寒论》到后世的温病学，都是一代代中医人创新发展的成果，是中医学进步的原动力。

中医护理学包含养生保健、情志调养、饮食调理、起居调适及药物调护等与人的生命活动息息相关的内容，充分发挥中医护理在疾病预防、保健、康复中的作用，必将为全人类的健康事业作出更大的贡献。

## 自 测 题

### A1 型题

1. 以下哪一部典籍不属于中医的四大经典著作（　　）
   A. 《难经》　　　　　B. 《伤寒杂病论》
   C. 《黄帝内经》　　　D. 《神农本草经》
   E. 《诸病源候论》

2. 唐代由政府颁布的药典，也是世界上第一部由政府颁布的药典是（　　）
   A. 《神农本草经》　　B. 《新修本草》
   C. 《本草纲目》　　　D. 《蜀本草》
   E. 《本草拾遗》

3. 首创了辨证论治理论的古籍是（　　）
   A. 《黄帝内经》　　　B. 《难经》
   C. 《伤寒杂病论》　　D. 《备急千金要方》
   E. 《本草纲目》

4. 《伤寒杂病论》的作者是（　　）
   A. 华佗　　　　　　　B. 扁鹊
   C. 神农　　　　　　　D. 张仲景
   E. 李时珍

5. 决定治疗和护理原则的主要是（　　）

A. 患者主观感受　　　B. 医生检查发现的异常征象
C. 病名　　　　　　　D. 症状
E. 证

6. 中医护理学的基本特点是（　　）
   A. 整体观念和辨证论治/施护
   B. 异病同护
   C. 同病异护
   D. 因人制宜
   E. 因地制宜

7. 以下属于证的是（　　）
   A. 头痛　　　　　　　B. 鼻塞
   C. 脾胃虚弱　　　　　D. 发热
   E. 厌食

8. 科学家屠呦呦因提取什么中药成分用于治疗疟疾获得了诺贝尔生理学或医学奖（　　）
   A. 柴胡苷　　　　　　B. 小檗碱
   C. 麻黄碱　　　　　　D. 丹参素
   E. 青蒿素

（刘桂瑛）

# 第2章

# 中医基础理论

中医基础理论是中医学的基础部分，是中医认识人体结构、生理功能、病理现象和进行诊断、防治疾病的基本理论，是指导中医、中药、针灸以及临床各学科的理论基础。

## 第1节　阴阳学说

阴阳，属于中国古代哲学的范畴。阴阳学说，是研究阴阳的内涵及其运动变化规律，并用以阐释宇宙间万事万物的发生、发展和变化的一种世界观和方法论。阴阳学说与中医学理论相结合，用来阐释天人之间的关系，以及人体的生理功能、病理变化，指导疾病的诊断、治疗和护理，成为中医学理论体系的重要组成部分。

### 一、阴阳学说的基本概念与特性

阴阳概念的起源，可以追溯到夏商时代，西周末年人们已开始用阴阳的矛盾运动来解释节气、地震等自然现象。

#### （一）阴阳的含义

阴阳是对自然界相互关联的某些事物或现象对立双方属性的概括，它既可代表两个相互对立的事物，也可代表同一事物内部相互对立的两个方面。阴阳最初的含义是指日光的向背，向日光则为阳，背日光则为阴。随着阴阳理论的发展，阴阳不再特指日光的向背，而引申为自然界具有对立属性的事物和现象双方的抽象概念。凡是运动的、外向的、上升的、温热的、无形的、明亮的、兴奋的都属于阳；凡是静止的、内守的、下降的、寒凉的、有形的、晦暗的、抑制的都属于阴。将阴阳的属性应用于医学领域，人体中具有中空、外向、弥散、推动、温煦、兴奋、向上等特性的事物和现象都归属于阳；具有实体、内守、凝聚、宁静、凉润、抑制、向下等特性的事物和现象都归属于阴。如就人体的生理结构而言，脏为阴而腑为阳。事物的阴阳属性归类见表2-1。

表2-1　事物阴阳属性归类

| 属性 | 空间方位 | 时间 | 季节 | 温度 | 湿度 | 亮度 | 运动状态 |
|------|----------|------|------|------|------|------|----------|
| 阳 | 上　外　左　南　天 | 昼 | 春夏 | 温热 | 干燥 | 明亮 | 升　动　兴奋　亢进　化气 |
| 阴 | 下　内　右　北　地 | 夜 | 秋冬 | 寒凉 | 湿润 | 晦暗 | 降　静　抑制　衰退　成形 |

### （二）阴阳的基本特性

**1. 阴阳的相关性** 用阴阳所概括的事物或现象，应该是在同一范畴、同一层次或同一交点的，即在相互关联基础上的事物或现象才可分阴阳，不相关的事物或现象不宜分阴阳。以水火划分事物或现象阴阳属性最为典型、最具有代表性。水可作为阴性事物或现象的代表，火可作为阳性事物或现象的代表。

**2. 阴阳的相对性** 各种事物或现象的阴阳属性都不是一成不变的，它们在一定条件下可以相互转化。如四季的气候变化，属阳的春夏可以转化为属阴的秋冬，属阴的秋冬又可以转化为属阳的春夏。

**3. 阴阳的可分性** 事物或现象的阴阳属性具有无限可分性，即阴中有阳，阳中有阴，阴阳之中复有阴阳。如昼为阳，夜为阴，而上午与下午相对而言，上午为阳中之阳，下午为阳中之阴；前半夜与后半夜相对而言，前半夜为阴中之阴，后半夜为阴中之阳。

**4. 阴阳的普遍性** 凡是属于相互关联的某些事物或现象，或某些事物或现象相互对立的两个方面，都可以用阴阳对其各自的属性加以概括。阴阳普遍存在于自然界中，代表着既相互对立又相互联系的两方面，如水与火、动与静、上与下等。

**考点：阴阳的概念和基本特性**

## 二、阴阳学说的基本内容

### （一）阴阳对立制约

阴阳对立制约是指属性相反的阴阳双方在一个统一体中的相互斗争、相互制约和相互排斥。正是由于阴阳之间的对立制约才维持了阴阳之间的动态平衡，从而促进了事物的发生、发展和变化。如四季的气候变化，春夏之所以温热，是因为春夏阳气上升抑制了秋冬的寒凉之气；秋冬之所以寒凉，是因为秋冬阴气上升抑制了春夏的温热之气。人体中的阳气推动和促进机体的生命活动，阴气调控和抑制机体的生命活动，阴阳双方相互制约达到协调平衡，则人体生命活动平衡健康。人体正是在阴阳之气的对立制约、动态平衡中完成着生长壮老已的生命历程。若阴阳的对立制约关系受到破坏，不能维持相对平衡，则出现"阴阳失调"的病变。

### （二）阴阳互根互用

阴阳互根是指阴阳之间相互依存，互为根本的关系。即阴和阳任何一方都不能脱离另一方而单独存在，双方均以对方的存在作为自己存在的前提。如上为阳，下为阴，没有上也就无所谓下，没有下也就无所谓上。阴阳互用是指阴阳双方具有相互滋生、相互促进的关系。藏于体内的阴精，不断地化生为阳气；保卫于体表的阳气，使阴精得以固守于内。阴阳互根互用理论，在中医学中广泛地用于说明人体生理活动中的物质与物质、功能与功能、功能与物质之间相互依存、相互为用的关系。如果人体阴阳互根互用的关系失常，则出现"阳损及阴"或"阴损及阳"的病理变化，导致"孤阴不生，独阳不长"，甚至"阴阳离决，精气乃绝"等生命健康的严重问题。

### （三）阴阳消长平衡

阴阳消长是指阴阳不是处于静止不变的状态，而是始终处于"阴消阳长"和"阳消阴长"的运动变化中。阴阳双方是在消长变化的运动中，维持着阴阳之间的相对平衡。如一年中的四时气候的变化，从冬至夏，气候由寒冷逐渐转热，即阴消阳长的过程；由夏至冬，气候从炎热逐渐转寒冷，即阳消阴长的过程。就人体的生理功能而言，各种功能活动（阳）与营养物质（阴）之间，也不断地处于阳长阴消和阴长阳消的运动变化之中。如人饥饿时体力不足，阴精不能化生阳气，属阴阳皆消；补充食物后，产生了能量，属阴阳皆长。子夜至日中，阴气渐衰，阳气渐盛，人体生理功能由抑制转向兴奋，属阳长阴消；日中至黄昏，阴气渐盛，阳气渐衰，人体生理功能由兴奋转向抑制，属阴长阳消。阴阳之间的消长是绝对的，阴阳之间的平衡则是相对的。

## （四）阴阳相互转化

阴阳相互转化是指事物或现象对立的双方，在一定条件下，可以各自向其相反的方向转化，即阴转化为阳，阳转化为阴。阴阳相互转化产生于事物发展变化的"物极"阶段，即"物极必反"。因此，在事物的发展过程中，阴阳消长是一个量变的过程，而阴阳转化则是在量变基础上的质变。正如《黄帝内经》所提到的"寒极生热，热极生寒"，就是说明寒到极点会转化生热，热到极点会转化生寒的一个阴阳转化过程。在疾病的发展过程中，阴阳的转化常表现为在一定条件下表证与里证、寒证与热证、虚证与实证的相互转化。

考点：通过分析具体实例来判断阴阳之间的关系

# 三、阴阳学说在中医护理学中的应用

## （一）说明人体的组织结构

人体是一个有机整体，所有组织结构都可以根据其所在部位、功能分阴阳（表2-2）。

表2-2　人体组织结构阴阳属性

| 类别 | 人体部位 | 脏腑 | 五脏 | 经络分布 | 气血 |
|---|---|---|---|---|---|
| 阴 | 下部、腹部、体内、四肢内侧 | 五脏 | 肝、脾、肾 | 四肢内侧（手足三阴经） | 血 |
| 阳 | 上部、背部、体表、四肢外侧 | 六腑 | 心、肺 | 四肢外侧（手足三阳经） | 气 |

## （二）说明人体的生理功能

人的生命活动是阴阳对立、协调统一的体现。人体之气有阴阳之分，阴阳二气交感相错，推动着人体内物质与物质之间、物质与能量之间的相互转化，调控着脏腑生理功能，推动着生命进程。若人体阴阳二气分离，人的生命活动也就终止。贮藏和运行于脏腑、经络、组织中的精与气为生命活动的物质基础。精藏于脏腑之中，主内守而属阴；气由精所化，运行于全身而属阳。精与气相互滋生、相互促进，维持着生命活动稳定有序。阴阳二气的升降出入运动，维持着人体气机的平衡，如清阳主升，出上窍，浊阴主降，出下窍；清阳发于腠理、四肢，浊阴走于五脏、六腑。

## （三）说明人体的病理变化

阴阳平衡的破坏标志着疾病的发生，阴阳失调是疾病的基本病机。阴阳失调的病理变化虽然复杂，但不外乎阴阳偏胜（盛）和阴阳偏衰两个方面（图2-1，表2-3）。

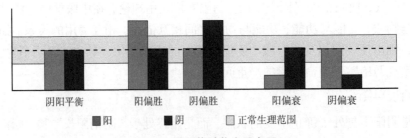

图2-1　阴阳偏胜偏衰示意图

表2-3　阴阳学说说明人体病理变化

| 阴阳盛衰 | 病机特点 | 病理特征 | 临床表现 | 证的性质 |
|---|---|---|---|---|
| 阴偏胜 | 阴高于正常水平 | 阴胜则寒 | 恶寒、怕冷、无汗、全身冷痛、脉紧 | 实寒证 |
| 阳偏胜 | 阳高于正常水平 | 阳胜则热 | 发热、汗出、面赤、口渴、脉洪数 | 实热证 |
| 阴偏衰 | 阴低于正常水平 | 阴虚则内热 | 五心烦热、盗汗、舌红少津、脉细数 | 虚热证 |
| 阳偏衰 | 阳低于正常水平 | 阳虚则外寒 | 形寒肢冷、面色苍白、舌淡、脉沉迟无力 | 虚寒证 |

## （四）指导疾病的诊断

**1. 分析四诊资料**  将望、闻、问、切收集的资料，以阴阳理论辨析其阴阳属性。如望诊，皮肤色泽鲜明者属阳，色泽晦暗者属阴；闻诊，语声高亢洪亮、多言躁动者属阳，语声低微无力、少言沉静者属阴；问诊，喜食生冷者属阳，喜食热饮者属阴；切诊，脉浮、滑、洪、数者属阳，脉沉、涩、细、迟者属阴。

**2. 概括疾病证候**  辨证论治是中医诊疗疾病的核心，只有分清阴阳，辨别阴证、阳证，才能抓住疾病的本质，做到以简驭繁。阴阳是八纲辨证的总纲，表证、热证、实证属阳；里证、寒证、虚证属阴。

## （五）指导疾病的防治和护理

**1. 确定治疗和护理原则**  在辨识阴阳平衡失调的基础上，用各种方法调整其偏胜或偏衰，恢复其阴阳平衡。阴阳偏胜形成的是实证，护理原则是"实则泻之"，即损其有余。阳偏胜导致实热证，用"热者寒之"的护理方法；阴偏胜导致实寒证，用"寒者热之"的护理方法。阴阳偏衰形成的是虚证，治疗原则是"虚则补之"，即补其不足。阴偏衰导致虚热证，用"壮水之主，以制阳光"的治法，即"阳病治阴"的护理方法；阳偏衰导致虚寒证，用"益火之源，以消阴翳"的护理方法，即"阴病治阳"。如阳盛发热的患者宜选择清凉的护理环境，阴盛畏寒的患者宜选择温热的护理措施。

**2. 指导养生防病**  养生的根本原则是"法于阴阳"，遵循阴阳的变化规律来调理身体，使人体的阴阳与四时阴阳的变化相适应，保持人与自然的协调统一。如春夏季要保养阳气，秋冬季需固护阴精，并采取相应的护理措施，维持体内外环境的统一，达到养生防病的目的。

## （六）归纳药物性能

药物的性能由气（性）、味和升降浮沉决定，皆可用阴阳来阐释。药性是指寒、热、温、凉，又称四气。其中寒凉属阴，温热属阳。五味是指酸、苦、甘、辛、咸。辛味能发散，甘味能滋补，淡味能渗湿，酸味能收敛，苦味能通降，咸味能软坚，故辛、甘、淡属阳，酸、苦、咸属阴。升降浮沉是指药物在体内发挥作用的趋向。升浮之药，具有上升、发散之性，属阳；沉降之药，具有下降、收敛之性，属阴。

# 第 2 节 五 行 学 说

五行学说，是以木、火、土、金、水五种物质的特性及其运动变化规律来阐释宇宙万物的运动变化及其相互关系的一种世界观和方法论。五行学说作为一种思维方法贯穿于中医学理论体系的各个方面，用以说明人体的生理功能、病理变化，指导疾病的诊断、治疗和护理，成为中医学理论体系的重要组成部分。

## 一、五行学说的基本概念与特性

### （一）五行的含义

"五"指木、火、土、金、水五种物质，又称"五材"；"行"指五种物质的运动变化。五行，是指木、火、土、金、水五种物质及其运动变化。古人在长期的生活和生产实践中认识到木、火、土、金、水是构成世界必不可少的基本物质，宇宙万物都是这五类物质发生、发展、运动、变化的结果，五行之间存在着相互滋生、相互制约的关系，并在不断的相生相克运动中维持着动态平衡。

### （二）五行的特性

五行的特性是古人在长期的生活和生产实践中对木、火、土、金、水五种物质的直观观察和朴素认识的基础上，进行抽象而逐渐形成的理性概念，是用以识别各种事物五行属性的基本依据。"五行"一词，最早见于《尚书》记载的"水曰润下，火曰炎上，木曰曲直，金曰从革，土爰稼穑"，正是对五行属性的经典概括。

**1. 木的特性** "木曰曲直"。"曲直"是指树木主干挺直向上、枝条曲折向外舒展的生长势态。引申为凡具有升发、生长、条达、舒畅等作用或性质的事物和现象，均归属于木。

**2. 火的特性** "火曰炎上"。"炎上"是指火具有温热、上升、光明的特性。引申为凡具有温热、升腾、光明等作用或性质的事物和现象，均归属于火。

**3. 土的特性** "土爰稼穑"。"稼穑"是指庄稼的播种与收获，所谓"春种曰稼，秋收曰穑"。指土有播种和收获庄稼，生长万物的作用。引申为凡具有受纳、承载、生化等作用或性质的事物和现象，均归属于土。

**4. 金的特性** "金曰从革"。"从革"是指顺从、变革。金有刚柔相济之性，金之质地虽刚硬，可作兵器以杀戮，但也有随人意而改变的柔和之性。引申为凡具有肃杀、沉降、收敛等作用或性质的事物和现象，均归属于金。

**5. 水的特性** "水曰润下"。"润"，即滋润、濡润；"下"，即向下、下行。是指水具有滋润、寒凉、向下的特性。引申为凡具有寒凉、滋润、向下、闭藏等作用或性质的事物和现象，均归属于水。

考点：构成五行的五种物质及其特性

### （三）事物属性的五行归类

依据五行各自的特性，采用取象比类和推演络绎的方法，按照事物的不同性质、作用与形态将其归属于木、火、土、金、水五行之中，构建五行系统，借以阐述人体脏腑组织之间的复杂联系及其与外界环境之间的相互关系（表 2-4）。

表 2-4 自然界和人体的五行属性归类

| 自然界 | | | | | | | 五行 | 人体 | | | | | | |
|---|---|---|---|---|---|---|---|---|---|---|---|---|---|---|
| 五音 | 五味 | 五色 | 五化 | 五气 | 五方 | 五季 | | 五脏 | 五腑 | 五官 | 五体 | 五志 | 五液 | 五华 |
| 角 | 酸 | 青 | 生 | 风 | 东 | 春 | 木 | 肝 | 胆 | 目 | 筋 | 怒 | 泪 | 爪 |
| 徵 | 苦 | 赤 | 长 | 暑 | 南 | 夏 | 火 | 心 | 小肠 | 舌 | 脉 | 喜 | 汗 | 面 |
| 宫 | 甘 | 黄 | 化 | 湿 | 中 | 长夏 | 土 | 脾 | 胃 | 口 | 肉 | 思 | 涎 | 唇 |
| 商 | 辛 | 白 | 收 | 燥 | 西 | 秋 | 金 | 肺 | 大肠 | 鼻 | 皮 | 悲 | 涕 | 毛 |
| 羽 | 咸 | 黑 | 藏 | 寒 | 北 | 冬 | 水 | 肾 | 膀胱 | 耳 | 骨 | 恐 | 唾 | 发 |

考点：自然界和人体的五行归类

## 二、五行学说的基本内容

五行之间并不是孤立、静止的关系，而是存在着生、克、乘、侮的相互联系。五行的相生相克用来阐释事物之间相互滋生和相互制约的正常关系，而五行的相乘相侮则用来阐释事物之间平衡被打破后的异常现象。

### （一）五行相生与相克

**1. 相生** 是指木、火、土、金、水之间存在着有序的依次递相资生、助长和促进的关系。五行相生的次序是：木生火，火生土，土生金，金生水，水生木（图 2-2）。在五行相生关系中，任何一行都具有"生我"和"我生"两方面的关系。"生我"者为母，"我生"者为子。以火为例，木生火，故"生我"者为木，木为火之母；火生土，故"我生"者为土，土为火之子。

**2. 相克** 是指木、火、土、金、水之间存在着有序的间隔递相克制和制约的关系。五行相克的次序是：木克土，土克水，水克火，火克金，金克木（图 2-2）。在五行相克关系中，任何一行都具有"克我"和"我克"两方面的关系。"克我"者为"所不胜"，"我克"者为"所胜"。以木为例，木克土，故"我克"者为土，土为木之"所胜"；金克木，故"克我"者为金，金为木之"所不胜"。

相生相克是密不可分的，没有生，事物无法发生和生长；没有克，事物无所约束，就无法维持正常的协调关系。只有保持相生相克的动态平衡，才能使事物正常地发生与发展。

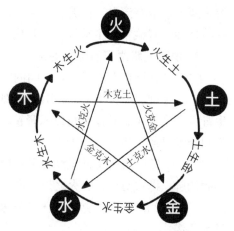

图 2-2　五行相生、相克

### （二）五行相乘与相侮

**1. 相乘**　乘，即乘虚侵袭。相乘是指五行中某一行对其所胜一行的过度制约或克制，又称"倍克"。五行相乘的次序与相克的次序相同：即木乘土，土乘水，水乘火，火乘金，金乘木。相乘与相克虽然在次序上相同，但本质上是有区别的。相克是五行之间正常的制约关系，相乘则是五行之间异常的制约关系。相克表示生理现象，相乘表示病理变化。

五行相乘的原因有"太过"和"不及"两种情况。太过导致的相乘，是指五行中的某一行过于亢盛，对其所胜进行超过正常限度的克制，导致其所胜的虚弱。不及所致的相乘，是指五行中某一行过于虚弱，难以抵御其所不胜正常限度的克制，使其本身更显虚弱。

**2. 相侮**　侮，即欺侮、恃强凌弱。相侮是指五行中某一行对其所不胜一行的反向制约和克制，又称"反克"。五行相侮的次序与相克的次序相反：即木侮金、金侮火、火侮水、水侮土、土侮木。

五行相侮的原因亦有"太过"和"不及"两种情况。太过所致的相侮，是指五行中的某一行过于强盛，使原来克它的一行不仅不能克它，反而受到它的反克。不及所致的相侮，是指五行中某一行过于虚弱，不仅不能制约其所胜的一行，反而受到其所胜的反克。

总之，五行的相乘和相侮，都是异常的相克现象，均因五行中的任何一行的太过或不及所引起。相乘是按五行相克次序发生的过度克制，相侮是与五行相克次序相反方向的克制。相乘和相侮往往会同时发生，如木过强时，木既可以乘土，又可以侮金；金虚时，既可遭到木侮，又可受到火乘。

**考点：五行的生克乘侮关系**

### 案例 2-1

患者，女，46 岁。因与邻居发生争执，出现头涨，头晕，两胁胀痛等肝气不舒的表现，近几日又出现了食欲不振，腹胀，腹泻，口淡无味等脾胃虚弱的症状。

问题：1. 该患者的病证体现了五行生克乘侮规律的何种关系？

2. 怎样依据五行生克乘侮规律制定护理原则？

## 三、五行学说在中医护理学中的应用

### （一）说明人体的生理功能

**1. 归属人体的组织结构**　运用五行归类的方法，将人体的形体、官窍、情志、体液等归属于五脏，构建以五脏为中心的脏腑组织结构体系。并将自然界的五方、五季、五气、五色、五味等现象与人体脏腑组织结构联系起来，形成了人体内环境与自然环境的协调统一。

**2. 说明五脏的生理功能**　以五行的特性来说明五脏的生理功能。如木有生长、升发、条达的特性，肝喜条达而恶抑郁，有疏通气血、调畅情志的功能，故肝属木。火有温热、向上、光明的特性，心主血脉，为五脏六腑之大主，故心属火。土有生化万物的特性，脾主运化水谷、化生精微，为气血生化之源，故脾属土。金有清肃、收敛的特性，肺主宣发肃降，以清肃下降为顺，故肺属金。水有滋润、下行、闭藏的特性，肾藏精、主纳气，故肾属水。

**3. 说明五脏之间的相互关系**

（1）以五行相生说明五脏之间的资生关系　肝生心，即木生火，肝藏血以济心血，肝之疏泄以助心行血；心生脾，即火生土，心阳温煦脾土，助脾运化；脾生肺，即土生金，脾主运化，化气以充肺；肺生肾，即金生水，肺津下行以滋肾精，肺气肃降以助肾纳气；肾生肝，即水生木，肾藏精以滋养肝血，肾阴资助肝阴，以防肝阳上亢。

（2）以五行相克说明五脏之间的制约关系　肾制约心，即水克火，肾水上济于心，以防心火之亢烈；心制约肺，即火克金，心火之热，可抑制肺气清肃太过；肺制约肝，即金克木，肺气清肃，可抑制肝阳上亢；肝制约脾，即木克土，肝气条达，可疏泄壅滞之脾气；脾制约肾，即土克水，脾运化水液，以防肾水泛滥。

### （二）说明五脏病变的传变规律

**1. 相生关系的传变**

（1）母病及子　是指疾病的传变从母脏传及子脏。如肾病及肝，肾精不足，不能滋养肝血而致的肝肾精血亏虚证；肾阴不足，不能涵养肝木而致的肝阳上亢证；肾阳不足，不能资助肝阳而致的少腹冷痛证，皆属母病及子的传变。

（2）子病及母　是指疾病的传变从子脏传及母脏。如心病及肝，心血不足，不能滋养肝血而致的心肝血虚证；心火亢盛，引动肝火而致的心肝火旺证，皆属子病及母的传变。

**2. 相克关系的传变**

（1）相乘　就肝木和脾土之间的关系，相乘传变就有"木旺乘土"（肝气乘脾）和"土虚木乘"（脾虚肝乘）两种情况。因肝气郁结或肝气上逆，影响脾胃的运化而出现胸胁苦满，脘腹胀痛，泛酸，泄泻等表现时，称为"木旺乘土"。反之，先有脾胃虚弱，不能耐受肝气的克伐，出现头晕，乏力，纳呆，脘腹胀满，腹痛，泄泻等表现时，称为"土虚木乘"。

（2）相侮　肺金克肝木，若肝火亢盛，肺金无力制约肝木，反遭肝火之反向克制，出现急躁易怒，面红目赤，甚则咳逆上气，咯血等肝木反侮肺金的表现，称为"木火刑金"。脾土克肾水，若脾虚土衰，脾土无力制约肾水，反遭肾水之反向克制，出现全身水肿，小便不利等表现，称为"土虚水侮"。

### （三）指导疾病的诊断

人体是一个有机整体，脏腑功能活动的异常变化可以反映到体表相应的组织器官。综合分析望、闻、问、切四诊资料，依据五行归属和五行生克乘侮的变化规律，确定病变部位，推断病情进展和判断疾病的预后。如面见青色，喜食酸味，脉弦，可诊断为肝病；面见红色，口苦，脉洪数，可诊断为心病。脾虚病人，面见青色，口泛酸水，为木乘土；心虚病人，面见黑色，身体浮肿，为水乘火。

### （四）指导疾病的防治和护理

**1. 控制疾病的传变**　疾病的传变，常是一脏受病而波及他脏，或他脏受病而传及本脏。根据五行生克乘侮理论，一脏有病除对所病之脏进行治疗之外，还要依据其传变规律，治疗其他脏腑，以防传变。如肝气上逆或肝气郁结，可传及脾胃，应在疏肝、平肝的基础上，预先培补脾气，使肝气得平、脾气得健，则肝病不得传于脾。

**2. 指导脏腑用药**　按照五行归属来确定药物性能。青色、酸味入肝，赤色、苦味入心，黄色、甘味入脾，白色、辛味入肺，黑色、咸味入肾。如白芍药、山茱萸味酸入肝经，以补肝之精血。

**3. 确定治疗和护理原则**

（1）依据五行相生规律确定治疗和护理原则　基本原则是补母和泻子。补母是指一脏之虚证，不仅要补益本脏之虚，还要依据五行的相生次序，按照"母能令子实"的机理，通过补母脏以补益子脏之虚。

补母适用于母子关系的虚证，即"虚则补其母"。泻子是指一脏之实证，不仅要消除本脏亢盛之气，还要依据五行相生的次序，按照"子能令母虚"的机理，通过泻子脏以消除母脏的亢盛之气。泻子适用于母子关系的实证，即"实则泻其子"。

（2）依据五行相克规律确定治疗和护理原则　基本原则是抑强和扶弱。五脏出现相克异常的乘侮关系，不外乎"太过"和"不及"两个方面。抑强适用于相克太过引起的相乘和相侮。扶弱适用于相克不及引起的相乘和相侮。

**4. 指导针灸选穴**　十二正经近手足末端的井穴、荥穴、输穴、经穴、合穴，分别配属于五行。根据不同的病情，按五行的生克规律进行选穴治疗。如治疗肝虚证，根据"虚则补其母"的原则，取肾经合穴（阴谷）、肝经合穴（曲泉）；治疗肝实证，根据"实则泻其子"的原则，取心经荥穴（少府）、肝经荥穴（行间），以达补虚泻实、恢复脏腑功能之效。

**5. 指导情志疾病的治疗和护理**　情志生于五脏，故情志之间也存在着生克关系，可以用情志的生克关系来达到治疗情志疾病的目的。如《黄帝内经》说："怒伤肝，悲胜怒。"这就是情志疾病治疗护理中的"以情胜情"之法，悲为肺志，属金；怒为肝志，属木。金能克木，所以悲胜怒。

# 第 3 节　藏 象 学 说

藏是藏于体内的内脏；象是内脏的外在反映。藏象是指人体内脏腑的生理活动和病理变化反映于外的征象。藏象是人体现象与本质的统一体，是中医学特有的概念，与现代医学"脏器"的概念不完全相同。

藏象学说是研究各脏腑的形态结构、生理功能、病理变化及其与气、血、津液、神等之间的相互关系，以及脏腑之间、脏腑与形体官窍之间、脏腑与外界环境之间相互关系的学说。要运用整体观念，去理解脏腑的生理功能、病理现象，不能完全用现代医学的观念去理解中医的脏腑。

## 一、五　　脏

五脏包括心、肺、脾、肝、肾。五脏的共同生理特点有两个方面：一是化生和贮藏精气。五脏化生和贮藏精、气、血、津液等精微物质，主持复杂的生命活动，具有"藏而不泻""满而不能实"的生理特点。二是五脏藏神，五脏的生理活动与精神情志活动密切相关。《黄帝内经》记载："心藏神，肺藏魄，肝藏魂，脾藏意，肾藏志。"藏象学说以五脏为中心，认为人的精神情志和意识思维活动与五脏生理功能密切相关，并分属于五脏。

### （一）心

心居于胸腔，两肺之间，膈膜之上，形圆而下尖，形似倒垂未开莲蕊，有心包护卫于外。心主宰人体生命活动，又称为"君主之官""生之本""五脏六腑之大主"。

**1. 心的生理功能**

（1）主血脉　血，即血液；脉，即脉管，又称"血府"，是血液运行的通道。心主血脉是指心气推动血液在脉管中运行，以发挥营养周身的作用，包含主血和主脉两个方面。心主血脉的基本条件是：心气充沛，血液充足，脉管通利。心气充沛，才能维持正常的心率和心力；充盈的血液和通畅的脉管能够保证血液正常运行，周流不息。

心主血脉功能是否正常，主要从面色、舌色、脉象及胸部感觉四个方面反映出来。心功能正常，则面色红润有光泽，舌色淡红，脉象和缓有力，胸部舒畅。若心气不足，血液亏虚，则面与舌淡白无华，脉细无力，心悸。若心脉瘀阻，则面色灰暗，舌色青紫或瘀斑，脉涩或结代，胸部闷痛。

（2）主神志　又称"心藏神""心主神明"。神有广义和狭义之分，广义之神是指人体生命活动的外在表现，反映脏腑经络等组织器官的生理功能；狭义之神是指人的精神意识思维活动。心主神志功能正常，则精神振奋，神志清晰，思维敏锐，睡眠舒适。若心主神志功能异常，则出现精神萎靡，反应迟钝，健忘，失眠，多梦等症。血是神志活动的物质基础，神志又主宰血液的运行，心主血脉和心主神志的功能密切相关。若心主血脉的功能异常，则心神失养，也会出现失眠、多梦、记忆力减退等神志的改变。

**2. 心的系统联系**

（1）在体合脉，其华在面　在体合脉是指心统领全身之血脉，即心主血脉。华，是荣华、光彩之意。其华在面是指心的生理功能正常与否，可以从面部的色泽变化显露出来。心气旺盛，则面部红润有光泽。若心血亏虚，则面色苍白无光泽。

（2）开窍于舌　心的经络上系于舌，舌的功能活动与心的功能密切相关。舌的功能是感知味觉和表达语言。心功能正常，则舌色红润，舌体柔软灵活，味觉灵敏，语言表达流利。若心阳不足，则舌淡白、胖嫩；心血亏虚，则舌红绛、瘦瘪；心火上炎，则舌尖红赤，甚则生疮；心血瘀滞，则舌质暗紫或有瘀斑；心不藏神，则舌强，语謇或失语等。

（3）在志为喜　志，即五志，是指怒、喜、思、悲、恐五种情志，是人体对外界刺激正常的情绪反应。喜属于良性刺激，适度喜乐对心的生理功能有调节作用。若喜乐过度，则使人喜笑不休，精神涣散不收，注意力不集中；喜乐不及则使人易悲伤，精神不振。

（4）在液为汗　在阳气蒸腾气化作用下，津液从玄府（汗孔）排出体外谓之汗。由于汗为津液所化，而津血同源，津液为血的重要组成部分，故有"血汗同源""汗者心之液"之说。汗液的生成、排泄与心血、心神的关系密切。出汗过多或发汗过度，则易损伤津液、耗伤心气，出现心悸、气短、神疲、乏力、肢冷等症，甚至发生亡阳证。

## （二）肺

肺居于胸腔，左右各一，肺的位置最高，有"华盖"之称。由于肺叶娇嫩，易受邪气侵袭，不耐寒热，又称"娇脏"。肺具有辅佐心脏调节气血运行的作用，称为"相傅之官"。

**1. 肺的生理功能**

（1）主气、司呼吸　包括主呼吸之气和主一身之气。①主呼吸之气，是指肺具有主管呼吸的功能，是体内外气体交换的场所。肺通过呼吸运动，不断吸入自然界之清气，呼出体内之浊气，实现体内外的气体交换，从而保证人体新陈代谢的正常运行。②主一身之气，是指肺通过呼吸运动参与气的生成和调节全身气机的作用。③参与气的生成，肺主要与宗气的生成有关，宗气是由肺吸入的清气和脾胃运化的水谷之精气构成。④调节全身气机，气机是指气的升降出入运动，肺通过有节律的呼吸，带动全身之气的升降出入运动，对全身气机起着重要的调节作用。

综上所述，肺主气主要依赖于肺司呼吸的功能。肺呼吸功能正常，则呼吸均匀、气机调畅。若肺呼吸功能失常，则气机失调，出现少气不足以息、胸闷、喘促、气怯声低、肢倦乏力等症。

（2）主宣发和肃降　宣发和肃降是肺气的两种运动形式。宣发，即宣通布散，是肺气的向上、向外运动；肃降，即清肃下降，是肺气的向下、向内运动。肺的肃降是保证肺气宣降运动正常的重要条件。①主宣发。主要体现在呼出浊气、向上向外输布水谷精微和津液、宣发卫气三个方面。若肺失宣发，则见呼吸不利，胸闷，咳嗽，鼻塞，喷嚏，无汗等症。②主肃降。主要体现在吸入清气、向下向内输布水谷精微和津液、清肃呼吸道异物三个方面。肺气肃降能够清除肺和呼吸道的异物，从而保持其洁净以维持呼吸畅通。若肺失肃降或肺气上逆，则见呼吸短促、喘鸣、咳痰等症。

（3）主通调水道　通，即疏通；调，即调节；水道，即水液运行的通道。肺主通调水道是指肺对体内津液的输布、运行和排泄有疏通调节作用。肺通过宣发和肃降，使水液运行布达全身。代谢后的水液，一部分依靠宣发，通过呼吸和皮肤，以水蒸气和汗液的形式排出体外，另一部分依靠肃降，向下输送，经肾和膀胱的气化，生成尿液排出体外，故有"肺为水之上源"之说。若肺通调水道功能失常，则出现水液停聚，形成痰饮、水肿等症。

（4）朝百脉、主治节　朝，即会聚、朝向；百脉，泛指众多血脉。肺朝百脉是指全身的血液通过百脉会聚于肺，通过肺的呼吸，进行体内外清浊之气的交换，然后再将富含清气的血液通过百脉输送至周身。肺朝百脉的作用是助心行血，血液的正常运行，有赖于肺的输布和调节，故有"血非气不运"之说。

**2. 肺的系统联系**

（1）合皮毛　皮毛是一身之表，是机体抵抗外邪的屏障，依赖于肺所宣发的卫气和津液的温养、润泽。肺宣发卫气和输精于皮毛的功能正常，则皮肤致密，毫毛光泽，抵御外邪的能力较强。若肺的宣发功能减弱，则卫表不固，机体抵抗外邪的能力下降，可见多汗、怕风、皮毛枯槁等症。

（2）开窍于鼻　鼻与肺相通，是清浊之气出入的通道，外邪袭肺亦多从鼻而入。鼻的通气和嗅觉功能都依赖于肺气的作用。肺气和，则呼吸利，嗅觉灵敏。若肺失宣降，肺气不利，则见鼻塞、流涕、喷嚏等症。

（3）在志为悲（忧）　忧愁和悲伤均属于非良性刺激的情绪反应，会不断消耗人体之气。过度悲哀或忧伤，最易消耗肺气，使机体的抗病能力下降，使娇嫩之肺更易受外邪侵袭。反之，肺气虚弱时，则身体对不良刺激的耐受性下降，而易于产生悲忧的情绪变化。

（4）在液为涕　涕是由鼻黏膜分泌的黏液，有润泽鼻窍之功能。正常情况下，涕润泽鼻窍而不外流。若肺寒，则鼻流清涕；肺热，则鼻流黄涕；肺燥，则鼻干。

## （三）脾

脾位于中焦，在膈之下，又称为"气血生化之源""后天之本"。

**1. 脾的生理功能**

（1）主运化　运，即转输、转运；化，即消化、吸收。脾主运化是指脾具有将摄入的饮食物转化为精微，并将其转输到全身的功能。其运化功能主要包括运化水谷和运化水液两个方面。①运化水谷：是指脾具有对水谷的消化吸收作用和对水谷精微的转输作用。食物的消化和吸收虽然在胃肠中进行，但离不开脾气的运化和脾阳的温煦作用。食物中的精微物质由脾吸收而转输至心肺，化生气血，布达全身。由于脾吸收的精微物质是化生气血的主要物质基础，故又称脾为"后天之本""气血生化之源"。脾运化水谷的功能正常，称为"脾气健运"。若脾运化功能失常，则称为"脾失健运"，常见腹胀、便溏、食欲不振、倦怠乏力、消瘦等症。②运化水液：又称运化水湿。是指脾对水液的消化、吸收、转输的调节作用。水饮入胃后，经脾的吸收，上输于肺，肺通调水道，下输膀胱，在肾的气化作用下形成尿液排出体外。若脾运化水液功能失常，则会导致体内水液停滞，产生水湿、痰饮等病理产物，甚至出现水肿。

（2）主升清　升，即脾的运动以上升为主；清，即水谷精微。升清是指脾将消化和吸收的水谷精微向上输送给心、肺、头面，通过心肺的作用，化生气血，润养全身；脾气的升举作用还可维持人体内脏位置的相对恒定，而不致下垂。脾主升清，是脾运化功能的表现形式。若脾不能升清，则精微物质不能被吸收和上输，气血化生乏源，可出现神疲乏力，头目眩晕，便溏等症。若脾气（中气）下陷，则出现久泄久痢、胃下垂、子宫下垂、脱肛等症。

（3）主统血　统，即统摄、控制。脾主统血是指脾具有统摄血液，使血液在脉道中正常运行而不致溢出脉外的功能。脾气健运，固摄血液的功能正常，则血液在脉道中正常运行而不溢出脉外。若脾气虚衰，统血功能下降，则出现鼻出血、尿血、便血、崩漏等症，称为"脾不统血"。

**2. 脾的系统联系**

（1）主肌肉四肢　脾运化水谷，能够化生气血，以营养肌肉、四肢。脾气健运，则肌肉丰满，四肢强健有力。若脾失健运，则肌肉消瘦，四肢无力，甚至痿废不用。

（2）开窍于口，其华在唇　人的食欲、口味与脾运化功能有关。脾气健运，则食欲旺盛，口味正常。若脾失健运，则出现食欲不振，口淡乏味，或口甜、口苦、口腻等症。口唇的色泽也可以反映全身气血的盛衰，与脾运化功能密切相关。脾气健运，气血旺盛，则口唇红润，有光泽。若脾失健运，气血不足，则唇淡白无华或萎黄不泽。

（3）在志为思　思，即思考、思虑。正常的思考，对机体的生理活动并无不良影响。但若思虑过度，或所思不遂，则易于伤脾，而导致脾失健运，出现不思饮食、脘腹胀闷、头目眩晕等症。

（4）在液为涎　涎，即唾液中较清稀的部分，具有保护和润泽口腔的作用，由脾气化生并转输布散。正常情况下，涎液上行于口，但不溢于口外。若脾胃不和，或脾气虚，则涎液分泌增多，涎自口中溢出。若脾精不足，或脾气失去推动激发之能，则涎液分泌减少，口干舌燥。

### 案例 2-2

　　患者，女，48 岁。近 1 年来经常出现莫名的烦躁、焦虑，遇事易着急，情绪波动明显，失眠多梦，潮热多汗，伴有胸胁胀满，时有口苦、食欲减退、腹胀、便溏等症状。经医院检查诊断为更年期综合征。

　　问题：1. 该患者目前主要是哪个脏腑出现了病变？

　　　　　2. 该患者目前的症状反映了病变脏腑的哪些生理功能的失调？

### （四）肝

肝位于腹腔，横膈之下，右胁之内。肝主藏血为体阴，主疏泄而用阳，喜条达恶抑郁，又称为"将军之官"。

**1. 肝的生理功能**

（1）主疏泄　疏，即疏通；泄，即畅泄、发泄。肝主疏泄是指肝气具有疏通、畅达全身气机，进而保证人体生理功能正常进行的作用。①调畅气机。肝气的生理特点是主升、主动，这对于全身气机的疏通、畅达起着重要的调节作用。肝主疏泄功能正常，则气机调畅，经脉通利，气血调和。肝主疏泄功能失常，分为疏泄太过和疏泄不及两种情况。疏泄太过，气机上逆，可见头目涨痛，面红目赤，急躁易怒，甚则出现咯血、呕血，或猝然昏倒不省人事；疏泄不及，气机郁滞，可见胸胁、两乳或少腹胀满等症。②调畅情志。肝主疏泄功能正常，气机调畅，则精神愉悦，心情舒畅。若疏泄不及，肝气郁滞，则精神抑郁，表情淡漠，闷闷不乐；若疏泄太过，肝气亢逆，则头涨头痛，急躁易怒。③促进运化。肝主疏泄具有促进脾胃的消化和吸收的作用。一方面通过调畅气机，影响脾胃的升降；另一方面通过促进胆汁分泌和排泄，帮助人体消化。若肝失疏泄，既可影响脾升胃降功能，出现眩晕、泄泻、嗳气、痞满、呃逆等症，又可影响胆汁的分泌和排泄，出现胁痛、口苦等症。

此外，肝的疏泄功能还具有促进血液的运行和津液的输布代谢的作用。女子的月经来潮、排卵及男子的排精等，亦与肝气的疏泄功能密切相关。

（2）藏血　是指肝脏具有贮藏血液、防止出血和调节血量的功能。肝贮藏血液，既可以涵养肝气，防止其疏泄太过，又有助于防止出血。肝脏根据机体的生理需要来调节血量的分配，当人体情绪激动或活动时，肝把贮藏的血液向外输送；当人体情绪平稳或休息时，部分血液又被肝贮藏起来。此外，肝贮藏和调节血量的功能也与女子月经密切相关。若肝血不足，则见头晕目眩，肢体麻木，月经量少，甚则闭经。若肝不藏血，则见咯血、呕血、月经量过多，甚则崩漏。

**2. 肝的系统联系**

（1）在体合筋，其华在爪　筋，即筋膜，是连接关节、肌肉，主管运动的组织，依赖于肝血的濡养。肝血充足，筋得其养，则运动灵活，强健有力。若肝血不足，筋失所养，则表现为动作迟缓，屈伸不利，肢体麻木，震颤等症。肝风内动时，多见震颤，动摇，抽搐等与筋有关的症状。爪，即爪甲，包括指甲和趾甲，乃筋之延续，故有"爪为筋之余"之说。肝血充足，则爪甲坚韧，红润有光泽。若肝血不足，则爪甲软薄，色枯，甚则变形、脆裂。

（2）开窍于目　肝经上连目系，目依赖肝的疏泄和肝血的营养，才能发挥正常的视觉功能。肝血充足，肝气调和，则视物清晰。若肝血不足，可见两目干涩、视物不清、头晕目眩等症。若肝经风热或肝火上炎，可见目赤痒痛等症。

（3）在志为怒　怒由肝血、肝气所化，一定限度内的情绪发泄，对气机有调节作用。但若大怒、暴怒，则易致肝气升发太过，表现为烦躁亢奋，情绪激动，称为大怒伤肝；若郁怒不解，则易致肝气郁结，表现为心情抑郁，闷闷不乐，称为郁怒伤肝。

（4）在液为泪　泪有濡润、保护眼睛的功能。若肝血不足，泪液分泌减少，则两目干涩，发痒。若风火赤眼，肝经湿热，可见目眵增多、迎风流泪等症。

**案例 2-3**

患者，女，40 岁。因工作量较大，一直有熬夜加班的习惯。近一段时间患者发现掉发较多，而且头发干枯没有光泽，甚至出现了很多白发，并且经常头晕耳鸣，腰膝酸软，伴有疲倦乏力，失眠多梦，易惊、善恐。

问题：1. 该患者目前主要是哪个脏腑出现了功能失调？

2. 如果该患者不注意身体的养护，病情继续发展下去，还会出现哪些表现？

## （五）肾

肾位于腰部，脊柱两侧，左右各一。肾为人体生命之本原，又称为"先天之本"。

**1. 肾的生理功能**

（1）主藏精，主生长、发育和生殖　是指肾有贮存和封藏精气的作用。《黄帝内经》记载："肾者，主蛰，封藏之本，精之处也。"精藏于肾，在肾的闭藏和激发协调作用下，发挥其生理功能而不无故流失。

精是构成和维持人体生命活动的基本物质，是脏腑器官功能活动的物质基础。肾所藏之精包括先天之精和后天之精。先天之精，来源于父母的生殖之精，是构成胚胎发育的原始物质，乃生命的本原；后天之精，来源于脾胃运化的水谷之精，营养各脏腑组织，维持人体的生命活动，并不断补充先天之精。先天之精和后天之精相互依存为用，后天之精有赖于先天之精的活力资助，才能不断化生；先天之精有赖于后天之精的培育和充养，才能源源不断。

肾中所藏之精，称为肾精。精能化气，肾精所化之气，称为肾气。肾精与肾气密不可分，统称为肾中精气。肾中精气对人的生长发育和生殖，起着决定性的作用。人体的生、长、壮、老、已的生命过程，以及生殖能力，都取决于肾中精气的盛衰。肾中精气不足时，则表现为小儿生长发育不良，五迟（站迟、语迟、行迟、发迟、齿迟），五软（头软、项软、手足软、肌肉软、口软）；在成人则表现为早衰。人体生殖功能的发育、成熟与维持，都与肾中精气盛衰密切相关。肾中精气充足，则人体到了一定年龄段就能产生一种促进性腺发育成熟并维持其功能的精微物质，以维持正常的生殖功能。若肾中精气亏虚，则生殖功能衰退。

肾中精气是人体生命活动之本，其生理功能可概括为肾阴、肾阳两个方面。肾阴对机体有滋养、濡润作用；肾阳对机体有温煦、推动作用。肾阴、肾阳为人体阴阳之根本，故又称真阴（元阴）、真阳（元阳）。若肾阴不足，则虚热内生，可见五心烦热、潮热盗汗、男子遗精等症。若肾阳虚衰，则阴寒内盛，可见形寒肢冷、女子宫寒、男子阳痿等症。

（2）主水　又称肾的气化作用。是指肾中精气的蒸腾气化，对于津液生成、输布与排泄，以及体内津液的代谢平衡起着主宰和调节作用。津液的生成、输布、排泄，涉及脾胃、肺、大肠、小肠、膀胱和三焦等多个脏腑，但以肾气的蒸腾气化为主宰，尤其是尿液的生成和排泄，直接受肾的气化主宰。若肾的气化功能失常，则出现水肿、小便不利等症。

（3）主纳气 是指肾具有摄纳肺所吸入的自然界清气，保持吸气的深度，防止呼吸表浅的作用。肾的纳气功能，实际上是肾的封藏作用在呼吸运动中的体现。肾精充足，肾气充沛，摄纳有权，则呼吸均匀和调。若肾精亏虚，肾气衰减，摄纳无力，则出现呼吸表浅，呼多吸少，动则气喘等表现，称为"肾不纳气"。

**2. 肾的系统联系**

（1）开窍于耳和二阴 肾开窍于耳，是指耳的听觉功能灵敏与否与肾中精气的盛衰密切相关。肾精充盈，髓海得养，则听觉灵敏，分辨力高。若肾精虚衰，髓海失养，则听力减退，耳鸣，甚则耳聋。

肾开窍于二阴，是指前阴的排尿与后阴的排便功能与肾气的气化和固摄作用有关。若肾的气化及固摄作用失常，则见尿频、遗尿、尿失禁、尿少或尿闭等症。若肾气不足，推动无力，则致气虚便秘，或固摄无权，而致大便失禁，久泄滑脱。

（2）主骨，生髓，通于脑，其华在发 肾藏精，精生髓，髓分骨髓、脊髓及脑髓，皆由肾中精气所化生。肾精充盈，则骨髓、脑髓、脊髓得以充养；骨骼得其养，才能正常生长、发育、修复，坚固有力。若肾精不足，则出现骨软无力、骨质疏松、易骨折等症。此外，齿与骨同出一源，故称"齿为骨之余"，牙齿松动、脱落等现象也多与肾精不足有关。

脊髓上通于脑，脑为髓聚而成，故称"脑为髓海"。肾精充足，髓海得养，则思维敏捷，精力充沛。若肾精不足，髓海空虚，脑失所养，则见眩晕耳鸣、记忆减退等症。

肾藏精，精化血，头发的生长依赖于精血的滋养，头发的色泽、疏密、润枯，常能反映肾中精气的盛衰，故称"发为血之余"。肾精充足，则头发乌黑、浓密、有光泽。若肾中精气虚衰，则头发早白、枯槁、易脱落。

（3）在志为恐 恐与肾的关系密切。恐惧常影响肾的气机，使其封藏不固，肾气下沉，表现为二便失禁，遗精滑泄等症。

（4）在液为唾 唾，即唾液中较稠厚的部分，具有润泽口腔、滋润食物及滋养肾精的功能。肾精是唾液化生的物质基础，若多唾久唾，则易耗伤肾精。若咽而不吐，则能回滋肾精，故古代养生家主张"吞唾"以养肾精。

*考点：五脏的内容；五脏的生理功能；五脏的系统联系*

# 二、六 腑

## （一）胆

胆位于右胁下，附于肝之下。胆是中空的囊状器官，内贮藏胆汁。胆汁是精纯、清净的精微物质，又称"精汁"，故胆有"中精之府"之称。

**1. 贮藏和排泄胆汁** 胆汁的生成、贮藏和排泄，离不开肝气的疏泄作用。贮藏于胆腑的胆汁，排泄而注入肠中，以帮助食物的消化和吸收。若肝胆的功能失常，胆汁的分泌排泄受阻，则会影响脾胃的受纳腐熟和运化功能，而出现厌油腻、腹胀、腹泻等症。若湿热蕴结肝胆，肝失疏泄，导致胆汁外溢，浸渍肌肤，则发为黄疸，出现身黄、目黄、小便黄等症。

**2. 主决断** 是指胆在意识思维活动过程中，具有判断事物并作出决定的作用。胆的这一功能对保持气血津液的正常运行和代谢，防御和消除一些精神刺激的不良影响，有着极为重要的作用。若胆气亏虚，人在受到不良刺激时，可出现胆怯、易惊、善恐、失眠多梦等情志异常病变。

因胆藏胆汁，胆汁参与食物的消化，故胆属于六腑。但胆本身并无传化饮食物的功能，与五脏藏精气的功能特点相似，故胆又属于奇恒之腑。

## （二）胃

胃位于上腹部，上通过贲门与食管相连，下通过幽门与小肠相通。胃腔称为胃脘，分为上脘、中脘、下脘三部，又称为"太仓""水谷之海"。

**1. 主受纳、腐熟水谷** 是指胃气具有接受和容纳饮食水谷，并将饮食物初步消化，形成食糜的作用。饮食入口，经过食管进入胃，经过胃气的磨化和腐熟作用后，形成食糜，下传于小肠以便进一步消化吸收。若胃受纳与腐熟水谷功能异常，可见胃脘胀痛、纳呆、厌食等症。

**2. 主通降，以降为和** 是指胃气具有通畅下降的生理特性。主要体现于饮食物的消化和糟粕的排泄过程中。饮食物入胃，经胃腐熟后形成食糜，下传小肠做进一步消化，精微物质被吸收后，食物残渣下移大肠，燥化后形成粪便，排出体外。这一系列的过程，都是胃主通降作用的体现。胃主通降即降浊，降浊是受纳的前提条件。若胃失通降，则出现纳呆、脘闷、大便秘结等症。若胃气不降，反而上逆，则出现恶心、呕吐、呃逆、嗳气等症。脾以升为健，胃以降为和，脾升清，胃降浊，二者相辅相成，共同完成饮食的消化吸收及排泄。

> **链 接** 胃气之内涵
>
> 胃气之内涵可归纳为三点：①发挥受纳腐熟水谷功能的精微物质，属脏腑之气。②脾气与胃气的合称，即调控胃肠运动，促使食物消化、吸收及转输的两类不同运动趋势的精微物质，又称"中气"。其盛衰关系到生命活动的强弱。治病时要注意保护脾胃之气，处方用药切记"勿伤胃气"。一旦胃气衰败，则百药难施。③水谷之气，即水谷之精化生之气，又称"谷气"。谷气充足，则五脏之气充实，故有"胃气强则五脏俱盛，胃气弱则五脏俱衰"之说。

### （三）小肠

小肠上与胃在幽门相接，下与大肠在阑门相连，是一个较长的、呈迂曲回环叠积之状的管状器官，又称为"受盛之官"。

**1. 受盛化物** 受盛，即接受，以器盛物；化物，即变化，化生。小肠受盛化物是指经胃初步消化的食糜，在小肠内停留一段时间，以利于进一步将水谷转化为营养物质而吸收。若小肠受盛化物功能失常，则可见腹胀、腹泻、便溏等症。

**2. 泌别清浊** 泌，即分泌；别，即分别；清，即水谷精微；浊，即食物残渣。泌别清浊是指小肠将食糜做进一步的消化，将其分为清浊两部分，吸收精微部分，把糟粕下输于大肠；小肠在吸收水谷精微的同时还吸收大量的水液，经肾脏的气化渗入膀胱，形成尿液排出体外，故有"小肠主液"之说。

小肠泌别清浊的功能正常，则水液和糟粕各行其道。若小肠泌别清浊功能失常，清浊不分，则导致水走大肠，而出现大便溏泄、小便短少等症。对此种腹泻，临床常用分利之法治之，所谓"利小便所以实大便"就是小肠泌别清浊理论的应用。

### （四）大肠

大肠居于腹中，其上口在阑门处与小肠相接，其下端连接肛门。大肠亦是一个管腔性器官，呈回环叠积之状，又称为"传导之官"。

**1. 传化糟粕** 传化，即传导，变化。大肠接受由小肠下传的食物残渣，吸收其中多余的水液，形成粪便，排出体外。若大肠传导糟粕功能失常，则表现为大便秘结或泄泻。若湿热蕴结大肠，则出现腹痛、里急后重、下痢脓血等症。

**2. 主津** 是指大肠接受由小肠下传的食物残渣和剩余水分之后，将其中的部分水液重新吸收。大肠重新吸收水分，参与调节体内水液代谢的功能。若大肠虚寒，无力吸收水分，则水谷杂下，出现肠鸣、腹痛、泄泻等症。若大肠实热，消烁水分，肠液干枯，肠道失润，又会出现大便秘结等症。

### （五）膀胱

膀胱位于下腹部，是一个中空的囊状器官，为水液代谢的器官之一，又称为"州都之官"。

人体的津液通过肺、脾、肾等脏的作用，布散全身，发挥其濡养、滋润的作用。其代谢后的水液下归于肾，经肾的气化作用，形成尿液，由膀胱贮存。当膀胱中尿液达到一定程度时，在肾的气化作用下，膀胱开合有度，尿液排出体外。若肾的气化和固摄功能失常，则膀胱的气化与开合功能也随之失司。若合多开少，则小便不利或癃闭；若开多合少，则出现小便清长、尿频、尿急、遗尿、尿失禁等症。

### （六）三焦

三焦是上焦、中焦、下焦的合称，又称为"决渎之官"。三焦有"六腑之三焦"和"部位之三焦"之说。"部位之三焦"认为，三焦并非一个独立的脏腑器官，而是位于胸腹腔的一个大腑，概括了五脏六腑的生理功能。

**1. 三焦的生理功能**

（1）通行元气　元气，又名原气，由先天精气所化，又赖后天之精充养，是生命活动的原动力。元气根于肾，通过三焦别入十二经脉而达于五脏六腑。因为三焦通行元气于全身，是人体之气升降出入的通道，又是全身气化的场所，故三焦有主持诸气，总司全身气机和气化的功能。

（2）运行水液　三焦为人体水液运行的通道，人体水液代谢虽由胃、脾、肺、肾、肠、膀胱等脏腑共同协作完成，但其正常升降出入必须以三焦为通道。如果三焦气化功能失常，水道不利，则会影响水液的正常代谢，出现水液输布与排泄障碍，引起痰饮、水肿、小便不利等症。

**2. 三焦的生理特性**

（1）上焦如雾　上焦主要指膈以上的胸部，主要包括心、肺二脏。所谓"上焦如雾"，是形容上焦心肺敷布气血，犹如雾露弥漫之状，灌溉并温养全身脏腑组织的作用。

（2）中焦如沤　中焦主要指膈以下、脐以上的上腹部，主要包括脾、胃、肝、胆等脏腑。沤，即浸泡。所谓"中焦如沤"，是形容中焦脾胃腐熟、运化水谷，进而化生气血的作用。

（3）下焦如渎　下焦主要指脐以下的下腹部，主要包括肾、膀胱及大小肠。所谓"下焦如渎"，是形容下焦的主要生理功能为传导糟粕，排泄二便。

*考点：六腑的内容及主要生理功能；六腑与五脏的表里关系*

## 三、奇 恒 之 腑

奇者，异也；恒者，常也。奇恒之腑，形体多中空似腑，功能主藏精气似脏，似腑非腑，似脏非脏，故称为奇恒之腑。奇恒之腑包括脑、髓、骨、脉、胆、女子胞。髓、骨、脉、胆的生理功能在前面已有论述，本节仅介绍脑和女子胞。

### （一）脑

脑，又称髓海、元神之府。居颅腔之中，其外为头面，内为脑髓，是精髓和神明汇聚之处。

**1. 主宰生命活动**　元神是人在出生之前，随形具而生之神，元神藏于脑中。脑为元神之府，是生命的枢机，主宰人体的生命活动。元神存则生命在，元神亡则生命逝。

**2. 主精神意识**　人的精神意识和思维活动，都是外界客观事物反映于脑的结果。脑主精神意识的功能正常，则精神饱满，意识清楚，思维灵敏，记忆力强，语言清晰。反之，则精神萎靡不振，反应迟钝，记忆力减退，甚至精神错乱。

**3. 主感觉运动**　眼、耳、口、鼻、舌等五脏外窍，皆位于头面，与脑相通。人的视、听、言、行等，皆与脑有密切关系。

### （二）女子胞

女子胞，又称胞宫、子宫、胞脏等，位于小腹部，在膀胱之后，直肠之前，下口与阴道相连，呈倒置的梨形，是女性的生殖器官。

**1. 主持月经**　女子发育到一定年龄，肾中精气充盛，冲任二脉气血充足，十二经脉的气血经冲任二脉的调节，注入胞宫，月经开始按时来潮，并且具备了生殖、孕育胎儿和保护胎元的能力。如果肾气衰弱，冲任二脉气血亏虚，则出现月经不调、闭经、不孕等症。

**2. 孕育胎儿**　女子胞为女性孕育胎儿的场所。肾之精气旺盛，冲任气血丰盈，则胎儿生长发育正常。若肾之精气亏虚，冲任不固，则可见胎动不安，胎儿发育不良，甚至流产。

此外，女子胞与心、肝、脾亦有密切关系。因为月经的产生、胎儿的孕育，都有赖于气血的充盈和调节。心主血、肝藏血、脾统血，故当心、肝、脾三脏功能失调时，也会影响女子胞的功能而引起月经与胎孕的病症。

**考点：奇恒之腑的内容**

**"大胆质疑、小心求证"的王清任**

王清任是我国医学史上极富革新精神的医学家，著有《医林改错》一书。该书以升华中医临床解剖学和创立气血理论为主要成就。他曾到瘟疫流行灾区和刑场，对上百具尸体进行解剖和观察，绘制了大量的脏腑图，比较准确地描述了胸腹腔内脏器官、血管等解剖位置。他也曾多次做过"以畜较之，遂喂遂杀"的动物解剖实验。他本着"非欲后人知我，亦不避后人罪我"的信念，对古医书中的知识提出了质疑，突破陈规、大胆探索，对某些脏腑知识进行了改正和补充。他背负时代的责任感、使命感，怀揣一颗敬畏生命、尊重生命的仁爱之心，实地观察，亲自动手，秉承求真务实、积极探索的职业精神，是我们时代精神的楷模。

# 四、脏腑之间的关系

## （一）脏与脏之间的关系

**1. 心与肺**　心肺同居上焦，心主血，肺主气；肺助心行血，而正常的呼吸也有赖于血行的维持，心与肺的关系主要表现在气血之间的相互依存、相互为用。若肺失宣降，则影响心血的正常运行，出现胸痛、心悸、唇青舌紫等症。若心行血功能异常，则影响肺的宣降，出现咳嗽、气喘、胸闷等症。

**2. 心与脾**　心主行血，脾主统血；心为火脏而行血，脾为气血生化之源，心与脾的关系主要表现在血液生成和血液运行两个方面。脾气健运，生血旺盛，则心有所主；心主血，脾得濡养，则脾气健运、摄血有度。若思虑过度，暗耗心血，则影响脾的运化功能。若脾气虚弱，运化失职，或脾不统血，血溢脉外，则心失所养，可出现眩晕、心悸、失眠、多梦、腹胀、便溏、食少、乏力等心脾两虚之证。

**3. 心与肾**　心属火，肾属水。心火下降于肾，以温肾水，使肾水不寒；肾水上济于心，以滋心阴，使心火不亢，心与肾的关系主要表现在心肾之间相互依存，相互制约，称为"心肾相交""水火相济"。若心肾不交，则出现失眠、怔忡、心烦、腰膝酸软、男子梦遗、女子梦交等症。同时，心主血，肾藏精，精血之间的相互滋生，也为心肾相交奠定了物质基础。

**4. 心与肝**　心主血，肝藏血；心主神志，肝主疏泄，调畅情志，心与肝的关系主要表现在血液的运行和情志的调节两个方面。若肝不藏血，或心行血的功能异常，则心肝血虚，出现面色萎黄、眼目昏花、视物不清、爪甲不润或有凹凸、心悸、头晕等症。若心肝火旺，则出现面红目赤、急躁易怒、心烦失眠，甚则狂乱等症。

**5. 肝与肾**　肝藏血，肾藏精；精能生血，血能化精，故有"肝肾同源""精血同源"之说，肝与肾的关系主要表现在精血的相互滋生。若肾精亏损，或肝血不足，则出现头晕目眩、腰膝酸软、耳鸣、耳聋等精血亏虚之证。此外，肝主疏泄，肾主闭藏，藏与泄相互协调平衡，则女子月经来潮和男子泄精功能正常。

**6. 肝与脾**　肝主疏泄，脾主运化；肝藏血，脾统血，肝与脾的关系主要表现在食物的消化和血液的生成、贮藏、运行两个方面。若肝失疏泄，无以助脾之升散，则脾失健运，出现精神抑郁、胸胁满闷、腹胀、便溏等症。若脾虚运化无力，气血生化不足，或脾不统血，也会导致肝血不足。

**7. 肺与脾** 肺主气，脾为气血生化之源；肺主行水，脾运化水湿，肺与脾的关系主要表现在气的生成和水液代谢两个方面。若肺脾两虚，则出现咳嗽、气短懒言、食少、便溏、乏力等症。若脾失健运，水液内停，湿聚成痰，则影响肺的宣降，出现咳嗽、痰多、气喘等症，故有"脾为生痰之源，肺为贮痰之器"之说。

**8. 肺与肝** 肺主肃降，肝主升发，二者密切协作，对于调畅全身气机起着重要作用，肺与肝的关系主要表现在调节气机方面。若肝升太过或肺失肃降，则导致气火上逆，出现咳嗽、咯血等症。若肺失清肃，燥热内盛，亦可影响肝的疏泄，出现胸胁胀痛、头晕头痛、面红目赤等症。

**9. 肺与肾** 肺为水上之源，肾为水脏；肺主气，肾纳气，肺与肾的关系主要表现在水液代谢和呼吸运动两个方面。若肺失宣降，通调水道失职，累及于肾，可出现水肿、尿少等症。肾阳不足，关门不利，则水泛为肿，甚则咳逆倚息不得平卧。若肾气不足，摄纳无权，或肺气久虚，久病及肾，均可致肾不纳气，出现气短、胸闷、喘促、呼多吸少等症，故有"肺为气之主，肾为气之根"之说。

**10. 脾与肾** 脾为后天之本，肾为先天之本；脾主运化水湿，肾主水，脾与肾的关系主要表现在先后天相互滋生促进和水液代谢两个方面。脾阳根于肾阳，脾之运化需借助肾阳的推动；肾中精气亦有赖于水谷精微的滋养，才能不断充盈和成熟。若肾阳不足，不能温煦脾阳，或脾阳不足累及肾阳，皆可见腹部冷痛、下利清谷、五更泄、腰酸、耳鸣等脾肾阳虚之证。

### （二）腑与腑之间的关系

"传化物"是六腑的共同生理特点，六腑之间的关系主要表现在饮食物的消化、吸收和排泄过程中相互协调配合。胃、胆、小肠密切协作，共同完成食物的消化、吸收；然后，将糟粕传入大肠，经过大肠燥化，形成粪便排出体外。另外，膀胱的贮尿、排尿与三焦的气化及运行水液密切相关。六腑之间必须相互协调，才能维持其正常的"实而不满"的生理状态。由于六腑传化水谷，需要不断地受纳排空，虚实更替，故有"六腑以通为用"之说。

六腑在病理上相互影响，若胃有实热，灼伤津液，则大肠津枯，出现便秘等症；若大肠传导失常，肠燥便秘，则胃失和降，胃气上逆，出现嗳气、恶心、呕吐等症。若胆火炽盛，火热犯胃，出现恶心、呕吐苦水等症；若脾胃湿热，熏蒸于胆，胆汁外溢，出现口苦、黄疸等症。

### （三）脏与腑之间的关系

脏与腑的关系，实际上就是脏腑阴阳表里配合关系。脏属阴为里，腑属阳为表；一脏一腑，一表一里，一阴一阳，通过经脉相互属络，组成心与小肠、肺与大肠、脾与胃、肝与胆、肾与膀胱、心包与三焦的脏腑表里关系。

**1. 心与小肠** 心与小肠相表里。心主血脉，将气血输于小肠，则小肠受盛化物、泌别清浊的功能得以正常进行。小肠在泌别清浊过程中，将清者吸收，通过脾升清而上输心肺，化赤为血，以补充心血。若心经有热，可下移于小肠，出现少尿、尿热、尿赤、尿痛等症。若小肠有热循经上炎于心，可见心烦、舌红、口舌生疮等症。

**2. 肺与大肠** 肺与大肠相表里。肺与大肠的关系主要表现在气的传导和呼吸方面。若大肠实热，腑气阻滞，传导不畅，可影响肺的宣降，出现胸满、喘咳等症。若肺失肃降，津液不能下达，则大肠传导失职，出现肠燥便秘等症。

**3. 脾与胃** 脾与胃相表里。脾与胃的关系主要表现在纳与运、升与降、燥与湿三个方面。其一，胃主受纳，脾主运化，脾胃共同完成对饮食物的消化吸收和精微的输布；其二，脾胃居中焦，胃主降浊，脾主升清，为气机升降之枢纽；其三，胃属燥土，喜润恶燥，脾属湿土，喜燥恶湿，湿燥相济，互相为用。若脾为湿困，清气不升，则胃失和降，出现食少、呕吐、恶心、脘腹胀满等症。若食滞胃脘，胃失和降，则影响脾的升清与运化，出现腹胀、泄泻等症。

**4. 肝与胆** 肝与胆相表里。肝与胆的关系主要表现在消化功能和情志活动方面。肝主疏泄，促进胆汁分泌；胆附于肝，贮藏、排泄胆汁，二者密切配合使胆汁疏泄到肠道，以协助脾胃消化食物。肝主疏泄，调畅情志；胆主决断，与人之勇怯有关，二者密切配合，使精神情志正常，遇事能作出决断。若肝胆气滞，或胆郁痰扰，则导致情志抑郁、惊慌胆怯等症。

**5. 肾与膀胱**　肾与膀胱相表里。肾与膀胱的关系主要表现为尿液的生成、贮存和排泄。肾气充足，固摄有权，则尿液能正常地生成，并下注于膀胱；膀胱开合有度，则尿液能够正常地贮存和排泄。若肾阳虚衰，气化无权，则膀胱开合失度，出现小便不利、癃闭、尿频、多尿、尿失禁等症。

# 第 4 节　精、气、血、津液

**案例 2-4**

患者，男，48 岁。经常自汗出，夜尿多，近日出现小便自遗，并见遗精、早泄，遂来医院。
查体：面白唇淡，四肢不温，舌质淡，舌苔薄白，脉沉细。

问题：1. 该患者病位主要在哪些脏腑？
　　　2. 该患者出现目前临床症状的主要原因是什么？

精、气、血、津液是人体生命活动的基本物质，它们之间存在着相互依赖，相互影响的密切关系。

## 一、精

### （一）精的含义

精是构成人体和维持人体生命活动的精微物质，也是人体生长发育及各脏腑器官生理功能活动的物质基础，是人体生命的本原。精有广义和狭义之分，广义之精泛指构成人体和维持人体生命活动的精微物质，包括气、血、津液等。狭义之精指生殖之精。

### （二）精的来源

人体之精由禀受于父母的先天之精与来源于吸入清气和水谷精微的后天之精融合生成。精的来源有先天和后天之分。先天之精禀受于父母，是构成脏腑组织的原始生命物质。后天之精为人吸收的清气和饮食摄取的营养精华，以及脏腑气化所生成的精微物质。

人体之精以先天之精为本，又赖后天之精的不断充养，先后天之精彼此相互依存促进。

### （三）精的主要生理功能

精是人体生命起始，生长发育和生殖的重要物质。精的主要生理功能是繁衍生殖，促进人体的生长发育，生髓化血，滋养脏腑。

## 二、气

古人认为气是宇宙的本原，气的运动变化决定着宇宙间所有事物的变化。中医学认为气是构成和维持人体生命活动的最基本物质，是不断运动且活力很强的精微物质。人的生命过程即是气的运动及其所产生的各种变化的过程。

### （一）气的生成与运行

**1. 气的来源**　气由先天之精气和后天之精气构成。先天之精气来源于肾的精气，后天之精气来源于饮食水谷的精气和自然界的清气，它们在脏腑的共同作用下生成，与肾、脾胃、肺的功能密切相关。

**2. 气的运动**　称气机。气机的基本形式是升、降、出、入。人体脏腑经络的生理活动，是气升降出入运动的具体体现。如肺的呼吸功能，呼气体现了"出"和"升"的运动，吸气体现了"入"和"降"的运动；脾胃的消化功能表现为脾升清、胃降浊。气运动协调平衡称为"气机调畅"，若气的升降出入不协调平衡时，就称之为"气机失调"，则出现气滞、气逆等病理现象。

### （二）气的功能

**1. 推动作用** 气对人体的生长、发育以及各脏腑经络等组织器官的生理活动有激发促进作用。若气的推动作用减弱，可见生长发育迟缓或早衰，脏腑经络功能减退等。

**2. 温煦作用** 气的温煦作用维持着人体正常的体温、脏腑经络等组织器官的生理活动以及血和津液的运行等。若气的温煦作用减弱，可出现体温降低，四肢不温，以及血和津液运行迟缓等寒象。

**3. 防御作用** 气具有护卫肌表，防御外邪入侵和驱邪外出的作用。若气的防御功能减退，抵抗能力下降，则机体易患疾病或病后难愈。

**4. 固摄作用** 气有统摄控制血、津液、精等液态物质，防止流失的作用。若气的固摄作用减退，可出现衄血、崩漏、自汗、尿失禁、泻痢不止等症。

**5. 气化作用** 气化是指通过气的运动而产生的各种变化。气的运动促进了精、气、血、津液各自的新陈代谢和相互转化。如饮食物转化为水谷精微，津液经过代谢转化成汗液和尿液等。若气化功能异常，可导致各种代谢异常的病变。

### （三）气的分类

气分元气、宗气、营气和卫气四类。

**1. 元气** 又名原气、真气，是人体生命活动的原动力，由肾中精气所化生，依赖于后天水谷之精的培育，与肾、脾胃功能密切相关。主要生理功能是推动人体的生长发育，温煦激发脏腑经络等组织器官的生理活动。元气充沛，则生长发育良好，脏腑经络等组织器官的活动旺盛，机体健壮而少病。若元气衰少，则生长发育迟缓，脏腑功能低下。

**2. 宗气** 由肺吸入的自然界清气和脾胃运化生成的水谷精气结合而成，宗气的盛衰主要与肺、脾胃的功能密切相关。宗气聚集于胸中，生理功能主要有三个方面。①走息道而司呼吸：宗气上出肺，循喉咙走息道，推动肺的呼吸运动，所以呼吸、语声、语言的情况均与宗气的盛衰有关。②贯心脉而行气血：宗气贯注心脉，推动血液运行，所以气血的运行与宗气的盛衰有关。③资先天之元气：元气是自下而上运行的，以三焦作为通道，散布胸中后助宗气；宗气自上而下分布，蓄积于脐下气海以资元气。

**3. 营气** 来源于脾胃运化的水谷精气，由水谷精气中的精华部分化生，分布于血脉之中，是血液的重要组成部分。主要生理功能是化生血液和营养周身。

**4. 卫气** 由水谷精微的慓疾滑利部分生成，运行于经脉之外。其生理功能主要包括：①护卫肌表，防御外邪入侵。②调节腠理的开合、汗液的排泄，维持体温的恒定。③温养脏腑、肌肉、皮毛。

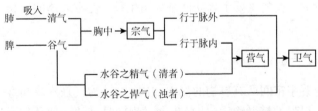

**图 2-3** 宗气、营气、卫气的生成与分布关系

营气和卫气都来源于水谷之精气，营气营养于内为阴，卫气护卫于外为阳，营卫协调，才能发挥正常的生理功能。宗气、营气、卫气的生成与分布关系见图 2-3。

## 三、血

血，即血液，是循行于脉中的富有营养的红色液体，是构成人体和维持人体生命活动的基本物质之一。

### （一）血的生成

血主要由营气和津液组成。二者都来源于脾胃运化的水谷精微，因此水谷精微是生成血液的最基本物质。除此之外，肾精也可以化生血液，肾藏精，精生髓，髓生血。故血是以水谷精微、精髓为主要物质基础，由营气和津液构成。血的生成与脾、肾等脏有关。

### （二）血的功能

血有营养和滋润全身的生理功能。血的濡养功能，可以从面色、肌肉、皮肤、毛发等方面反映出来，如面色红润、肌肉丰满壮实等；若血的濡养功能减弱，可出现头昏目眩、面色不华、毛发干枯、肢端麻木等症。血是神志活动的主要物质基础，血旺盛则精神充沛，思维敏捷。若血虚则可见失眠、健忘、多梦等。

### （三）血的循行

血在脉管中正常循行主要依赖于气的推动和固摄作用。气的推动作用是血液循环的动力，依赖于心主血、肺主气和肝主疏泄的功能；固摄作用是保证血液不外溢的因素，主要依赖于脾统血和肝藏血的功能。这两种作用的协调平衡，维持着血液的正常循行。

## 四、津　液

津液是人体一切正常水液的总称。包括各脏腑组织内在的体液和正常分泌物，其中清稀的为津，分布于皮肤、肌肉和孔窍等部位；稠浊的为液，灌注于骨节、脑、髓、脏腑等组织器官。

### （一）津液的生成、输布和排泄

津液通过脾、胃、小肠和大肠吸收饮食水谷所化生，津液的输布和排泄主要依赖脾的运化，肺的宣降、通调水道，肾的气化，肝的调畅气机，三焦的疏通水道等多脏腑协调完成，代谢产物最终以汗、尿、便等形式排出体外。若肺、脾、肾等脏腑功能失调，影响了津液的生成、输布和排泄，可出现津液生成不足或津液代谢障碍的病变。

### （二）津液的功能

津液有滋润濡养、化生血液的功能。津液含有丰富的营养物质，经输布内至脏腑筋骨，外达皮肤毫毛，起营养滋润作用；津液渗入血脉之中化生血液，有濡养滑利血脉的作用；津液在其自身的代谢过程中，能将代谢产物以尿、汗等形式排出体外。

**考点**：气、血、津液的定义及功能

## 五、精、气、血、津液的关系

### （一）精与气的关系

精和气都是构成和维持人体生命活动的基本物质，两者相互滋生、相互依存。主要表现在精能化气，气能生精摄精。精能化气主要指肾中之精能化生元气，水谷精微化生宗气、营气、卫气，全身各脏腑之气都依赖于精的濡养；气能生精摄精，指精的生成依赖于气的推动和激发，同时气还能使精聚而充盈，不致异常耗损外泄。气失固摄，则精关不固，可出现早泄、滑精等。

### （二）气与血的关系

气和血的关系可概括为气为血之帅，血为气之母。

**1. 气为血之帅**　气能生血，指气化是血液生成的动力，气旺则血充，气虚则血少。气能行血，指气是血液循行的动力，故气行则血行，气滞则血瘀。气能摄血，指气对血有统摄作用，若气不摄血，则可见多种出血症状。

**2. 血为气之母**　血能化气，指血为气的生成和功能提供营养。血能载气，指气依赖于血的运载到达全身。故血盛则气旺，血衰则气少，若失血过多则"气随血脱"。

### （三）气与津液的关系

气与津液的关系，表现为气能生津、气能行津、气能摄津、津能载气四个方面。气能生津，指气是津液生成的物质基础和动力。气能行津，指津液的输布、排泄依赖于气的升降出入和气化作用，气行则水行，气虚或气滞则水停。气能摄津，指气对津液的固摄作用，若气虚可见自汗、遗尿等症。津能载气，指气依附于津液而存在。

### （四）血与津液的关系

血和津液都来源于脾胃所化生的水谷精微，血行脉中，渗于脉外可化生为津液；津液不断渗于脉中，成为血液的组成部分，故有"津血同源"之称。如失血过多，则出现口渴、尿少、皮肤干燥等津液不足的证候。

# 第5节 经络腧穴

**案例 2-5**

*患者，男，41 岁。自诉搬重物时突感腰部疼痛难忍，并伴有右下肢后侧反射性疼痛，行走疼痛加重。查体：腰右侧大肠俞及右臀环跳穴处压痛明显，直腿抬高试验（＋），舌淡苔薄白，脉弦紧。*

**问题：** 1. 该患者病变涉及的是什么经脉？

2. 该经脉在体表的分布特点是什么？

## 一、经络基本知识

经络，是人体结构的重要组成部分。经络学说，是研究人体经络系统的概念、构成、循行分布、生理功能、病理变化及其与脏腑形体官窍、气血之间相互联系的基础理论，是中医学理论体系的重要组成部分。经络学对临床各科，尤其是针灸、推拿及气功等，都有重要的指导作用。

### （一）经络的基本概念

经络，是经脉和络脉的总称，是运行全身气血，联络脏腑形体官窍，沟通上下内外，感应传导信息的通路系统，是人体结构的重要组成部分。

经络，分为经脉和络脉两大类。经脉的"经"，有路径、途径之意，是经络系统中的主干，即主要通路。络脉的"络"，有联络、网络之意，络脉是经脉的分支，纵横交错，遍布全身。

**考点：经络的概念**

### （二）经络系统的组成

人体的经络系统由经脉、络脉及其连属部分组成（图 2-4）。

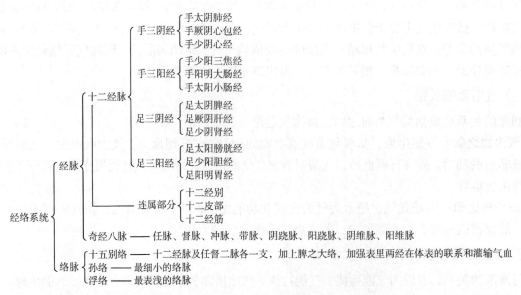

**图 2-4 经络系统组成图**

**1. 经脉**　是经络系统的主干，包括十二经脉、奇经八脉以及连属部分。正经有十二，故又称"十二正经"或"十二经脉"，包括手三阴经、足三阴经、手三阳经、足三阳经。十二正经有一定的起止部位、一定的循行和交接规律，在肢体的分布及走向有一定的规律，与脏腑有直接的络属关系，相互之间有表里关系。十二正经是气血运行的主要通道。

奇经有八条，即督脉、任脉、冲脉、带脉、阴跷脉、阳跷脉、阴维脉、阳维脉，合称为"奇经八脉"。奇经具有统率、联络和调节十二经脉中气血的作用。奇经八脉与十二经脉不同，不属气血运行的主要通道，与脏腑没有直接的属络关系，相互之间也无表里关系。

**2. 络脉**　是经脉的分支，有别络、浮络、孙络之分。别络是络脉中较大者，有本经别走邻经之意，具有加强十二经脉相为表里的两经之间在体表的联系的作用，并能通达某些正经所没有到达的部位，可补正经之不足。一般认为别络有十五支，即十二正经与任督二脉各有一支别络，加上脾之大络，合称"十五别络"。

**3. 孙络**　是最细小的络脉，遍布全身，难以计数。孙络在人体内有"溢奇邪""通荣卫"的作用。

**4. 浮络**　是循行于人体浅表部位，"浮而常见"的络脉。其分布广泛，没有定位，起着沟通经脉，输达肌表的作用。

**5. 连属部分**　经络系统的组成中，还包含了其连属部分。经络对内连属各个脏腑，对外连于筋肉、皮肤而称为经筋和皮部。

经别，是从十二经脉别出的重要分支，又称"十二经别"。分别起于四肢肘膝关节以上部位，具有加强十二经脉中相为表里的两条经脉的联系和补充十二正经的作用。

经筋，是十二经脉之气"结、聚、散、络"于筋肉、关节的体系，为十二经脉的附属部分，具有连缀百骸，维络周身，主司关节运动的作用。

皮部，是十二经脉功能活动反映于体表的部位，也是络脉之气散布之所在。十二皮部的分布区域，是以十二经体表的分布范围为依据，把全身皮肤划分为十二部分，分属于十二经脉。

### （三）十二经脉

**1. 十二经脉的名称**　十二经脉中每一经脉的名称，都是据其分布于手足内外、所属脏腑的名称和阴阳属性而命名的。

十二经脉对称地分布于人体的两侧，分别循行于上肢或下肢的内侧或外侧，每一经脉又分别隶属于一脏或一腑，因此十二经脉的名称各不相同。行于上肢，起于或止于手的经脉，称"手经"；行于下肢，起于或止于足的经脉，称"足经"。分布于四肢内侧面的经脉，属阴经；分布于四肢外侧面的经脉，属阳经。阴经隶属于脏，阳经隶属于腑。

十二经脉按照阴阳的三分法，一阴分为三阴：太阴、厥阴、少阴；一阳分为三阳：阳明、少阳、太阳。胸中三脏，肺为太阴，心包为厥阴，心为少阴，其经脉皆行于上肢，故肺经称为手太阴经，心包经称为手厥阴经，心经称为手少阴经，并依次分布于上肢内侧的前、中、后线；与此三脏相表里的大肠、三焦和小肠，则分属阳明、少阳和太阳，其经脉分别称为手阳明经、手少阳经和手太阳经，并依次分布于上肢外侧的前、中、后线。腹中三脏，脾为太阴，肝为厥阴，肾为少阴，其经脉皆行于下肢，故分别称为足太阴经、足厥阴经和足少阴经，并依次分布于下肢内侧的前、中、后线（在小腿下半部，足厥阴经在前缘，足太阴经在中线）；与此三脏相表里的胃、胆和膀胱，则分属阳明、少阳和太阳，其经脉分别称为足阳明经、足少阳经和足太阳经，依次分布于下肢外侧的前、中、后线（表 2-5）。

表 2-5　十二经脉名称分类表

| | 阴经（属脏） | 阳经（属腑） | 循行部位<br>（阴经行内侧、阳经行外侧） | |
|---|---|---|---|---|
| 手经 | 太阴肺经 | 阳明大肠经 | 上肢 | 前缘 |
| | 厥阴心包经 | 少阳三焦经 | | 中线 |
| | 少阴心经 | 太阳小肠经 | | 后缘 |
| 足经 | 太阴脾经 | 阳明胃经 | 下肢 | 前缘 |
| | 厥阴肝经 | 少阳胆经 | | 中线 |
| | 少阴肾经 | 太阳膀胱经 | | 后缘 |

**2. 十二经脉的走向、交接规律**

（1）走向规律　十二经脉的走向，手三阴经，从胸腔内脏走向手指端，与手三阳经交会；手三阳经，从手指走向头面部，与足三阳经相交会；足三阳经，从头面部走向足趾端，与足三阴经交会；足三阴经，从足趾走向腹部和胸部，在胸部内脏与手三阴经交会。如此，手经交于手，足经交于足，阳经交于头，阴经交于胸腹内脏，十二经脉就构成了"阴阳相贯，如环无端"的循环径路（图 2-5）。

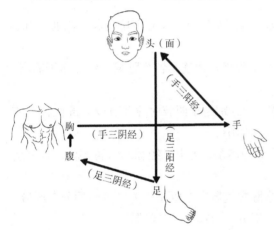

图 2-5　十二经脉走向、交接规律示意图

（2）交接规律　相为表里的阴经与阳经在四肢末端交接，如手太阴肺经与手阳明大肠经在手部交接。同名手足阳经在头面部交接，如手阳明大肠经与足阳明胃经交接于鼻旁。手足阴经在胸部交接，如足太阴脾经与手少阴心经交接于心中（图 2-5）。

**3. 十二经脉的分布规律**　十二经脉在体内的分布虽有迂回曲折，交错出入的状况，但基本上是纵行的。除足阳明胃经外，阳经均行于四肢外侧或躯干的背面，阴经均行于四肢内侧或躯干的胸腹面。手经主要行于上肢；足经主要行于下肢。十二经脉在身体不同部位的分布特点如下（图 2-6）。

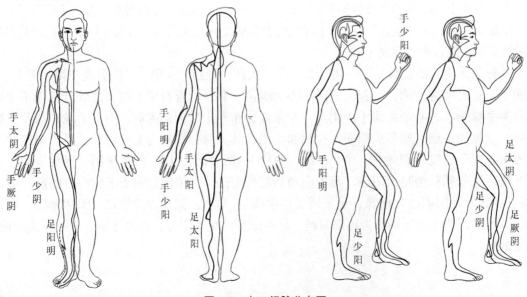

图 2-6　十二经脉分布图

（1）头面部的分布　手三阳经从手走头，足三阳经从头走足，手足六阳经均行经头面部，阳经在头面部的分布特点是：阳明经主要行于面部，其中足阳明经行于额部；少阳经主要行于侧头部；手太阳经主要行于面颊部，足太阳经行于头顶和头后部。阴经中手少阴心经、足厥阴肝经均上达目系，足厥阴肝经与督脉会于头顶部，足少阴肾经上抵舌根，足太阴脾经连舌本、散舌下，均行达头面之深部或巅顶。

（2）四肢部的分布　阴经行于内侧面，阳经行于外侧面。上肢内侧为太阴在前，厥阴在中，少阴在后；上肢外侧为阳明在前，少阳在中，太阳在后；下肢内侧，内踝尖上八寸以下为厥阴在前，太阴在中，少阴在后；内踝尖上八寸以上则太阴在前，厥阴在中，少阴在后；下肢外侧为阳明在前，少阳在中，太阳在后。

（3）躯干部的分布　手三阴经均从胸部行于腋下，手三阳经行于肩部和肩胛部。足三阳经则阳明经行于前（胸腹面），太阳经行于后（背面），少阳经行于侧面。足三阴经均行于胸腹面。循行于胸腹面的经脉，自内向外依次为足少阴肾经、足阳明胃经、足太阴脾经和足厥阴肝经。十二经脉的循行均是左右对称分布于人体两侧，每侧十二条。左右两侧经脉除特殊情况外（如手阳明大肠经在头面部走向对侧），一般不走向对侧。相为表里的阴阳两经在体内与脏腑相互属络，在四肢则行于内外相对应的部位，并在手足末端相交接。

**4. 十二经脉的表里关系**　手足三阴经与三阳经通过各自的经别和别络相互沟通，组成六对表里相合关系（表2-6）。

表2-6　十二经脉表里关系表

| 表 | 手阳明大肠经 | 手少阳三焦经 | 手太阳小肠经 | 足阳明胃经 | 足少阳胆经 | 足太阳膀胱经 |
|---|---|---|---|---|---|---|
| 里 | 手太阴肺经 | 手厥阴心包经 | 手少阴心经 | 足太阴脾经 | 足厥阴肝经 | 足少阴肾经 |

**5. 十二经脉的流注次序**　十二经脉是气血运行的主要通道，它们首尾相贯，依次衔接，如环无端（图2-7），脉中气血的运行也循经脉依次传注。

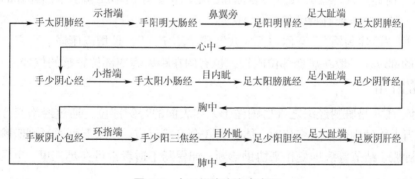

图2-7　十二经脉流注次序图

### （四）奇经八脉

奇经八脉，是督脉、任脉、冲脉、带脉、阴跷脉、阳跷脉、阴维脉、阳维脉的总称。奇经是与正经相对而言的，其分布不如十二经脉那样有规律，与五脏六腑没有直接的属络联系，相互之间也没有表里关系，有异于十二正经，故曰"奇经"。又因其数有八，故曰"奇经八脉"。

其中，带脉、督脉、任脉都只有一条而单行，冲脉除小部分外也是单行的。督脉行于人体后正中线；任脉行于人体前正中线；冲脉行腹部、下肢及脊柱前；带脉横行腰部；阳跷脉行于下肢外侧、腹部、胸后及肩、头部；阴跷脉行于下肢内侧、腹胸及头目；阳维脉行于下肢外侧、肩和头项；阴维脉行于下肢内侧、腹部和颈部。其中除带脉外，均自下而上行，上肢没有奇经的分布，奇经对内与脏腑没有直接的属络关系，但与脑、女子胞等联系较为密切。奇经八脉主要作用是加强十二经脉的联系，调节十二经脉气血，协调阴阳，对十二经脉的气血有蓄积和渗灌的调节作用。当十二经脉及脏腑气血旺盛时，可以进行蓄积，当人体需要时，可以渗灌。另外，奇经八脉与肝、肾等脏及女子胞、脑、髓等奇恒之腑关系密切，在生理和病理上也有一定联系。

### （五）经络生理功能和临床应用

**1. 生理功能**

（1）沟通联系作用　经络系统将人体的五脏六腑、五官九窍、皮肉筋骨等沟通联系构成一个有机的整体。

（2）运行气血作用　经络是运行气血的通道，气血通过经络运行全身，为人体活动提供营养，维持人体的正常生理活动。

（3）感应传导作用　经络系统具有感应及传导身体信息的作用，如对经穴刺激引起的反应及传导。

（4）调节平衡作用　人体的脏腑、形体、官窍通过经络系统的调节平衡，使人体生理功能相互协调，维持阴阳平衡的状态。

**2. 临床应用**　经络学说在临床的应用中可以发挥阐释病理变化，指导疾病诊断，指导临床治疗，以及指导预防保健等作用。

## 二、腧穴基本知识

"腧"又作"俞"，转输、输注之意，"穴"意为孔隙、居所，腧穴即经络之气转输、输注所居之处。腧穴是脏腑经络之气血输注于人体表面的特殊部位。脏腑经络之气通过腧穴内连脏腑，外连肌肉、皮肤。脏腑的病变可通过经络反映到体表的腧穴上；通过对腧穴的刺激，也可调节人体的脏腑、经络、气血而达到防病治病的目的。

### （一）腧穴的分类

**1. 十四经穴**　简称经穴，指分布于十二经脉和任、督二脉循行路线上的腧穴，经穴有具体的名称，固定的位置，能反映本经经脉及其所属脏腑的病证，也能反映本经所联系的其他经脉、脏腑病证。

**2. 经外奇穴**　简称奇穴，指有具体的名称和固定的位置，但不归属于十四经脉的穴位。这类腧穴主治范围较单一，对某些病证有特殊的疗效。

**3. 阿是穴**　即"以痛为输"，又称"天应穴"或"不定穴"，是指以压痛点为穴。这类腧穴没有具体的名称和固定的部位，一般在病变部位附近，也有的在距离病变部位较远的位置。

### （二）腧穴的作用

**1. 诊断作用**　腧穴是脏腑经络之气血输注于人体表面的特殊部位，通过经络与五脏六腑、四肢百骸紧密地联系，当人体的内部发生变化时，体表腧穴会有所反应。临床上可通过判断腧穴及其周围部位的反应如压痛、肿胀、结节等病理变化来协助诊断。如胃肠不适者常可在足三里、上巨虚等穴位处找到敏感的压痛点。

**2. 治疗作用**　①近治作用。腧穴都能治疗其所在部位及邻近组织、器官、脏腑、经络的病证，是所有腧穴的共同特点，又称为局部治疗作用。如眼部周围腧穴多能治疗眼疾；耳部周围的穴位多能治疗耳病等。②远治作用。十二正经腧穴，尤其是位于四肢肘膝关节以下的穴位不仅能够治疗其所在局部的病证，还能治疗本经循行所及的远部组织、器官的病证，这种作用称为"循经作用"。如合谷穴不仅能治疗手部及上肢的病证，还能治疗头面部的病变等。③特殊作用。指某些腧穴具备双向良性调整作用或相对特异的治疗作用。如针刺天枢穴在便秘时可以通便，泄泻时又可止泻。针刺水沟穴可以开窍醒神，艾灸至阴穴可矫正胎位等相对特异的治疗作用。

### （三）腧穴的定位方法

**1. 体表解剖标志定位法**　根据人体表面的自然解剖标志来取穴的方法，也称自然标志定位法。

（1）固定标志定位法　根据人体表面的自然解剖标志如五官、爪甲、毛发、乳头、肚脐、骨节的凸起及凹陷等不受人体活动的影响，位置固定不移的体表解剖标志来取穴的方法。如鼻尖取素髎穴，肚脐正中取神阙穴，两眉中间取印堂穴，腓骨头前下方取阳陵泉穴等。

（2）活动标志定位法　利用体表某些不固定的标志如皮肤、肌肉、关节随活动而出现的皱纹、凹陷及空隙等活动体表解剖标志来取穴的方法。如张口取耳门穴，闭口取下关穴，利用屈肘时出现的肘横纹头取曲池穴，上臂外展时肩峰外侧缘呈现的两个凹陷处取肩髃穴、肩髎穴等。

**2. "骨度"折量定位法**　将设定的两骨节之间的长度折量为一定的等份，每1等份为1寸，10等份为1尺，用于腧穴定位的方法（图2-8，表2-7）。

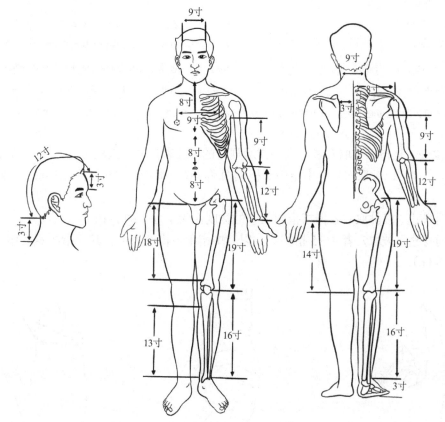

**图 2-8　骨度分寸定位法**

**表 2-7　常用"骨度"折量寸表**

| 部位 | 起止点 | 折量寸 | 度量法 | 说明 |
|---|---|---|---|---|
| | 前发际正中→后发际正中 | 12寸 | 直寸 | 用于确定头部腧穴的纵向距离 |
| | 眉间（印堂）→前发际正中 | 3寸 | 直寸 | 用于确定前发际及其头部腧穴的纵向距离 |
| 头面部 | 第7颈椎棘突下（大椎）→后发际正中 | 3寸 | 直寸 | 用于确定后发际及其头部腧穴的纵向距离 |
| | 两额角发际（头维）之间 | 9寸 | 横寸 | 用于确定头前部腧穴的横向距离 |
| | 耳后两乳突（完骨）之间 | 9寸 | 横寸 | 用于确定头后部腧穴的横向距离 |
| | 胸骨上窝（天突）→剑突尖 | 9寸 | 直寸 | 用于确定胸部任脉穴的纵向距离 |
| | 剑突尖→脐中 | 8寸 | 直寸 | 用于确定上腹部腧穴的纵向距离 |
| 胸腹胁部 | 脐中→耻骨联合上缘（曲骨） | 5寸 | 直寸 | 用于确定下腹部腧穴的纵向距离 |
| | 两肩胛骨喙突内侧缘之间 | 12寸 | 横寸 | 用于确定胸部腧穴的横向距离 |
| | 两乳头之间 | 8寸 | 横寸 | 用于确定胸腹部腧穴的横向距离 |
| 背腰部 | 肩胛骨内侧缘→后正中线 | 3寸 | 横寸 | 用于确定背腰部腧穴的横向距离 |
| | 腋前纹头→肘横纹（平尺骨鹰嘴） | 9寸 | 直寸 | 用于确定上臂前侧及其内侧部腧穴的纵向距离 |
| 上肢部 | 腋后纹头→尺骨鹰嘴（平肘横纹） | 9寸 | 直寸 | 用于确定上臂外侧及其后侧部腧穴的纵向距离 |
| | 肘横纹（平尺骨鹰嘴）→腕掌（背）侧远端横纹 | 12寸 | 直寸 | 用于确定前臂部腧穴的纵向距离 |

续表

| 部位 | 起止点 | 折量寸 | 度量法 | 说明 |
|---|---|---|---|---|
| 下肢部 | 耻骨联合上缘→髌底 | 18寸 | 直寸 | 用于确定大腿前部及其内侧部腧穴的纵向距离 |
| | 髌底→髌尖 | 2寸 | 直寸 | |
| | 髌尖（平膝中）→内踝尖 | 15寸 | 直寸 | 用于确定小腿内侧部腧穴的纵向距离 |
| | （胫骨内侧髁下方阴陵泉→内踝尖为13寸）股骨大转子→腘横纹（平髌尖） | | | |
| | 股骨大转子→腘横纹（平髌尖） | 19寸 | 直寸 | 用于确定大腿部前外侧部腧穴的纵向距离 |
| | 臀沟→腘横纹 | 14寸 | 直寸 | 用于确定大腿后部腧穴的纵向距离 |
| | 腘横纹（平髌尖）→外踝尖 | 16寸 | 直寸 | 用于确定小腿外侧部及其后侧部腧穴的纵向距离 |
| | 内踝尖→足底 | 3寸 | 直寸 | 用于确定足内侧部腧穴的纵向距离 |

注：前后发际线不明者，依据眉间（印堂）→前发际正中→第7颈椎棘突下（大椎）直寸，18寸，确定头部腧穴的纵向距离。

**3. 指寸定位法** 是指以被取穴者本人手指所规定的分寸来量取腧穴的方法。常用的有以下三种。

（1）中指同身寸 以被取穴者的中指中节桡侧两端纹头（拇指、中指屈曲成环形）之间的距离作为1寸（图2-9）。

（2）拇指同身寸 以被取穴者拇指指间关节的宽度作为1寸（图2-10）。

（3）横指同身寸 被取穴者2～5指并拢，以其中指中节横纹为准，其四指的宽度作为3寸，又称"一夫法"（图2-11）。

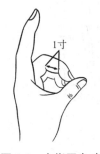 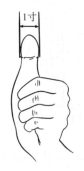 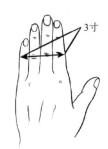

**图2-9** 中指同身寸　　　**图2-10** 拇指同身寸　　　**图2-11** 横指同身寸

**4. 简便取穴法** 临床上长期实践经验得出的一种简便易行的取穴方法。如让被取穴者两虎口交叉，上位手示指尖置于另一手桡骨茎突之上，示指尖端的凹陷处即为列缺穴；人体直立，双手自然下垂，中指指尖处为风市穴等。

### （四）常用腧穴定位与主治功效

**1. 手太阴肺经常用腧穴** 见表2-8。

表2-8　手太阴肺经常用腧穴

| 穴位名称 | 定位 | 主治功效 |
|---|---|---|
| 尺泽 | 在肘前侧，肘横纹上，肱二头肌腱桡侧凹陷中 | 咳嗽，气喘，胸胀满，咽喉肿痛，急性腹痛，吐泻，小儿惊风，肘臂挛痛 |
| 列缺 | 在前臂外侧，腕掌侧远端横纹上1.5寸，拇短伸肌腱与拇长伸肌腱之间，拇长展肌腱沟的凹陷中 | 咳喘，咽喉肿痛，偏正头痛，项强，口眼㖞斜，牙痛 |
| 少商 | 在手指，拇指末节桡侧，指甲侧上方0.1寸 | 咽喉肿痛，咳嗽，鼻衄，发热，昏迷，癫狂 |

**2. 手阳明大肠经常用腧穴** 见表2-9。

表2-9 手阳明大肠经常用腧穴

| 穴位名称 | 定位 | 主治功效 |
| --- | --- | --- |
| 合谷 | 在手背，第1掌骨和第2掌骨之间，约平第2掌骨桡侧的中点 | 头痛，目痛，齿痛，咽喉肿痛，鼻衄，耳聋，痄腮，牙关紧闭，口眼㖞斜，热病，无汗，多汗，腹痛，便秘，经闭，滞产，上肢不遂，疼痛 |
| 曲池 | 在肘外侧，尺泽与肱骨外上髁连线的中点 | 热病，瘾疹，瘰疬，头痛，目痛，齿痛，咽喉肿痛，腹痛，吐泻，月经不调，上肢不遂，手臂肿痛 |
| 迎香 | 在面部，鼻翼外缘中点旁，鼻唇沟中 | 鼻塞，鼻衄，口眼㖞斜，面痒，胆道蛔虫症 |

**3. 足阳明胃经常用腧穴** 见表2-10。

表2-10 足阳明胃经常用腧穴

| 穴位名称 | 定位 | 主治功效 |
| --- | --- | --- |
| 四白 | 在面部，眶下孔处 | 目赤肿痛，眼睑𥆧动，近视，口眼㖞斜，面痛，胆道蛔虫症，头痛，眩晕 |
| 天枢 | 在上腹部，横平脐中，前正中线旁开2寸 | 腹胀，腹痛，便秘，泄泻，痢疾，月经不调，痛经 |
| 足三里 | 在小腿外侧，犊鼻下3寸，犊鼻与解溪的连线上 | 胃痛，消化不良，腹胀，腹痛，泄泻，便秘，咳喘，心悸，气短，头晕，失眠，膝痛，下肢痿痹 |

**4. 足太阴脾经常用腧穴** 见表2-11。

表2-11 足太阴脾经常用腧穴

| 穴位名称 | 定位 | 主治功效 |
| --- | --- | --- |
| 三阴交 | 在小腿内侧，内踝尖上3寸，胫骨内侧缘后际 | 月经不调，崩漏，经闭，带下，不孕，滞产，遗精，阳痿，小便不利，遗尿，腹胀，肠鸣，泄泻，便秘，眩晕，失眠，下肢痿痹，脚气 |
| 阴陵泉 | 小腿内侧，由胫骨内侧髁下缘与胫骨内侧缘形成的凹陷中 | 腹胀，泄泻，黄疸，水肿，小便不利，尿失禁，遗精，带下，膝关节痛 |
| 血海 | 在股前内侧，髌底内侧端上2寸，股内侧肌隆起处。简便取穴法：患者屈膝，医者以左手掌心按于患者右膝髌骨上缘，2～5指向上伸直，拇指呈45°斜置，拇指指尖下是穴 | 月经不调，痛经，崩漏，闭经，风疹，湿疹，丹毒，股内侧痛 |

**5. 手少阴心经常用腧穴** 见表2-12。

表2-12 手少阴心经常用腧穴

| 穴位名称 | 定位 | 主治功效 |
| --- | --- | --- |
| 极泉 | 在腋窝中央，腋动脉搏动处 | 胁痛，心痛，上臂内侧痛 |
| 少海 | 在肘前内侧，横平肘横纹，肱骨内上髁前缘 | 心痛，痫证，腋胁痛，肘臂挛痛，麻木，手颤，瘰疬 |
| 神门 | 在腕前内侧，腕掌侧远端横纹尺侧端，尺侧腕屈肌腱的桡侧缘 | 月经不调，经闭，崩漏，痛经，瘾疹，湿疹，丹毒 |

**6. 手太阳小肠经常用腧穴** 见表2-13。

表2-13 手太阳小肠经常用腧穴

| 穴位名称 | 定位 | 主治功效 |
| --- | --- | --- |
| 少泽 | 在手指，小指末节尺侧，指甲根角侧上方0.1寸 | 头痛，咽喉肿痛，乳痈，乳汁少，热病，昏迷 |
| 后溪 | 在手背，第5掌指关节尺侧近端赤白肉际凹陷中 | 头项强痛，急性腰扭伤，目赤，耳聋，咽喉肿痛，盗汗，疟疾，热病，癫狂，痫证 |
| 听宫 | 在面部，耳屏正中与下颌骨髁突之间的凹陷中 | 耳鸣，耳聋，聤耳，齿痛，癫狂，痫证 |

**7. 足太阳膀胱经常用腧穴** 见表 2-14。

表 2-14 足太阳膀胱经常用腧穴

| 穴位名称 | 定位 | 主治功效 |
| --- | --- | --- |
| 睛明 | 在面部，目内眦内上方眶内侧壁凹陷中 | 目赤肿痛，迎风流泪，夜盲，色盲，近视，目眩，急性腰痛 |
| 攒竹 | 在面部，眉头凹陷中，额切迹处 | 头痛，眉棱骨痛，眼睑瞤动，目赤肿痛，口㖞，面痛，腰痛 |
| 肺俞 | 在背部，第 3 胸椎棘突下，后正中线旁开 1.5 寸 | 咳喘，咯血，潮热，盗汗，瘾疹，皮肤瘙痒 |
| 心俞 | 在背部，第 5 胸椎棘突下，后正中线旁开 1.5 寸 | 失眠，健忘，梦遗，心悸，心痛，心烦，咳嗽，吐血，盗汗，癫狂，痫证 |
| 肝俞 | 在背部，第 9 胸椎棘突下，后正中线旁开 1.5 寸 | 胁痛，黄疸，目赤，夜盲，眩晕，癫狂，痫证，吐血，衄血 |
| 脾俞 | 在背部，第 11 胸椎棘突下，后正中线旁开 1.5 寸 | 腹胀，纳呆，呕吐，泄泻，痢疾，便血，水肿，黄疸，背痛 |
| 肾俞 | 在背部，第 2 腰椎棘突下，后正中线旁开 1.5 寸 | 水肿，小便不利，遗尿，月经不调，带下，遗精，阳痿，耳鸣，耳聋，气喘，腰痛 |
| 委中 | 在膝后侧，腘横纹中点 | 腰痛，下肢痿痹，遗尿，小便不利，腹痛，吐泻，瘾疹，丹毒，皮肤瘙痒 |
| 至阴 | 在足趾，小趾末节外侧，趾甲根角侧后方 0.1 寸 | 头痛，目痛，鼻塞，鼻衄，胎位不正，难产 |

**8. 足少阴肾经常用腧穴** 见表 2-15。

表 2-15 足少阴肾经常用腧穴

| 穴位名称 | 定位 | 主治功效 |
| --- | --- | --- |
| 涌泉 | 在足底，屈足卷趾时足心最凹陷中 | 眩晕，头顶痛，失眠，癫狂，昏厥，小儿惊风，小便不利，便秘，舌干，失音，咽喉肿痛，足心热 |
| 太溪 | 在踝后内侧，内踝尖与跟腱之间的凹陷中 | 遗精，阳痿，月经不调，小便频数，腰痛，泄泻，消渴，头痛，眩晕，耳鸣，耳聋，齿痛，咽喉肿痛，失眠，健忘，咳喘，咯血 |

**9. 手厥阴心包经常用腧穴** 见表 2-16。

表 2-16 手厥阴心包经常用腧穴

| 穴位名称 | 定位 | 主治功效 |
| --- | --- | --- |
| 内关 | 在前臂前侧，腕掌侧远端横纹上 2 寸，掌长肌腱与桡侧腕屈肌腱之间 | 胸闷，心悸，心痛，呕吐，呃逆，胃痛，头痛，眩晕，失眠，癫痫，肘臂挛痛 |
| 劳宫 | 在手掌，横平第 3 掌指关节近端，第 2、3 掌骨之间偏于第 3 掌骨 | 中风昏迷，中暑，心痛，癫狂，痫证，口疮，口臭 |
| 中冲 | 在手指，中指末端最高点 | 昏迷，热病，心痛，中暑，舌强不语，小儿惊风，小儿夜啼 |

**10. 手少阳三焦经常用腧穴** 见表 2-17。

表 2-17 手少阳三焦经常用腧穴

| 穴位名称 | 定位 | 主治功效 |
| --- | --- | --- |
| 中渚 | 在手背，第 4、5 掌骨间，第 4 掌指关节近端凹陷中 | 头痛，目赤，耳鸣，耳聋，咽喉肿痛，热病，手指不能屈伸 |
| 外关 | 在前臂后侧，腕背侧远端横纹上 2 寸，尺骨与桡骨间隙中点 | 头痛，目赤，耳鸣，耳聋，热病，胸胁疼痛，上肢痿痹 |
| 翳风 | 在颈部，耳垂后方，乳突下端前方凹陷中 | 口眼㖞斜，齿痛，耳鸣，耳聋，颊肿，呃逆，瘰疬 |

**11. 足少阳胆经常用腧穴**　见表 2-18。

**表 2-18　足少阳胆经常用腧穴**

| 穴位名称 | 定位 | 主治功效 |
| --- | --- | --- |
| 风池 | 在项部, 枕骨之下, 胸锁乳突肌上端与斜方肌上端之间的凹陷中 | 头痛, 目赤肿痛, 目不明, 耳鸣, 耳聋, 鼻塞, 鼻衄, 鼻渊, 咽喉肿痛, 眩晕, 中风, 失眠, 健忘, 热病, 感冒 |
| 肩井 | 在颈后部, 第 7 颈椎棘突与肩峰最外侧点连线的中点 | 颈项, 肩背疼痛, 上肢不遂, 乳痈, 乳少, 难产, 瘰疬 |
| 环跳 | 在臀部, 股骨大转子最凸点与骶管裂孔连线的外 1/3 与内 2/3 交点处 | 腿痛, 下肢痿痹, 半身不遂 |

**12. 足厥阴肝经常用腧穴**　见表 2-19。

**表 2-19　足厥阴肝经常用腧穴**

| 穴位名称 | 定位 | 主治功效 |
| --- | --- | --- |
| 太冲 | 在足背, 第 1、2 跖骨间, 跖骨底结合部前方凹陷中, 或触及动脉搏动 | 眩晕, 头痛, 耳鸣, 耳聋, 目赤肿痛, 青盲, 咽喉痛, 口㖞, 中风, 癫痫, 小儿惊风, 痛经, 月经不调, 经闭, 崩漏, 带下, 遗尿, 癃闭, 黄疸, 胁痛, 胃脘痛, 呃逆, 泄泻, 下肢痿痹, 足跗肿痛 |
| 期门 | 在前胸部, 第 6 肋间隙, 前正中线旁开 4 寸 | 胸胁胀痛, 腹胀, 呕吐, 乳痈 |

> 🔖 **链　接　四总穴歌**
>
> 　　古人对复杂烦琐的穴位进行了归纳总结, 将其编撰成简单、易懂、便于记忆的歌赋, 对针灸的学习极有帮助。四总穴歌内容如下: 肚腹三里留, 腰背委中求, 头项寻列缺, 面口合谷收。足三里属足阳明胃经, 可治疗肚腹部的疾患, 尤其是肚腹部的脾、胃、肠道等消化系统的疾患。委中可治疗腰背部疾病, 如急慢性腰扭伤, 腰背疼痛。列缺, 属手太阴肺经, 可治疗头部、颈项部疾患, 如头项强痛、偏头痛、下牙痛、咽肿、口眼㖞斜、口噤不开等疾病。合谷, 属手阳明大肠经, 可治疗一切头面病, 如眼、耳、鼻、口腔、咽喉等病。

**13. 任脉常用腧穴**　见表 2-20。

**表 2-20　任脉常用腧穴**

| 穴位名称 | 定位 | 主治功效 |
| --- | --- | --- |
| 神阙 | 在上腹部, 脐中央 | 虚脱, 水肿, 腹痛, 久泄, 痢疾, 脱肛 |
| 中脘 | 在上腹部, 脐中上 4 寸, 前正中线上 | 呕吐, 吞酸, 呃逆, 胃脘痛, 腹胀, 泄泻, 咳喘痰多, 癫痫, 黄疸, 失眠, 心悸, 怔忡 |
| 膻中 | 在胸部, 横平第 4 肋间隙, 前正中线上 | 心悸, 胸痛, 胸闷, 咳喘, 气短, 乳痈, 乳少, 呕吐, 呃逆 |

**14. 督脉常用腧穴**　见表 2-21。

**表 2-21　督脉常用腧穴**

| 穴位名称 | 定位 | 主治功效 |
| --- | --- | --- |
| 长强 | 在会阴部, 尾骨下方, 尾骨端与肛门连线的中点处 | 泄泻, 便血, 便秘, 痔疾, 脱肛, 癫狂, 痫证 |
| 命门 | 在腰部, 第 2 腰椎棘突下凹陷中, 后正中线上 | 尿频, 遗尿, 阳痿, 早泄, 遗精, 月经不调, 赤白带下, 泄泻, 腰痛, 下肢痿痹 |
| 大椎 | 在颈后部, 第 7 颈椎棘突下凹陷中, 后正中线上 | 热病, 骨蒸潮热, 疟疾, 感冒, 咳喘, 癫痫, 小儿惊风, 风疹, 痤疮, 脊强, 头项痛 |
| 百会 | 在头部, 前发际正中直上 5 寸 | 眩晕, 头痛, 癫狂, 痫证, 中风, 失眠, 健忘, 久泄, 脱肛, 阴挺 |
| 水沟 | 在面部, 人中沟的上 1/3 与中 1/3 交点处 | 昏迷, 晕厥, 中风, 抽搐, 癫狂, 痫证, 鼻塞, 鼻衄, 口㖞, 牙关紧闭, 齿痛, 唇肿, 闪挫腰痛, 脊背强痛, 黄疸, 消渴 |

**15. 常用经外奇穴** 见表 2-22。

表 2-22 常用经外奇穴

| 穴位名称 | 定位 | 主治功效 |
| --- | --- | --- |
| 四神聪 | 在头部，百会前后左右各旁开 1 寸，共 4 穴 | 眩晕，头痛，失眠，健忘，癫痫 |
| 太阳 | 在头部，眉梢与目外眦之间，向后约一横指（中指）的凹陷中 | 头痛，目疾，面痛，齿痛 |
| 夹脊 | 在脊柱区，第 1 胸椎至第 5 腰椎棘突下两侧，后正中线旁开 0.5 寸，一侧 17 穴，左右共 34 穴 | 胸 1～胸 5 夹脊穴可治疗肺、心、胸部及上肢疾患，胸 6～胸 12 夹脊穴可治疗脾、胃、肝、胆疾病，腰 1～腰 5 夹脊穴可治疗腰骶、盆腔及下肢病变 |
| 四缝 | 在手指，第 2～5 指掌面的近端指间关节横纹的中央，一手 4 穴 | 小儿疳积，百日咳 |
| 十宣 | 在手指，十指尖端，距指甲游离缘 0.1 寸（指寸），左右共 10 穴 | 高热，中暑，昏迷，晕厥，癫痫，咽喉肿痛，指端麻木 |

**医者仁心**

### 一生用心在针灸的"鬼手神针"

石学敏，男，1938 年 6 月生，天津中医药大学第一附属医院主任医师。他被誉为"鬼手神针""针灸外交家"，创立"醒脑开窍"针刺法、"石氏中风单元疗法"。多年来，他致力于研究治疗中风病、认知障碍、吞咽障碍等神经、精神、骨伤等多系统疾病，先后赴 100 余个国家及地区讲学、诊疗，为中医针灸走向世界作出了重要贡献。即使 83 岁高龄，他仍然坚持查房、问诊、讲学……日程排得满满的。2014 年，石学敏被授予"国医大师"称号。他在发表感言时深情地说："我将以老骥伏枥之志，将国之精粹发扬光大；将医之精华传达于世界；将传道授业作为毕生之追求。我愿意继续为祖国的中医之发展，人才之培养发挥自己的余热。力虽绵薄，志却甚坚。"

## 自测题

### A1 型题

1. 下列可用阴阳转化来解释的是（  ）
   A. 阴虚阳盛　　B. 阳虚阴盛
   C. 阳盛则热　　D. 阴盛则寒
   E. 热极生寒

2. 根据四时的阴阳消长变化，从冬至到立春为（  ）
   A. 阴消阳长　　B. 重阴必阳
   C. 阳消阴长　　D. 重阳必阴
   E. 阴阳皆长

3. 根据阴阳属性的可分性，一日之中属于阳中之阴的是（  ）
   A. 上午　　B. 下午
   C. 前半夜　　D. 后半夜
   E. 中午

4. 下列关于阴阳的概念中最准确的说法是（  ）
   A. 阴和阳是中国古代的两点论
   B. 阴和阳即矛盾
   C. 阴和阳代表相互对立的事物
   D. 阴和阳代表既相互关联又相互对立的事物属性
   E. 阴和阳代表相互关联的事物

5. 中医五行学说中的"五"是指（  ）
   A. 生、长、化、收、藏　　B. 青、赤、黄、白、黑
   C. 木、火、土、金、水　　D. 心、肝、脾、肺、肾
   E. 阴、阳、精、气、血

6. 自然界中"五色"是指（  ）
   A. 青、赤、紫、白、黑　　B. 青、赤、黄、白、黑
   C. 赤、橙、黄、绿、蓝　　D. 蓝、绿、紫、橙、黑
   E. 红、黄、蓝、白、黑

7. 中医饮食上的五味指的是（  ）
   A. 酸、苦、甘、辛、咸　　B. 酸、苦、甘、甜、涩
   C. 酸、苦、麻、辣、涩　　D. 甜、辣、苦、涩、咸
   E. 甜、辣、苦、酸、咸

8. 关于藏象的基本概念，下列说法正确的是（  ）
   A. 脏腑的生理和病理
   B. 内脏的解剖形象
   C. 以六腑为中心的整体观

D. 藏于体内的内脏及其表现于外的生理病理现象

E. 藏于体内的内脏

9. "后天之本" 是指（　　　）

A. 心　　　　　　　　　B. 肺

C. 脾　　　　　　　　　D. 肝

E. 肾

10. 大出血时往往导致气脱，其生理学基础是（　　　）

A. 气能生血　　　　　　B. 气能行血

C. 气能摄血　　　　　　D. 血能载气

E. 血能养气

11. 手太阴肺经分布在上肢的（　　　）

A. 前侧　　　　　　　　B. 外侧

C. 内侧前缘　　　　　　D. 外侧前缘

E. 内侧中间

12. 经络系统中，与脏腑有直接络属关系的是（　　　）

A. 奇经八脉　　　　　　B. 十二经脉

C. 十五别络　　　　　　D. 十二经筋

E. 十二经别

（于　梅　温跃红）

# 第**3**章

# 中医诊断及辨证防治知识

📝 **学习目标**

1. 素质目标　通过学习中医学的诊断和辨证知识，树立正确的疾病因果观念。

2. 知识目标　掌握中医辨证的基本知识；熟悉中医诊断和辨证护理的技能；了解中医其他辨证方法。

3. 能力目标　能运用中医四诊合参和辨证方法开展临床常见病证护理。

中医强调疾病诊断与治疗的整体观念，注重辨证施治（施护）。中医诊断以独特的望、闻、问、切四诊方法为基础，通过综合分析患者的病史、体征和脉象等方面的信息，进行辨证分析，从而为疾病的治疗护理提供依据。

## 第 1 节　病 因 病 机

### 一、病　　因

人体是一个有机整体，同时人体与自然环境也有着密切的联系。人体内环境以及人体与外界环境之间，维持着对立又统一的相对动态平衡，从而保持人体正常的生命活动。当这种动态平衡遭到破坏，又不能立即自行调节恢复时，人体就会发生疾病。凡是能破坏机体相对平衡状态而引发疾病的任何因素，均称为病因。临床上把病因分为：外感病因、内伤病因、病理产物病因及其他病因等四大类。

#### （一）外感病因

外感病因是指来源于自然界，多从肌表、口鼻侵入人体，导致疾病发生的外感性致病因素，主要包括六淫和疠气。

**1. 六淫**　即风、寒、暑、湿、燥、火六种外感病邪的总称。正常的情况下，风、寒、暑、湿、燥、火是自然界六种气候变化，称为"六气"。当气候变化异常，即六气发生太过或不及，或非其时而有其气，以及气候变化过于急骤；或人体的正气不足，对气候变化的适应能力和抵御病邪侵袭的能力下降，六气即转化为六淫导致疾病的发生。

**考点：六淫的概念**

六淫致病的共同特点：①外感性。六淫邪气多从肌表或口鼻入侵人体。②季节性。六淫致病与季节气候密切相关。如春季多风病，夏季多暑病，长夏多湿病，秋季多燥病，冬季多寒病等。③地域性。六淫致病与居住环境密切相关。如北方多见寒证、燥证；南方多见热证、湿证。高温环境作业常有燥热或火邪为病。④相兼性。六淫既可单独侵袭人体，又可以相兼侵犯人体而致病，如风寒感冒等。⑤转化性。在一定的条件下，六淫致病的病性可发生转化。如感受风寒不及时治疗，风寒郁久化热，由表寒证转化为里热证。

六淫的性质及各自的致病特点如下。

（1）风邪　风为春季主气，但四季都有。

风性主动：风邪侵犯人体可使机体出现动摇不定的症状。凡临床见眩晕、口噤、项强、四肢抽搐、角弓反张等症状均与风邪有关。

风性善行而数变：风性善行，是指风邪致病其病位常无定处，游走不定。如风寒湿三气杂至而引起的痹证，若见关节疼痛无定处，呈游走性，则为风邪偏盛的表现，称为行痹或风痹。风性数变，是指风邪致病具有发病急、变化快的特点。如风疹有皮肤瘙痒，发无定处，此起彼伏的特点。

风为阳邪，其性开泄，易袭阳位：风具有升散开泄、向上向外的特点。风邪使腠理开泄，表现汗出、恶风等症状。风邪侵袭，常伤及人体上部、外部，引起头痛、项背痛等。

风为百病之长：风邪常是其他病邪的先导。寒、湿、燥、热等邪气常依附于风邪入侵人体。

（2）寒邪　寒为冬季主气，亦见于其他季节。

寒为阴邪，易伤阳气：寒具有寒凉性，侵袭人体可见恶寒、脘腹冷痛等。

寒性凝滞，主痛：人体之气血津液全依赖阳气的温煦和推动作用才能流动不息。寒邪入侵人体，损伤阳气，使气血凝滞，经络阻滞不通，不通则痛，从而出现各种寒性疼痛。

寒性收引：寒邪侵犯机体时可使腠理闭塞，血脉收缩，筋脉拘挛。如寒邪侵犯关节，出现关节屈伸不利，疼痛等。

（3）暑邪　暑为夏季的主气，乃火热之气所化，具有明显的季节性。主要发生在夏至以后，立秋之前。

暑为阳邪，其性炎热：暑邪伤人，多出现壮热、烦渴、面赤、大汗、脉洪大等。

暑性升散，伤津耗气：暑邪致人体腠理大开、津液外泄，气随津泄，出现气短乏力，口渴喜冷饮等，甚至突然昏倒、不省人事等"中暑"症状。

暑多夹湿：暑邪常兼夹湿邪一起侵犯人体。可见四肢困倦，头重如裹，纳呆，便溏等。

（4）湿邪　湿为长夏之主气，涉水淋雨、居处潮湿或水中作业等也易受湿邪。

湿为阴邪，易阻遏气机，损伤阳气：湿性重浊而类水，水属阴，故湿为阴邪。湿邪侵犯人体，黏滞于脏腑经络，影响气机升降，导致头晕、纳呆、便溏等症。

湿性重浊："重"即沉重或重着之意，指湿邪致病的临床症状有沉重感。"浊"即秽浊垢腻之意，指湿邪为患易出现排泄物和分泌物秽浊不清等情况。机体感受湿邪，多见头重如裹，面垢，身重，四肢困倦，便溏，小便不爽等。

湿性黏滞："黏"即黏腻，"滞"即停滞。所谓黏滞是指湿邪致病具有黏腻停滞的特点。主要表现在两方面：一是症状的黏滞性，即湿病症状多黏滞而不爽，如大便黏腻不爽，小便滞涩不畅，以及分泌物黏浊和舌苔黏腻等；二是病程的缠绵性，因湿性黏滞，蕴蒸不化，胶着难解，故起病缓慢隐匿，传变较慢，病程较长，往往反复发作或缠绵难愈，如湿温、湿疹、湿痹等病证。

湿性趋下，易袭阴位：湿性像水，具有趋下的特性。湿邪致病，病位以腰以下为多见。如下肢水肿、阴囊湿疹等。

（5）燥邪　燥为秋季主气，燥邪有温燥、凉燥之分。

燥性干涩，易伤津液：燥邪最易耗伤津液，出现如口鼻干燥，咽干口渴，皮肤干涩、皲裂，毛发干枯，小便短少，大便干结等。

燥易伤肺：燥邪伤人多由口鼻入，最易伤肺，多见干咳少痰，或痰黏难咯，痰中带血，咽干鼻燥等症。

（6）火（热）邪　火为夏季主气。火邪又称"温邪""热邪"，三者性质相同但程度不同，温者热之微，热为火之渐，火为热之极。

火（热）为阳邪，其性炎上：火（热）伤人多在上部，如目赤肿痛，咽痛，口舌生疮等；还可扰乱神明，出现神昏、心烦、失眠等。

火（热）易耗气伤津：火（热）之邪侵犯人体，最易迫津外泄，消灼津液，导致津液耗伤。故火邪为病，除有热象外，常伴有口渴喜冷饮，口干咽燥，小便短赤，大便干结等症。津液外泄，气亦随之而耗，气津两伤，还可见少气懒言、肢体乏力等症状。

火（热）易扰乱心神：心主血脉、藏神，火（热）邪气入于营血，易影响心神。出现烦躁、失眠、神昏等。

火（热）易生风动血：火（热）之邪伤人，往往燔灼肝经，劫耗阴液，使筋脉失养，肝风内动，此称为"热极生风"，可见四肢抽搐，目睛上视，角弓反张或颈项强直等。火（热）之邪侵入血分，可使血流加速，甚则灼伤脉络，迫血妄行，而致出现各种出血现象，如吐血、便血、尿血及妇女月经过多、崩漏等。

火（热）易致肿疡：火（热）盛肉腐，皮肤易发痈肿疮疡。

**考点：六淫的性质及各自的致病特点**

**2. 疠气** 是一类具有强烈传染性、流行性、致病性的外邪，又称为"疫疠""疫毒"等。疠气多由口鼻入侵致病，也可由饮食、蚊虫叮咬、虫兽咬伤、皮肤接触等途径传染发病。

（1）疠气的致病特点 ①发病急骤，病情危笃。一般而言，疠气发病急骤，病情凶险，发展变化快。如大头瘟、白喉、疫痢、霍乱、小儿疫毒痢等，均发病急骤、来势凶猛、病情危笃。②一气一病，症状相似。疠气所致疾病种类很多，一种疠气仅导致一种疫病的发生，且临床症状基本相似。此外，疠气有特异的亲和力，某种疠气会专门侵犯某脏腑经络或某一部位发病。如大头瘟，无论男女患者，一般都表现为耳下腮部肿大。③传染性强，易于流行。疠气主要是通过空气、饮食、接触等途径在人群中传播，因此具有很强烈的传染性。

（2）疠气发生与流行因素 ①气候因素。自然界气候急骤或持久的反常变化，如久旱、酷热、水涝、瘴气等均可助长疠气滋生传播而导致疫疠的流行。②环境和饮食因素。环境恶劣、污染等致疫毒的滋生。③防御措施不当。疠气传染性强，预防隔离是防止疫疠发生、流行蔓延的有效措施，防御措施不当会招致疫疠的发生和流行。④社会因素。社会动荡、战乱、贫穷落后等，造成抗御自然灾害能力低下，导致疫疠暴发流行。

### （二）内伤病因

内伤病因，简称内因，是指一类来自人体内部的致病因素，病因由内而生，与外感病因相对而言，包括七情内伤、饮食失宜、劳逸失度等。

**1. 七情内伤** 七情即喜、怒、忧、思、悲、恐、惊七种正常的情志变化，是人体对客观事物的不同反应，一般不会致病。只有突然、强烈或长期持久的情志刺激，超过人体自身的调适范围，使人体气机紊乱，气血失调，脏腑功能失常，才会导致疾病的发生。是引起内伤疾病的主要致病因素之一，故称"七情内伤"。

七情的致病特点：①直接伤及内脏。七情过激可直接影响脏腑的生理功能，如"怒伤肝""喜伤心""思伤脾""悲伤肺""恐伤肾"等。②影响脏腑气机。七情异常会使脏腑气机紊乱，升降出入失常。③影响病情趋势变化。乐观豁达，积极同疾病作斗争，可使五脏安和，气机调畅，病情往往可减轻，甚至可因精神刺激的解除而使疾病愈合。反之，情志异常波动，可使病情加重，或迅速恶化。

**考点：七情内伤的致病特点**

**2. 饮食失宜** 可损伤脾胃，可变生他邪产生疾病。

（1）饮食不节 包括饥饱失常、饮食规律失常。食量无节制，过饥过饱，进食的时间不规律，势必损伤胃肠，还会变生他病。大病初愈，滋补过早、过度，可致疾病复发。

（2）饮食不洁 进食不洁净的食物，可引起多种肠胃疾病，出现腹痛、恶心呕吐、腹泻等症，或患寄生虫病；还可引发某些烈性传染病，甚则死亡。

（3）饮食偏嗜 长期饮食偏嗜，可导致人体脏腑、气血、阴阳失调，引发疾病。

**3. 劳逸失度** 劳逸结合，有助于保持人体健康，长期过劳、过逸可损伤脏腑气血，导致疾病发生。

（1）过度劳累 包括劳力过度、劳神过度和房劳过度三个方面。劳力过度，伤精耗气，导致脏腑功能减退，损伤形体，积劳成疾。劳神过度，用脑太过，耗伤心脾气血，导致心悸、健忘、纳少等。房劳过度，则肾精耗伤，可出现腰膝酸软、精神萎靡、遗精、早泄、月经不调等。

（2）过度安逸 包括体力过逸和脑力过逸。体力过逸，气血运行不畅，脾胃功能减弱，可见纳少、神疲乏力、肢体软弱、肥胖，动则心悸、气喘、汗出等。脑力过逸，用脑过少，精气神衰弱，表现为失眠、健忘、迟钝、表情淡漠等。

### （三）病理产物病因

在疾病过程中，由于脏腑功能失调，气、血、津液代谢失常，机体内会产生病理产物滞留体内，成为新的致病因素，引起各种新的病理变化。常见的有痰饮、瘀血等。

**1. 痰饮** 是人体水液代谢障碍所形成的病理产物。质地稠浊的为痰，质地清稀的为饮。咳咯而出，可见的痰液称有形之痰；无形之痰则是指停滞于脏腑、经络等组织中，不见其形、可见其症的未被排出的痰液。痰随气之升降，流行全身，无处不到，从而形成各种复杂的病理变化，而饮则常聚于胃肠、胸胁。

痰饮的致病特点：①阻滞经脉气血运行。痰饮流窜全身，可使经脉阻滞、气血运行不畅。如痰阻经络，出现肢体麻木，屈伸不利，甚至半身不遂等。②阻滞气机升降出入。痰饮阻遏气机，使脏腑气机升降失常。如痰饮停肺，使肺失宣肃。③易乱神明。痰浊随气上逆，最易蒙蔽清窍，扰乱心神，出现神昏谵语等。④致病广泛、变化多端。痰饮形成后，随气流行，全身无处不到。在机体内停滞的部位不同，其临床表现各有不同。故有"百病皆由痰作祟"之说。⑤病势缠绵、病程较长。痰饮具有水湿重浊黏腻的特性。因此，痰饮为病缠绵难愈，病程较长。

**2. 瘀血** 包括凝滞体内的离经之血，以及因血运不畅，阻滞于经脉或脏腑内的血液。瘀血形成多见于血液本身改变，如血热、血寒等。同时，气虚、气滞无法正常推动血液运行，也可导致瘀血。此外，跌打损伤出血也是致使瘀血产生的常见因素之一。瘀血形成之后，不仅失去了正常血液的濡养作用，还会影响全身或局部血液的运行，产生多种病症。

瘀血致病有以下临床表现特点：①刺痛。瘀血阻滞气机，不通则痛，所致疼痛一般多为刺痛，痛处固定不移，拒按。②肿块。瘀血造成血液运行不畅，形成肿块固定不移，在体表色青紫或青黄，在体内为癥积，较硬或有压痛，短期难消。③出血。血色紫暗或夹有瘀血块。④全身症状表现。久瘀不散，阻碍气血运行，影响新血生成，可见面色黧黑，唇甲青紫，肌肤甲错，或皮下紫斑、蜘蛛痣，以及腹壁青筋暴露等。舌质紫暗，或有瘀点、瘀斑，脉细涩或结代。⑤病位固定，病证繁多。如瘀阻于心，可见心悸，胸闷心痛；瘀阻胞宫，可见少腹疼痛，痛经，闭经，经色紫暗成凝血块等。

**考点：瘀血的概念及致病的共同临床表现**

### （四）其他病因

**1. 外伤** 是指因外力或其他外在因素引起人体的损伤，包括枪弹伤、金刃棍棒伤、跌打损伤、烧烫伤、冻伤、虫兽抓咬伤等。轻者皮肉损伤，重者可损伤筋骨、内脏，甚至死亡。

**2. 寄生虫** 寄留于人体内，不仅消耗气、血、津液，而且会损伤内脏。感染途径及虫体寄生的部位不同，临床表现各异。

**3. 药邪** 指因药物加工或使用不当而引起疾病的一类致病因素。药物加工不当，或使用不当（包括用药过量、配伍不当、用法不当等），以及患者不遵医嘱乱服药物或自行滥用补药等，常可导致中毒、过敏，或病情加重、变生他病。

**4. 胎传** 指出生前由父母体质或遗传而形成的致病因素，包括胎儿孕育期和分娩时所形成的致病因素。

医者仁心

**"人民英雄"张伯礼**

张伯礼教授作为中医药领域的专家，新冠疫情一发生时，就乘坐飞机紧急奔赴武汉一线，加入中医医疗队。"国有危难时，医生即战士，宁负自己，不负人民！"曾经 2003 年时的誓言，到了 2020 年依然践行！抗疫期间，张伯礼教授因为过度劳累引发胆囊炎，甚至不得不进行胆囊切除手术，而在手术后的第三天，他再次投入到工作中。这是一位将自己的"胆"留在武汉的"逆行者"！张伯礼教授的辛勤付出，也取得不俗的成效：入住中医方舱医院的患者，无一人转重症！自抗疫人民战争打响，这位中医大家挺身最前线，老当益壮、当仁不让，以"中药漫灌"的理念，科学救治新冠肺炎患者，诠释阻击疫情关键时刻一个中医药科学家和白衣天使救死扶伤的仁心大爱，不愧是"新时代最可爱的人"。

# 二、病　机

病机，是指疾病发生、发展与转归的机理。尽管疾病的种类繁多，但基本病机主要包括邪正盛衰、阴阳失调、气血津液失常等。

## （一）邪正盛衰

正指"正气"，是构成人体和维持人体生理功能的精微物质，具有推动人体生长发育、维持人体正常的机能活动、抵抗外邪和修复机体的作用；邪即"邪气"，泛指各种致病因素。

**1. 邪正盛衰与发病**　邪正盛衰指在疾病过程中正气与邪气之间相互斗争所发生的盛衰变化。正气是决定发病的内在因素，邪气是疾病发生的重要条件。正邪斗争的胜负决定发病与否。邪气侵袭，若人体正气强盛，胜于邪气，正胜邪负，则病邪难以侵入，或侵入后被及时祛除，机体不发病；反之，邪胜正负，病邪入侵，致使脏腑、经络功能失常，则可导致疾病的发生。

*考点：邪正盛衰与发病的关系*

**2. 邪正盛衰与疾病转归**　邪正盛衰对于疾病的发展趋势及其转归起着决定性作用。正胜邪退，疾病向好转和痊愈方面转归；正邪相持，疾病缠绵迁延；邪盛正衰，病情加重，向恶化甚至死亡方面转归。正虚邪恋，疾病处于缠绵难愈的状态，由急性转为慢性，或留下某些后遗症，或慢性病持久不愈。邪去正虚，机体处于各项功能有待恢复的状态，多见于重病的恢复期。

**3. 邪正盛衰与疾病虚实**　实主要指邪气亢盛，而机体的正气也未衰，能积极与邪相搏，正邪斗争剧烈，反应明显，表现出剧烈的、有余的证候，称为"实证"。虚主要指正气不足，抗病能力低下，与邪气难以相争，表现出衰退的、不足的证候，称为"虚证"。

## （二）阴阳失调

阴阳失调，是指机体因各种致病因素的影响，机体的阴阳消长失去相对的平衡，形成阴阳的偏盛、偏衰、互损、格拒、亡失等一系列病理变化。

**1. 阴阳偏盛**　指人体阴阳双方中某一方出现的病理性亢盛状态，属于邪气盛的实证。

（1）阳偏盛　机体以阳邪偏盛为主，属实热证。多是感受温热阳邪，或情志内伤，五志过极而化火，或因气滞、血瘀、痰浊、食积等郁久化热所致。阳邪偏盛，功能亢奋，临床表现多以热、动、燥为特点，因此"阳胜则热"。可见壮热、汗出、烦躁、面红、目赤、舌红、脉数等热象。在出现热象的同时，还会有口渴、小便短赤、大便秘结等阴液损伤不足的症状，即"阳胜则阴病"。

（2）阴偏盛　机体以阴邪偏盛为主，属于实寒证。多由感受寒湿，或过食生冷、寒湿中阻等，阳不制阴而导致。阴邪偏盛，临床表现多以寒、静、湿为其特点，因此"阴胜则寒"。机体阴偏盛，则出现寒象，可见面色苍白、形寒肢冷、脘腹冷痛、小便清长、大便溏泄，舌淡脉迟等症。阴寒内盛损伤机体阳气，出现畏寒喜暖、四肢不温、面色白，舌淡胖，脉沉迟无力等症状，即"阴胜则阳病"。

**2. 阴阳偏衰**　指人体阴阳双方中的一方虚衰不足的病理状态。属于精气夺则虚的虚证。

（1）阳偏衰　即阳虚，指机体以阳气虚损为主。多是由于先天禀赋不足，或后天饮食失养和劳倦内伤，或久病损伤阳气所致。机体阳气虚衰不足、不能制约阴气，温煦功能减弱。"阳虚则阴盛""阳虚则寒"（虚寒），临床表现多见面色白、畏寒肢冷、小便清长、下利清谷，舌淡、脉迟等寒象，并且还见神疲乏力、喜静蜷卧、脉沉无力等。阳偏衰表现的寒是以虚为主的虚寒，而阴偏盛的寒是实寒。

（2）阴偏衰　即阴虚，指机体以阴精不足为主，精、血、津液等物质亏耗，阴不制阳，导致阳相对亢盛，功能虚假亢奋。多由于阳邪伤阴，或因五志过极、化火伤阴，或因久病耗伤阴液所致。"阴虚则阳亢""阴虚则热"（虚热），可见虚烦躁扰、骨蒸潮热、两颧潮红、五心烦热等（虚）热象，又可见形体消瘦、盗汗、咽干口燥，舌红少苔，脉细数无力等。阴偏衰表现的热是以虚为主的虚热，而阳偏盛的热是实热。

*考点：阴阳失调的寒热表现*

**3. 阴阳互损**　指在阴或阳任何一方虚损的前提下，随着病变发展，都会影响到相对的一方，即"阳损及阴"，或"阴损及阳"，最终都会发展成为阴阳两虚的病理状态。

**4. 阴阳格拒**　指在阴或阳偏盛的基础上，阴阳双方互相对立排斥，偏盛的一方居于内，将偏衰的一方格于外，出现真寒假热证或真热假寒证。真寒假热证中阴寒盛于内是本质，因阳热被拒于外，反而表现出热的假象。而真热假寒证恰好相反，表现出寒的假象。

**5. 阴阳亡失**　指人体阴气或阳气突然大量亡失导致生命危急的状态。亡阳是因阳气突然大量脱失导致机体极端虚弱，表现出大汗淋漓、面色苍白、四肢逆冷、精神萎靡，呼吸微弱，舌淡苔润、脉微欲绝等。亡阴则是由于阴气突然大量丢失，导致机体极端虚弱，表现为汗出黏如油珠、颧红、潮热、四肢温热，烦躁不安，气息粗重、舌干红，脉数疾等。二者都可迅速导致阴阳离决，生命终止。

### （三）气血津液失常

气血津液失常指在疾病过程中，由于邪正盛衰或脏腑功能的失调，导致气血津液的不足、运行失常，以及相互之间关系失调的病理变化。

**1. 气的失常**　包括气虚和气机失常两类。

（1）气虚　元气耗损，功能失调，脏腑功能衰退，抗病能力下降的病理变化。多是由于气的生成不足或气的过度消耗所致。临床表现精神萎靡、少气懒言、倦怠、四肢无力、自汗、易于感冒、脉弱等。

（2）气机失常　气的升降出入失调而引起的气滞、气逆、气陷、气闭和气脱等病理变化。①气滞。气的流通运行不畅，多因情志不畅，或痰饮、水湿、食积、瘀血等阻滞，造成局部或全身的气机不畅或阻滞，脏腑功能失调。临床可见胀满、疼痛等。②气逆。气的上升过强或下降不及，多由情志所伤，或因饮食不当，外邪入侵，或因痰浊壅阻等所致。气逆最常见于肺、胃和肝等脏腑。肝气上逆，可见头痛头胀、面红目赤、烦躁易怒、咯血、吐血，或壅遏清窍而致昏厥；肺气上逆，则见咳逆、气喘；胃气上逆，可见恶心、呕吐、嗳气、呃逆等。③气陷。气的上升不足或下降太过，气虚升举无力。因素体虚弱，久病耗伤或思虑劳伤过度导致上气不足与中气下陷。脾主升清，脾气虚，升清乏力的情况下，即可导致头目清窍失养，出现头晕、眼花、耳鸣；脾虚升举无力，又会引起某些内脏的下垂，如胃下垂、子宫脱垂等。④气闭。指脏腑、经络气机闭阻不通，不能外出，主要因情志抑郁或巨大的精神创伤，或外邪入侵、痰浊闭阻等所致。气闭可见呼吸困难、面青唇紫、突然昏厥、不省人事等。⑤气脱。气不内守而大量外脱，多是因失治误治，或慢性消耗，或因大出血、大汗导致正气骤伤，气不内守而外脱。常见面色苍白、汗出不止、目闭口开、全身瘫软、手撒肢冷、二便失禁、脉微欲绝等危象。

**2. 血的失常**　包括血虚和血的运行失常。

（1）血虚　指血液不足，濡养功能减退。形成的原因主要是失血过多，新血不生、生成不足，营养不足，或久病不愈、慢性消耗等。临床见神疲乏力，眩晕，心悸，面色淡白或萎黄，唇舌爪甲色淡无华，脉细等。

（2）血的运行失常　包括血瘀和出血。①血瘀。指血行不畅，或血液溢出脉外、停滞成为离经之血。多由气滞、气虚、血热、血寒，或跌闪外伤所致。常见刺痛，肿块，可伴见面目黧黑，肌肤甲错，唇舌紫暗或舌上有瘀点、瘀斑，脉涩等。②出血。指血行不循常道，溢出脉外。常见病因有火热迫血妄行、气虚失摄和脉络损伤。表现为各种出血证，如鼻衄、便血、尿血等。

**3. 津液的失常**　指津液不足或输布、排泄失常。

（1）津液不足　指津液亏虚，导致脏腑、孔窍、皮毛失于濡养。多由津液生成不足或热邪伤津，或多汗、吐泻、多尿、失血，或过用、误用辛燥之剂等引起津液耗伤，或久病体虚，脏腑失调所致。津液不足分为伤津和脱液。伤津常表现为口渴，口、鼻、皮肤干燥，尿少便秘等丢失水分症状；热病后期或久病，在伤津基础上进一步加重出现脱液，脱液不仅有伤津表现，还出现丢失精微物质的症状，可见形瘦肉脱，肌肤毛发枯槁，甚则手足震颤蠕动等。

（2）津液输布、排泄失常　津液输布失常，指津液在体内环流迟缓，或在体内局部发生滞留不化，水湿内生，形成痰饮的一种病理变化。津液输布障碍的原因很多，涉及肺的宣发和肃降、脾的运化、肝的疏泄、三焦的水道是否通利等各个方面。津液的排泄失常，主要是指津液转化为汗液和尿液的功能减退，而致水液潴留发为水肿的一种病理变化。主要是肺和肾的功能减弱所致。津液输布、排泄失常可见口渴、咽干、尿少、水肿、痰饮、便溏、便秘等。

# 第 2 节　诊　法

**案例 3-1**

患者，女，48 岁。恶寒、头痛、身痛 1 天，鼻塞，流清涕，打喷嚏，咽喉痒痛，舌苔薄白，脉浮紧。

**问题：** 1.考虑为何病、何证？
　　　　2.请判断该病的性质。

　　诊法，指望、闻、问、切四种中医诊察和收集病情资料的方法，又称"四诊"。望、闻、问、切四诊从不同角度诊察并收集疾病的临床表现，各有其独特的作用和意义，在临床运用时，必须将它们有机地结合起来，任何一诊都不可偏废，亦不可过度依赖，只有诊法合参，才能全面系统地了解病情，从而做出正确的判断，称为"四诊合参"。

**考点：四诊的概念**

## 一、望　诊

　　望诊是运用视觉对人体进行有目的的观察，以了解健康或疾病状况的方法。进行望诊时需注意：要有充足的自然光线，避免有色光；要有适宜的诊室温度；要充分暴露受检部位。望诊的内容包括全身望诊（望神、色、形态）、局部望诊（望头面、五官、皮肤等）、舌诊（望舌质、舌苔）、望排出物（痰、涕、涎、呕吐物、大便、小便等）、望小儿指纹五个部分。

### （一）全身望诊

**1. 望神**

（1）望神的意义　神是对人体生命活动的外在表现的高度概括。望神就是通过观察人体生命活动的外在表现来判断病情的方法。望神可以了解精气盛衰和形体强弱，判断病情轻重和预后。望神重点在于观察目光、神情、面色和体态。

（2）神的表现类型　①有神，即"得神"。表现为神志清楚，精力充沛，表情自然，双目灵活，面色荣润，呼吸平稳，反应灵敏，动作自如。表示正气充足，脏腑功能正常，是健康的表现；即使有病也是正气未伤，病轻易治，预后良好。②无神，亦称"失神"。表现为精神萎靡，表情淡漠，两目晦暗，面色无华，呼吸微弱或喘促无力，反应迟钝，动作艰难，甚至神志昏迷，语言错乱，循衣摸床，撮空理线。表明正气大伤，脏腑功能衰败，病重难治，多见于久病、重病之人，预后不良。③少神，亦称"神气不足"。介于有神和无神之间。临床表现为精神不振，两目乏神，面色少华，少气懒言，动作迟缓。表示正气不足，精气已轻度损伤，脏腑功能减弱，多见于素体虚弱者，或病情较轻，或病后恢复期，正气未复原者。④假神，久病、重病之人，突然出现精神好转的虚假表现，即所谓"回光返照"。临床表现为久病重病，本已无神，突然神志转清，言语不休，目光转亮，想见亲人，两颧泛红如妆，突然食欲增加等。表示脏腑精气极度衰竭，阴不敛阳，阴阳即将离决。常是患者临终征兆。⑤神乱，即精神错乱。临床表现为精神抑郁，表情淡漠、神志痴呆，喃喃独语，举止失常；或见突然昏仆，不省人事，口吐涎沫，喉有痰声，四肢抽搐，两目上视，口中如猪羊叫声，醒后如常人；或见狂躁不宁，胡言乱语，登高而歌，弃衣而走，骂人毁物，不避亲疏。常见于癫、痫、狂等患者。

**2. 望色**　指通过观察人体面部颜色和光泽来诊断病情。

（1）常色　是健康人面部的色泽。健康黄种人的面色为红黄隐隐、明润光泽。常色受体质禀赋、季节、职业、情绪、运动、饮食等因素影响而有差异。只要光泽荣润即为正常，是气血充盛，脏腑功能正常的表现。

（2）病色　是疾病状态时面部的色泽。病色分为青、赤、黄、白、黑五种。明润光泽而含蓄的病色为善色，表示病轻，预后好；晦暗枯槁而显露的病色为恶色，表示病重，预后欠佳。①青色，主寒证、痛证、血瘀、惊风。青色多由气血不通，经脉瘀阻所致。面色淡青，多为虚寒证；面色青黑，多为实寒证、痛证；面色青灰，口唇青紫，伴心胸憋闷疼痛，为心阳不振，心血瘀阻；小儿高热，见鼻柱、眉间及口唇周围青紫，多属惊风或惊风先兆。②赤色，主热证。赤色多由血液充盈皮肤脉络所致。满面通红，为外感实热或脏腑阳盛；两颧潮红如妆，为阴虚阳亢；久病重病，面色苍白，时泛红如妆，游移不定，为戴阳证。③黄色，主脾虚、湿证。黄色是脾虚水湿内蕴的表现。面淡黄无光泽为萎黄，多属脾胃虚弱，气血不足；面黄虚浮为黄胖，多属脾虚湿蕴；面目全身黄为黄疸，黄疸色鲜明如橘皮为阳黄，属湿热熏蒸，黄疸色晦暗如烟熏为阴黄，属寒湿郁阻。④白色，主虚证、寒证、失血证。白色为阳虚气血不足表现。面色白而虚浮，多属阳虚；面色淡白无华，唇舌色淡者，多属血虚或失血证；急性病突见面色苍白，伴冷汗淋漓，多为阳气暴脱。⑤黑色，主肾虚、寒证、水饮、瘀血。黑色是肾阳虚衰、阴寒水盛、气血凝滞的表现。面黑而暗淡，属肾阳虚证；面黑而干焦，属肾阴虚证；眼眶周围发黑，属肾虚水饮；面色黧黑，肌肤甲错，属瘀血久停。

**考点：五色主病**

**3. 望形态**　是通过观察患者的形体与姿态诊察疾病的一种方法，内容主要包括望形体和望姿态。

（1）望形体　观察患者的形体强弱、胖瘦及体质类型。①强弱，体强则表现为骨骼粗大，胸廓宽厚，肌肉坚实，筋强力壮，皮肤润泽，反映脏腑精气充足，气血旺盛，抗病力强，即使生病预后也较好。体弱则多骨骼细小，胸廓狭窄，肌肉瘦削，筋弱无力，皮肤枯槁，反映脏腑精气不足，气血虚衰，抗病力弱，容易患病，生病后难治，预后较差。②胖瘦，人体宜胖瘦适中，观察胖瘦应结合精神状态和食欲食量等来综合判断。体胖而肉松皮缓，食少乏力者，多见于脾气虚。体瘦乏力，气短懒言，多属后天不足，气血亏虚所致；体瘦多食，多为阴虚火旺。

（2）望姿态　指观察患者的动静姿态、异常动作。"阳主动，阴主静"，一般地说，喜动者、强者、仰者、伸者，卧时仰面伸足，面常向外者多属阳证、热证、实证；喜静者、弱者、俯者、屈者，卧时蜷缩成团，面常向里者多属阴证、寒证、虚证。

## （二）局部望诊

### 1. 望头面

（1）望头　小儿头形过大或过小，伴智能不全者，多属先天不足、肾精亏损。小儿两额角突出，头顶平坦呈方形者，为方颅，多见于佝偻病。小儿囟门高突，属实证；囟门凹陷，多属虚证；囟门迟闭，多是先天肾气不足、发育不良。大人或小儿头摇不能自主，多为肝风内动或气血虚衰。

（2）望发　发色黑，粗密有光泽，是肾气盛、精血足的表现。发黄干枯，稀疏易落，属精血亏虚；突然片状脱发，为斑秃，属血虚生风；头发易脱，多屑多脂，多为血热化燥或兼痰湿所致；小儿发结如穗，属疳积，为先天不足或后天失养所致；青少年白发，伴腰膝酸软、失眠健忘，多为肾虚。

（3）望面部　面部浮肿，多见于水肿病；腮部漫肿，边缘不显，按之有柔韧感或压痛为痄腮；口眼喎斜多为中风。

### 2. 五官

（1）望目　目眦红赤，为心火炽盛；白睛红赤，为肺经风热；目赤肿痛，多属肝经风热；眼睑如卧蚕，为水肿；目眦淡白，为气血不足；白睛发黄，多为黄疸；眼窝凹陷，多为伤津耗液或气血不足；目睛上视、直视或斜视，多为肝风内动；瞳仁散大，多为精气衰竭。小儿睡眠露睛为脾气虚弱。

（2）望耳　耳轮淡白为气血亏虚；耳轮甲错为久病血瘀；耳轮干枯色黑，多属肾精亏耗；小儿耳背有红络、耳根发凉，多为出麻疹的先兆。

（3）望鼻　鼻流清涕，多为外感风寒；鼻流浊涕，多属外感风热；浊涕腥臭，为鼻渊；鼻头色红生粉刺者，是酒渣鼻；鼻翼扇动，呼吸喘促，初病为肺热，久病为肺肾虚衰。

（4）望口唇　唇色红润为正常，淡白为血虚；青紫多是血瘀；红紫多属实热；鲜红为阴虚；口唇干为燥热伤津；口唇糜烂为脾胃积热；口角歪斜为中风；口开不闭为虚证，牙关紧闭为实证。

（5）望齿、龈　齿干为胃热伤津；齿干如枯骨，为肾阴枯涸；齿松动，根外露，多为肾虚或虚火上炎；齿龈红肿疼痛，为胃火上炎。

（6）望咽喉　咽喉红肿疼痛，甚至有脓点，为肺胃有热；咽部色红，肿痛不甚，是肾水不足，虚火上炎；咽喉有灰白假膜，不易拭去，重剥出血，为白喉。

### 3. 望皮肤

（1）色泽形态　大片红肿，色赤如丹，为丹毒。皮肤、面目俱黄者为黄疸。全身肌肤肿胀，按之凹陷不起者为水肿。皮肤粗糙如鱼鳞，抚之涩手，为肌肤甲错，血虚、血瘀所致。

（2）斑疹　色深红或青紫，点大成片，平铺于皮肤，抚之不碍手，压之不褪色者为斑。色红，点小如粟米，高出皮肤，抚之碍手，压之褪色者为疹。

（3）痈疽疔疖　是发于皮肤体表有形可征的外科疮疡，皮肤局部红肿热痛，根盘紧束者为痈；漫肿无头，皮色不变，不热少痛者为疽。初起如粟，根硬而深，或麻或痒，顶白痛剧者为疔。形小而圆，红肿热痛不甚，出脓即愈者为疖。

## （三）舌诊

望舌，又称舌诊，是中医特色诊法之一，通过观察患者舌质和舌苔的变化以诊察疾病的方法。正常舌象特征：舌体柔软，活动自如，胖瘦适中，舌色淡红润泽；舌面上附有一层薄薄的、颗粒均匀、干湿适中的白苔，即"淡红舌，薄白苔"。

舌与脏腑存在着密切的联系，通过舌诊可以了解脏腑虚实和病邪性质、轻重与变化。五脏病变反映于舌面，有一定的分布规律，即舌尖属心肺，舌边属肝胆，舌中属脾胃，舌根属肾。舌面脏腑分部见图3-1。

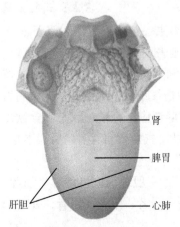

肾
脾胃
肝胆
心肺

**图3-1　舌面脏腑分部示意图**

**1. 舌诊的方法及注意事项**

（1）望舌的方法　望舌时在白天充足而柔和的自然光线下，患者自然伸舌，舌体放松，舌面平展，充分暴露舌体；按舌尖、舌中、舌边、舌根顺序观察，先看舌质，后看舌苔。

（2）望舌的注意事项　望舌应避免有色光。进食尤其是进食有色食物或刺激性食物、漱口均可影响舌苔。伸舌不可蜷缩，避免伸舌用力太过或时间过久。

**2. 舌诊的内容**

（1）望舌质　可以了解人体脏腑虚实、气血盛衰。主要观察舌色、舌形、舌态的变化。①望舌色。淡白舌，主虚证、寒证。为阳气虚弱、气血不足的表现。红舌，主热证。全舌鲜红，舌苔黄厚，多为实热证；舌红，少苔或无苔，多为阴虚内热。绛红舌，主热盛。舌绛有苔，为里热炽盛；舌绛，少苔或无苔，或有裂纹，为阴虚火旺；舌绛兼有瘀点、瘀斑，为血热夹瘀。紫舌，主热盛、寒盛、血瘀。青舌，主阴寒证、血瘀证。②望舌形。舌质纹理粗糙，苍老色暗为老舌，多见于实证；舌质纹理细腻，娇嫩色浅为嫩舌，多见于虚证。舌体胖大，色淡，伸舌满口为胖大舌，主水湿痰饮证；舌体肿大，不能回缩闭口，称肿大舌，主热郁、中毒；舌体瘦小而薄，主气血两虚、阴虚火旺。舌面裂纹沟处无舌苔覆盖，主阴液亏耗。生来就有较浅的裂纹，裂纹沟有舌苔覆盖为先天性舌裂。舌面乳头增大，高起如刺，状如草莓，主邪热内盛。③望舌态。舌体强硬，屈伸不利，主热陷心包，高热伤津或风痰阻络。舌体震颤不能自主，主肝风内动。吐弄舌，多为心脾有热。舌歪斜，多见于肝风夹痰，中风或中风先兆。萎软，屈伸无力，主阴液亏损或气血亏虚。

（2）望舌苔　察舌苔变化有助于判断胃气强弱、病位深浅、病邪寒热、预后吉凶等。主要观察苔质和苔色的变化。①望苔质。透过舌苔能"见底"为薄苔，不能"见底"为厚苔。薄苔可见于正常人，亦主表证、病轻、疾病初起；厚苔主里证，或内有痰湿、食积，病重、病邪入里。舌苔干湿适中为润苔；舌面水分过多，伸舌欲滴，为滑苔；舌苔干燥无津，甚则干裂，为燥苔。润苔是津液未伤；滑苔主痰饮、水湿；燥苔是体内津液已伤，或输布障碍。苔质颗粒粗大，状如豆腐渣堆积舌面，揩之易去者，称腐苔，常见于食积、痰浊久积不化；苔质颗粒细小致密而黏，刮之难去，称为腻苔，常见于湿浊、痰饮、食积。舌苔部分或完全脱落，称为花剥苔，多为胃之气阴两伤。若舌苔突然全退，舌面光亮如镜，称为镜面舌，为胃阴枯竭、胃气大伤。②望苔色。白苔，主表证、寒证。苔薄白而润，属正常舌苔，或风寒表证；苔薄白而滑，多为外感寒湿；苔薄白而干，多为风热表证；苔白厚腻，多属痰湿、食积。苔白干厚如积粉，常见于瘟疫或内痈。黄苔，主里证、热证。淡黄为热轻，深黄为热重，焦黄为热极。苔薄黄常为风寒化热或外感风热；苔黄腻，为湿热内蕴、痰食阻滞。苔黄燥，为热盛伤津。灰苔，主里热证或寒湿证。苔灰而干燥，为热甚伤津或阴虚火旺；苔灰而润滑，为内有寒湿。黑苔，主里证，热极或寒盛。苔黑而干燥，为热极津枯；苔黑而润滑，为阳虚，阴寒内盛。

**考点：舌诊的临床意义**

## （四）望排出物

望排出物是观察患者的分泌物、排泄物和某些排出体外的病理产物的形、色、质、量的变化以诊察病情的方法。总体而言排出物色白、清稀者多属虚证、寒证；色黄、稠浊者多属实证、热证。

**1. 望痰**　痰白清稀量多属寒痰。痰黄稠甚则结块属热痰。痰少质黏，难咯出多属燥痰。

痰白量多，滑而易咯，多属湿痰。痰中带血，或咯血，属肺热伤络，常见于肺痨、肺癌、肺扩张等病。痰为脓血或米粥状，多见于肺痈。

**2. 望涕**　清涕，为外感风寒；黄浊涕，为外感风热；涕浊、质稠、量多、气腥臭者，多为鼻渊。

**3. 望涎**　口流清涎量多为脾胃虚寒。时吐黏涎属脾胃湿热。小儿口角流涎，多为脾虚，亦见于胃热、虫积。

**4. 望呕吐物**　呕吐物清稀无臭，为寒邪犯胃；呕吐物秽浊酸臭属邪热犯胃；呕吐酸腐，含未消化食物，多属伤食；呕吐黄绿苦水，多属肝胆郁热或湿热。呕吐暗红血块，夹食物残渣，属胃有积热，或肝火犯胃，热伤胃络。

**5. 望大便** 大便清稀如水，为寒湿泄泻。大便黄褐溏黏恶臭，多为湿热泄泻。大便灰白呈陶土色，多见于黄疸。大便燥结如羊屎难排出，为肠燥津伤。大便脓血，赤白相杂，多为下痢。

**6. 望小便** 小便清长，为寒证。小便短黄，为热证。小便浑浊如米泔，多因脾虚或湿热下注所致。尿黄赤有砂石，见于石淋患者。尿中带血，热涩刺痛为湿热蕴结下焦的血淋。

### （五）望小儿指纹

望小儿指纹指观察小儿示指掌侧前缘部浅表络脉以诊察病情的方法。适用于 3 岁以内小儿。

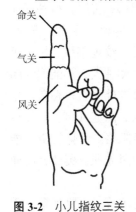

图 3-2 小儿指纹三关示意图

**1. 小儿指纹三关划分** 按小儿示指三指节分为风、气、命三关。第一指节为风关，第二指节为气关，第三指节为命关。图 3-2 为小儿指纹三关示意图。

**2. 望小儿指纹的方法及内容**

（1）望小儿指纹的方法 家长抱小儿向光，用一手握小儿示指，另一手的拇指在小儿示指掌侧前缘从指尖向指根部（即命关推向风关）直推几次，用力要适中，使指纹显露。

（2）望小儿指纹的内容 正常指纹为隐隐显露于掌指横纹附近，纹色浅红，呈单支且粗细适中。望小儿指纹的要领是"浮沉分表里，色泽辨病性，淡滞定虚实，三关测轻重"。①浮沉。指纹浮而显露，病在表；沉隐不显，病在里。②色泽。指纹偏红，为表寒证；紫红为里热证；淡白为脾虚、疳积；青色为疼痛、惊风；紫黑为病危。③淡滞。指纹浅淡而纤细为虚证、寒证；指纹显现而增粗为实证、热证。④长短与形状。指纹显于风关，提示邪浅病轻；指纹达气关，提示邪深病重；指纹达命关，提示病入脏腑，病情严重。指纹直达指端，称透关射甲，提示病情凶险，预后不良。单支、斜行多病轻；多支、弯曲多病重。

## 二、闻 诊

闻诊是指通过听声音和嗅气味来诊察病情的方法。

### （一）听声音

**1. 语声** 发声高亢有力，多言者，为阳证、实证、热证；发声低微，声音断续，懒言者，为阴证、虚证、寒证；音哑或失声，新病属实证，多是外邪袭肺，肺气不宣；声哑病久属虚证，常是肺肾阴虚，津液不能上承。

**2. 语言** 语言异常主要与心神有关。神志不清，语无伦次，声高有力者称谵语，多为热扰心神之实证。神志不清，语言重复，断续，声音微弱者为郑声，多属心气大伤之虚证。喃喃自语，见人辄止者为独语；语言错乱，语后自知为错语；独语、错语多为心气不足或痰气蒙心，常见于癫病、郁证；精神错乱，语无伦次，叫骂，登高而歌者为狂言，多为痰火扰心或热入心包，多属阳证、实证，常见于狂病；神清，吐字困难，吐字不清称言謇，因风痰阻络所致，为中风先兆或中风后遗症。

**3. 呼吸** 气粗为实，气微为虚。呼吸微弱而声低为少气，主诸虚劳损。呼吸短促，不能接续为短气。短气分虚实，虚者为肺气不足，或元气大虚；实者为痰饮、气滞、瘀血等所致。呼吸困难，短促急迫，鼻翼扇动，甚则张口抬肩，难平卧者，为喘。气粗声高，为实喘，属病邪壅肺；声低息微，动则喘甚者，为虚喘，属肺肾亏损。呼吸急促似喘，喉间有哮鸣音者，为哮，内有痰饮，复感外邪引动而发。

**4. 咳嗽** 有声无痰为咳，有痰无声为嗽，咳声重浊，属实证；咳声无力，声低气怯，属虚证。干咳无痰或痰少而黏，不易咳出，为燥咳；咳声沉闷，痰多易咳，为寒痰或湿痰咳嗽；咳嗽阵作，终止时如鹭鸶叫声，为顿咳，又称百日咳，多见于小儿；咳声如犬吠，伴声音嘶哑，吸气困难，见于白喉。

**5. 呕吐** 为胃失和降，胃气上逆所致。有声有物为呕，有物无声为吐，有声无物为干呕。呕声低微无力，吐势徐缓，多属虚证、寒证；呕声响亮有力，吐势较猛，多属实证、热证。

**6. 嗳气、呃逆与太息** 嗳气俗称"打嗝"，嗳气酸腐，多为宿食内停；嗳气频作而响亮，发作随情志变化而增减者，多为肝气犯胃；嗳气低沉断续，伴食欲差，多为脾胃气虚。呃逆俗称"打呃"，呃声高亢连续，多为实热，反之，呃声低沉无力，良久一作，多为虚寒。太息指患者因胸闷不舒而发出的叹息声，为肝气郁结的表现。

### （二）嗅气味

嗅气味包括嗅病体气味及病室气味。气味酸腐臭秽，多为实证、热证；气味带腥味多为虚证、寒证。口气臭秽者，多属胃热；口气酸臭者，多是伤食；口气腐臭，是牙疳或内痈。大便酸臭，多为宿食或肠胃积热；小便臊臭，多为湿热下注；若病室中闻到有血腥味，多为失血；有腐臭气味，多为疮疡；有尿臊气味，多见于水肿晚期；有烂苹果气味，可见于消渴重症。

# 三、问　诊

问诊，为"诊病之要领，临证之首务"，是医者对患者或陪诊者进行有目的的询问，以了解病情、诊察疾病的方法。通过问诊医者可以搜集到患者既往史、生活习惯、居住环境等望、闻、切诊不能获得的信息。

### （一）问诊的方法及注意事项

问诊时对患者态度既要严肃认真，又要和蔼可亲，语言要通俗易懂。根据患者感到最痛苦的症状和体征，有目的有步骤地进行询问，抓住重点、仔细全面。避免带主观意愿暗示或套问患者。对危急患者应抓住重点询问，不必面面俱到，以便迅速抢救。

### （二）问诊的内容

问诊的内容包括一般情况，患者主要痛苦，疾病的起始、发展、诊治经过，现在症状，其他与疾病有关的既往史，个人生活史等。前人总结的"十问歌"对问诊很有帮助："一问寒热二问汗，三问头身四问便，五问饮食六胸腹，七聋八渴俱当辨，九问旧病十问因，再兼服药参机变，妇女尤必问经期，迟速闭崩皆可见，再添片语告儿科，天花麻疹全占验。"

**1. 问寒热** 通过问寒热，可辨别疾病的性质、部位和人体阴阳盛衰变化等情况。

（1）恶寒发热 指恶寒与发热同时出现，多见于外感表证。若恶寒重，发热轻，身痛无汗，为表寒证；发热重，恶寒轻，面红口渴等，为表热证；发热轻，恶风，汗出，为表虚证。

（2）但寒不热 只怕冷，不发热，多为里寒证；久病畏寒，为里虚寒证。

（3）但热不寒 只发热，不怕冷，或反恶热，多属里热证。可分为壮热、微热、潮热三种类型。壮热，属里实热证。微热，常见于久病之阴虚或气虚。潮热，见于阳明腑实证、湿温病和阴虚证：热势较高，下午 3～5 点更甚，多属阳明腑实证；午后热甚，身热不扬，脘痞身重，苔黄腻多属湿温病。午后或夜间低热，心烦，骨蒸，多属阴虚证。

（4）寒热往来 指恶寒发热交替发作。发无定时为少阳病；发有定时为疟疾。

**2. 问汗** 汗是阳气蒸化津液达于体表而成。问汗时主要是询问患者有汗无汗，汗量多少，汗出时间，汗出部位及其兼证。

（1）有汗无汗 有汗，恶风发热，为表虚证或表热证；无汗，恶寒发热，为表实证。里证有汗，见口渴、发热，因里热炽盛，迫津外出所致；里证无汗，因津血亏虚，化汗乏源，或阳虚，无力化汗所致。冷汗淋漓，肢冷脉微为"亡阳"。

（2）汗出时间 自汗指经常日间汗出，活动后尤甚，多见于气虚或阳虚证。盗汗指睡时汗出，醒则汗止，多见于阴虚证。绝汗又称脱汗，指在病情危急的情况下，出现大汗不止症状。常是亡阳或亡阴的表现。战汗指先恶寒战栗而后汗出的症状，常见于邪正剧烈斗争的阶段，是病变的转折点，汗出热退身凉，疾病向愈；汗出热不退，烦躁脉急，病情恶化。

（3）汗出部位　头部或头颈部汗出较多，多由上焦热盛，中焦湿热上蒸，进食辛辣、热汤或虚阳上越所致。半身汗出，上或下，左或右，仅半身出汗，多见于中风、痿证或截瘫患者。手足心汗出，多为阳气内郁，脾胃湿热或阴虚阳亢；心胸汗多，可见于心脾两虚或心肾不交等证。

**3. 问疼痛**　主要问疼痛的性质、部位、程度、时间、喜恶等。

（1）问疼痛性质　痛势较剧，持续不缓，拒按，属实证；痛势较缓，时作时止，喜按，属虚证。灼痛喜凉，痛处发热，遇寒减轻者，属热证；冷痛喜温，痛处不温，遇寒痛剧者，属寒证。疼痛胀满感，属气滞；疼痛如针刺，属瘀血；疼痛剧烈如刀绞，属实邪阻滞或阴寒凝滞；疼痛有沉重感，属湿邪困阻；疼痛隐隐不止，属虚证；疼痛游走不定，属气滞或风胜。

（2）问疼痛的部位　①头痛。前额痛，病在阳明经；头颞或两侧头痛，病在少阳经；枕部连项痛，病在太阳经；巅顶痛，病在厥阴经。凡发病急、病程短、头痛较剧、痛无休止，兼恶寒发热，多为外感；凡病程较长、头痛较缓、时痛时止，常伴眩晕，多为内伤。②胸痛。伴高热，咳喘气粗，多属肺实热证；伴身热，咳吐脓血腥臭痰，为肺痈；伴潮热盗汗，咳痰带血，属肺阴虚证或肺痨；胸痛憋闷，痛引肩背，为胸痹；胸背彻痛如针刺刀绞，面色青灰，脉微欲绝，为真心痛。③胁痛。胁肋胀痛，善太息易怒，属肝郁气滞；胁肋胀痛，身目发黄，属肝胆湿热黄疸；胁肋灼痛，面红目赤，属肝胆火盛；胁肋刺痛，或胁下可触及肿块，固定拒按，属肝血瘀阻。④脘腹痛。胃脘冷痛，得温痛减，为寒邪犯胃；胃脘灼痛，消谷善饥者，为胃火炽盛；胃脘隐痛，喜暖喜按，呕吐清水，属胃阳虚；胃脘灼痛嘈杂，饥不欲食，舌红少苔，属胃阴虚。腹痛：大腹隐痛，喜温喜按，食少便溏，多属脾胃虚寒；小腹胀满而痛，小便频急涩痛，多属膀胱湿热；少腹冷痛拘急，属寒凝肝脉。⑤身痛及四肢痛。身痛兼恶寒发热，多为表证；头身困重，脘腹闷，苔腻，为感受湿邪；久病卧床，周身疼痛，为营血不足，气血不和所致；腰身酸楚，小便清长，为肾阳不足；腰痛重坠，属湿邪过盛；腰痛如锥刺，多为瘀血。四肢关节疼痛，阴雨或天气变化加剧，多为痹证。

**4. 问饮食口味**

（1）问食欲与食量　消谷善饥，多为胃火炽盛；食少腹胀，便溏乏力，多属脾胃虚弱；食少厌油腻，身目发黄，为肝胆湿热；厌食脘胀，嗳气酸腐，为食滞内停；饥不欲食，胃中嘈杂，为胃阴不足。

（2）问口渴与饮水　口不渴，津液未伤，见于寒证、湿证；口渴，津液已伤，见于燥证、热证。大渴喜冷饮，壮热面赤，为热盛伤津的实热证；口渴多饮，小便量多，多食消瘦，为消渴病。渴不多饮，是轻度伤阴或津液输布障碍表现，见于阴虚、湿热、痰饮、瘀血等。

（3）问口味　口淡无味，为脾胃气虚；口甜而黏腻，为脾胃湿热；口中泛酸，多因肝胃郁热；口苦，属热；口中酸腐，多为食积；口咸，多属肾虚及寒证。

**5. 问二便**　主要问排便次数，大小便性状、颜色、气味、便量、时间及排便感受和症状。

（1）问大便　大便秘结，伴腹痛或发热，多属实证、热证；久病、老人、产后便秘，多属津亏血少或气阴两虚。大便溏泄，伴纳呆腹胀，多为脾胃虚弱；腹泻、肛门灼热，小便短赤为热泻，腹泻，腹痛绵绵，腹部冷，为寒泻。黎明前腹痛泄泻，泄后则安，多为脾肾阳虚；腹痛泄泻，泻下酸腐，泻后痛减，属伤食。大便完谷不化，见于命门火衰或脾胃虚寒。大便中夹黏液脓血，里急后重，多见于痢疾。另外，若先便后血，便血紫暗，为脾不统血或瘀血内蕴；先血后便，为痔疮或湿热伤络。肛门下坠感，甚至脱肛，多因中气虚弱或久痢久泻。排便不畅，溏结不调常见于肝气犯脾。

（2）问小便　尿量多，常见于虚寒证及消渴病；尿量少，常见于热盛伤津或水湿内停。小便频数，多属下焦湿热或肾气不固；小便不畅，涩痛，多因湿热下注、瘀血或结石阻滞、肾阳不足所致；小便失禁、余沥不尽或遗尿，多属肾气不固或下焦虚寒。

**6. 问睡眠**　不易入睡，心烦多梦，潮热盗汗，腰膝酸软，属心肾不交；睡后易醒，心悸健忘，纳少乏力，属心脾两虚；失眠而夜卧不安，脘闷嗳气腹胀，属食积。困倦嗜睡，伴身重脘闷，属痰湿；饭后困倦易睡，食少纳呆，多由脾气虚弱所致。病后嗜睡，为正气未复。

**7. 问经带**

（1）问月经 月经先期，多为气虚或血热；月经后期，多因精血亏虚或邪气阻滞；月经先后不定期，多因肝气郁滞或脾肾虚损。经量多，色红质稠为实证、热证，色淡质稀为气虚证；月经量少，多是血虚或寒凝所致；闭经，多属肝肾不足、气血虚弱或气滞血瘀。经色紫暗夹有血块，多属血瘀。痛经，得温痛减者，多属寒凝或阳虚；经前或经期痛经，多属气滞或血瘀；经期或经后小腹隐痛，多属气血两虚。

（2）问带下 带下量多，色白质稀如清涕，淋漓不断，多属脾肾阳虚，寒湿下注；带下色黄质黏，气味臭秽者，多属湿热下注。

**8. 问小儿** 对于小儿除上述相关内容，还需了解出生前后的情况、喂养史、生长发育史、痘疹史、预防接种史、传染病史、父母健康状况及家族遗传病史等，以及发病时有无受惊、伤食、受寒等情况。

# 四、切　诊

切诊，包括脉诊和按诊，是医者通过对患者体表的一定部位进行触、摸、按、压，从而获得辨证资料的一种诊察方法。

## （一）脉诊

**1. 脉诊的部位** 切脉分寸、关、尺三部。通常以腕后高骨（桡骨茎突）内侧桡动脉搏动处为关，关前（腕侧）为寸，关后（肘侧）为尺。左寸候心，左关候肝，左尺候肾。右寸候肺，右关候脾，右尺候肾（命门）。即：左候心肝肾，右候肺脾命。诊脉部位见图3-3。

**2. 脉诊方法** 诊室安静，患者休息片刻，呼吸调匀，取坐位或仰卧位，手臂放平与心脏同一水平，手心向上，在腕关节背部垫上脉枕。医者面对患者，一般来说，以左手切按患者的右手，以右手切按患者的左手。

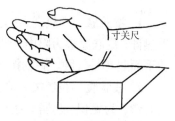

**图3-3　诊脉部位**

医者先以中指定关部，示指定寸部，环指定尺部，布指疏密合适，要和患者的身长相适应，身高臂长者，布指宜疏，反之布指宜密。三指呈弓形，指端平齐，以指尖与指腹交界处的指目按触脉体。用指轻按在皮肤上为轻取，又称举；用指重按在筋骨间，为沉取，又称按；用不轻不重的指力按在肌肉上称中取。指力从轻到重，从重到轻，左右前后推寻，以寻找脉动最明显的特征，称为寻。切脉每手不少于1min，以3min左右为宜。诊脉时，医者的呼吸要自然均匀，用自己一呼一吸的时间去计算患者脉搏的次数，此即平息。一般一息四五至（脉搏60～90次/分）为正常。

**3. 正常脉象** 亦称平脉、常脉。正常脉象：三部有脉，一息四五至，不浮不沉，不大不小，来去从容，和缓有力，节律一致。正常脉象可因性别、年龄、体格、情绪、劳逸、饮食、季节气候、地理、环境等因素而产生相应的生理性变化。

**4. 常见病脉的脉象与临床意义** 见表3-1。

表3-1　常见病脉的脉象及临床意义简表

| 脉名 | 脉象 | 临床意义 |
| --- | --- | --- |
| 浮脉 | 轻取即得，重按稍减而不空 | 表证/虚证 |
| 沉脉 | 轻取不应，重按始得 | 里证 |
| 迟脉 | 脉来缓慢，一息不足四至（每分钟60次以下） | 寒证 |
| 数脉 | 脉来急促，一息五至以上（每分钟90次以上） | 热证 |
| 虚脉 | 三部脉举之无力，按之空虚 | 虚证 |
| 实脉 | 三部脉举、按皆有力 | 实证 |
| 洪脉 | 脉体宽大，若波涛汹涌，来盛去衰 | 热盛 |
| 细脉 | 脉细如线，但应指明显 | 气血两虚，诸虚劳损 |

| 脉名 | 脉象 | 临床意义 |
|---|---|---|
| 滑脉 | 往来流利,应指圆滑,如珠走盘 | 痰饮,食滞,孕妇 |
| 涩脉 | 脉细而迟,往来艰涩不畅,如轻刀刮竹 | 气滞血瘀,精血不足 |
| 弦脉 | 端直而长,如按琴弦 | 肝胆病,痛证 |
| 紧脉 | 脉来绷急,状如牵绳转索 | 寒证,痛证 |
| 濡脉 | 浮而形细势软,重按不显 | 诸虚证,湿证 |
| 促脉 | 脉来急促,时有一止,止无定数 | 热盛,气血痰食瘀滞 |
| 结脉 | 脉来迟缓,时而一止,止无定数 | 阴盛气结,寒痰瘀血 |
| 代脉 | 脉来缓慢,时而一止,止有定数,良久复来 | 脏气衰,风证,痛证 |

**5. 相兼脉** 疾病可由多种致病因素相兼致病,疾病中正邪斗争的形势会不断变化,因而脉象也常是两种或两种以上的脉象相兼出现,为"相兼脉"或"复合脉"。如浮数脉、滑数脉等,这些相兼脉象的所主疾病,一般就是各组成脉象所主疾病的总和。

**考点:常见病脉的脉象与主病**

## (二)按诊

**1. 按肌肤** 身热者,初按其皮肤热甚,久按热反转轻,为表热证;身热皮肤热,久按更热者,为里热证;皮肤凉多为阳虚;肌肤干燥者多为津液不足;肌肤甲错,为内有瘀血;按之凹陷不起者为水肿,随手而起者是气肿。肿物按之坚硬不热,尚未成脓;肿物边硬顶软,灼热,重按跳痛,多为有脓。

**2. 按脘腹** 腹痛按之痛减者,为虚证;腹痛拒按者,为实证。腹中肿块推之不移,痛有定处,按之有形,为癥积,病属瘀血;肿块推之可移,痛无定处,聚散不定,为瘕聚,病属气滞。腹满叩之如鼓,小便自利者为气胀;小便不利,推之辘辘有声,为水臌。

**3. 按手足** 手足俱冷,为阳虚寒盛;手足俱热,多为阴虚或阳盛。手心热,多为内伤发热;手背热,为表证;双足凉,多为阴寒内盛;双足心热,多为阴虚。

**4. 按腧穴** 病变时腧穴处可触及结节或条索状物,有压痛或敏感反应。如胃病时胃经腧穴足三里穴有压痛。

# 第3节 辨 证

辨证,就是将四诊(望、闻、问、切)所收集的资料、症状和体征,通过综合分析,辨清疾病的病因、性质、部位和邪正之间的关系,概括、诊断为某种证型的过程。

中医常用辨证方法有八纲辨证、脏腑辨证、气血津液辨证、六经辨证、卫气营血辨证等。各种辨证方法各有其特点又相互联系和相互补充,临床应用中常需要综合考虑相互为用。

## 一、八 纲 辨 证

**案例3-2**

患者甲和患者乙都感冒了,患者甲症见寒战发冷,鼻塞清涕,口干,喜热饮,舌淡红苔薄白;患者乙则是高烧不退,流黄涕,咳黄痰,咽喉肿痛,舌红苔薄黄。医生建议患者甲多喝热水或者姜汤,予以感冒清热颗粒、感冒疏风胶囊;对患者乙给予金花清感颗粒、连花清瘟胶囊和清热止咳糖浆。同样是感冒,医生的建议为什么不一样?

**问题:** 1. 为什么同一个感冒疾病用药不同?

2. 两位患者的感冒在实施护理中应如何区别对待?

八纲，是指阴、阳、表、里、寒、热、虚、实八类证候。八纲辨证，是根据四诊收集的资料，经过综合分析，以概括病变的类别、部位、性质及正邪盛衰等方面的情况，从而归纳为阴证、阳证、表证、里证、寒证、热证、虚证、实证八类基本证候。八纲辨证是最基本的辨证方法，是各种辨证的总纲。

（一）表里辨证

表里是辨别疾病病位深浅、病情轻重的纲领，是一个相对的概念，就部位而言，人体皮毛、肌腠、经络在外属表；脏腑、气血、骨髓在内属里。表证病邪尚浅，病情较轻；里证病邪深入，病情较重。在疾病发展过程中，表邪入里则病进，里病出表则病退。可以预测病理变化之趋势和疾病的演变规律，采取更加适宜的治疗和护理措施。

**1. 表证**　是指六淫、疫疠等外邪经皮毛、口鼻侵入机体，正邪相争于机体浅表部位所表现出来的一系列轻浅证候。多见于外感病初期，具有起病急、病程短、病位浅的特点。

（1）临床表现　恶寒（恶风），发热，头身疼痛，舌苔薄白，脉浮为主要表现，兼有鼻塞、流涕、咳嗽、喷嚏、咽喉痒痛等症状。

（2）辨证要点　以恶寒发热并见，苔薄白，脉浮为辨证要点。

**2. 里证**　是相对表证而言，泛指疾病部位在内，由脏腑、气血、骨髓等受病所反映的一类证候，具有病位深，病情相对较重的特点。多见于外感病的中、后期或内伤疾病。里证的成因，大致有三种情况：一是表证失治，外邪内传入里，侵犯脏腑所致；二是外邪直接侵犯脏腑而成；三是七情刺激，饮食不节，劳逸过度等因素，损伤脏腑，引起功能失调，气血逆乱而致。

（1）临床表现　里证的范围广泛，涉及寒热、虚实、脏腑、气血等，症状繁多，但里证的基本特点是以脏腑症状为主要表现。

（2）辨证要点　无发热恶寒并见，以各脏腑证候为主，一般病情重，病程长。

**3. 表证与里证的鉴别**　见表 3-2。

表 3-2　表证与里证的鉴别

| 证候 | 病程 | 寒热 | 常见症状 | 舌象 | 脉象 |
|---|---|---|---|---|---|
| 表证 | 短，新病 | 恶寒发热 | 头身疼痛，鼻塞流涕，内脏症状不明显 | 常无变化 | 浮 |
| 里证 | 长，久病 | 但热不寒或但寒不热 | 以内脏症状为主 | 有异常表现 | 沉 |

**4. 半表半里证**　是指外邪在由表入里，或里邪透表的过程中，邪正相争，少阳枢机不利，病位处于表里进退变化之中所表现出来的证候，在六经辨证中也称之为少阳病证。临床表现为寒热往来，胸胁苦满，心烦喜呕，默默不欲饮食，口苦，咽干，目眩，脉弦等特征。

（二）寒热辨证

寒热，是辨别疾病性质的纲领，是阴阳偏盛偏衰的具体表现。"阳胜则热，阴胜则寒"，"阳虚则外寒，阴虚则内寒"，寒热反映了机体阴阳的盛衰，阴盛或阳虚表现为寒证，阳盛或阴虚表现为热证，辨别寒热是治疗时使用寒凉药或者温热药的重要依据，正所谓"寒者热之""热者寒之"。

**1. 寒证**　是感受寒邪或过服生冷寒凉伤及阳气，或阳虚阴盛，机能活动衰减所表现的证候。根据病因、病位的不同，寒证有表寒证、里寒证、实寒证和虚寒证的区别，其中由外感阴寒邪气，或过食生冷寒凉，导致阴寒偏盛的，为实寒证；因久病内伤，阳气耗损，导致温煦不足的，为虚寒证。

（1）临床表现　各类寒证的临床表现不尽相同，常见证候主要有恶寒喜暖，肢冷蜷卧，口淡不渴，痰涎、涕清稀，小便清长，大便稀溏，舌淡苔白润滑，脉迟或紧等。

（2）辨证要点　临床症状以冷、白（淡）、静、润、稀、迟/紧为主要证候特点。

**2. 热证**　是感受阳热之邪或阴虚阳亢，脏腑功能活动亢进所表现的证候。根据病因、病位的不同，热证有表热、里热、实热、虚热之别。

（1）临床表现　各类热证的临床表现不尽相同，常见证候主要有发热，恶热喜冷，口渴喜冷饮，面赤，烦躁不宁，痰、涕黄稠，小便短赤，大便干结，舌红苔黄，干燥少津，脉数等。

（2）辨证要点　临床症状以热、黄/赤、燥、稠、数为主要证候特点。

**3. 寒证与热证的鉴别**　见表3-3。

表3-3　寒证与热证的鉴别

| 证候 | 面色 | 四肢 | 寒热喜恶 | 口渴 | 大便 | 小便 | 舌象 | 脉象 |
|---|---|---|---|---|---|---|---|---|
| 寒证 | 面白 | 冷 | 恶寒喜暖 | 不渴或热饮不多 | 稀溏 | 清长 | 舌淡，苔白润 | 迟 |
| 热证 | 红赤 | 热 | 恶热喜冷 | 口渴喜冷饮 | 干结 | 短赤 | 舌红，苔黄干 | 数 |

### （三）虚实辨证

虚实是辨别邪正盛衰的两个纲领。"邪气盛则实，精气夺则虚"，实是指邪气盛实，虚是指正气不足。虚证可分为气虚、血虚、阴虚、阳虚四种。

**1. 虚证**　是对人体正气虚弱、不足所致各种虚弱证候的概括。虚证反映人体正气虚弱、不足而邪气并不明显。虚证可由先天禀赋不足或后天失养或耗损太过所致。

虚证因气血阴阳的亏虚不同，临床表现和辨证要点各有不同。

（1）气虚证　症见面色无华，神疲乏力，少气懒言，语声低微，自汗，动则诸症加重，舌淡，脉虚弱。

（2）血虚证　症见面色苍白，或萎黄无华，唇色淡白，头晕眼花，心悸失眠，手足麻木，妇人月经量少，或迟或闭，舌淡，脉细无力。

（3）阴虚证　症见午后潮热，盗汗，颧红，咽干，手足心热，舌红少津或苔少，脉细数。

（4）阳虚证　症见形寒肢冷，面色苍白，精神不振，口淡不渴，小便清长，大便稀溏，舌淡胖，苔白滑，脉沉迟无力。

**2. 实证**　是指邪气亢盛而正气未衰所表现的证候。凡外邪入侵或因脏腑功能失调而产生的痰饮、瘀血、水湿、食积等留滞体内，都属于实证。

（1）临床表现　实证临床表现复杂，由于邪气的性质及其所在的部位不同而临床表现不同，常见的症状有形体壮实，发热，精神烦躁，声高气粗，痰涎壅盛，胸胁脘腹胀满，疼痛拒按，大便秘结，或下利里急后重，小便不利，舌苔厚腻，脉实有力等，一般是新起、暴病多实证，病情急剧者多实证。

（2）辨证要点　证候以"有余、亢盛、停聚"为主要特点。

**3. 虚证和实证的鉴别**　见表3-4。

表3-4　虚证与实证的鉴别

| 证候 | 起病 | 病程 | 体质 | 精神 | 气息 | 疼痛 | 大便 | 小便 | 舌象 | 脉象 |
|---|---|---|---|---|---|---|---|---|---|---|
| 虚证 | 起病缓久病 | 长 | 虚弱 | 萎靡 | 声低息微 | 隐痛喜按 | 稀溏或滑泄 | 清长或失禁 | 舌淡胖嫩或舌红少苔 | 细弱 |
| 实证 | 起病急 | 短 | 壮实 | 尚可 | 声高气粗 | 疼痛拒按 | 秘结或下利 | 不利或淋漓涩痛 | 苔厚腻 | 实而有力 |

### （四）阴阳辨证

阴阳是概括证候类别的一对纲领，是基本的辨证大法，又是八纲的总纲，所有的病证都可以概括为阴证和阳证两大类，其中表、热、实证属阳证；里、寒、虚证属阴证。一般将表证、热证、实证归纳为阳证；将里证、寒证、虚证归纳为阴证。

**1. 阴证**　是体内阳气虚衰，或寒邪凝滞的证候。如里证、寒证、虚证均属阴证。

（1）临床表现　阴证总体表现出沉静、抑制、衰退、晦暗等特点，如神疲倦怠，肢冷蜷卧，面色暗淡，语声低怯，口淡不渴，大便稀溏，小便清长，舌淡胖嫩，脉沉迟或微弱。

（2）辨证要点　临床症状以里、虚、寒等为临床特征。

**2. 阳证**　凡符合"阳"的一般属性的证，称为阳证。如表证、热证、实证均属阳证。

（1）临床表现　阳证总体表现出亢进、躁动、明亮等特点，如心烦不宁，身热面赤，躁动不安，语声高亢，呼吸气粗，口渴欲饮，大便秘结，小便短赤，舌红绛，苔黄干，脉滑数有力。

（2）辨证要点　临床症状以表、实、热等为临床特征。

**3. 亡阴证与亡阳证**　是指疾病过程中，体内阴液或阳气大量丧失所表现的危重证候。

一般出现在高热大汗或发汗过多，或剧烈吐泻，或失血过多，或久病、重病等情况下。

（1）亡阴证　是指体内阴液大量消耗或丢失，出现阴液衰竭的病变和证候。临床表现为烦躁不安，面色潮红，呼吸短促，身热，手足温，汗出而黏，渴喜冷饮，舌红而干，脉细数无力。

（2）亡阳证　是指体内阳气严重耗损，出现阳气虚脱的病变和证候。临床表现为精神淡漠，面色苍白，大汗淋漓，手足厥逆，气息微弱，口不渴或渴喜热饮，舌淡，脉微欲绝。

**4. 阴证与阳证的鉴别**　见表3-5。

表 3-5　阴证与阳证的鉴别

| 证候 | 神态 | 面色 | 语声 | 大便 | 小便 | 舌象 | 脉象 |
|---|---|---|---|---|---|---|---|
| 阴证 | 萎靡 | 苍白/暗淡 | 低微 | 稀溏 | 清长 | 淡胖嫩 | 脉沉迟或微弱 |
| 阳证 | 烦躁不安 | 潮红 | 高亢 | 秘结 | 短赤 | 舌红苔黄 | 滑数有力 |

考点：八纲辨证的主要内容

## 二、脏腑辨证

脏腑辨证是以脏腑学说为基础，根据脏腑的生理功能、病理变化，结合八纲辨证、气血津液辨证的方法，将四诊收集到的症状、体征及有关病情资料，进行归纳分析，进而判断疾病的病因、病机、病位、病性以及正邪盛衰情况的一种辨证方法。脏腑辨证是临床辨证的基本方法，是辨证体系中的重要组成部分。

脏腑辨证，包括脏病辨证、腑病辨证及脏腑兼病辨证。

### （一）心与小肠病辨证

心主血脉，主神志，开窍于舌，其华在面。心的病变主要表现为心脏本身及主血脉和主神明功能的失常等。心的病变主要表现为血液运行的失常和神志活动的异常，常见症状有心悸、心痛、心烦、失眠、健忘、昏迷、发狂等。另外，某些舌体病变，如舌尖红、舌痛、舌疮等，亦归属于心的病变。

小肠主受盛化物和泌别清浊。小肠的病变则主要反映在清浊不分，转输障碍等方面，小肠的病变主要表现为大小便的异常，常见症状有腹泻、尿频、尿赤等。另外，由于心与小肠相表里，心经火热下移于小肠，可出现小便短赤、尿道灼痛等证候。

心的病证有虚实之分。虚证多由先天禀赋不足，或思虑劳神太过，或久病伤心等，导致心气、心阳受损，心阴、心血亏耗；实证多由痰阻、火扰、寒凝、气郁、血瘀等引起。

心与小肠病辨证见表3-6。

表 3-6　心与小肠病辨证

| 证型 | | 病因病机 | 主要证候 |
|---|---|---|---|
| 虚证 | 心气虚 | 心气不足，鼓动无力 | 心悸气短，体倦乏力，自汗，活动时加重，面色苍白，舌淡苔白，脉细弱或结代 |
| | 心阳虚 | 心阳不振，胸阳痹阻 | 心悸气短，自汗，活动时加重，面色白或见晦暗，形寒肢冷，心胸憋闷，舌淡胖苔白滑，脉细弱或结代 |

| 证型 | | 病因病机 | 主要证候 |
|---|---|---|---|
| 虚证 | 心血虚 | 心血不足，心失濡养 | 心悸健忘，失眠多梦，面色无华，眩晕，唇舌色淡，脉细弱 |
| | 心阴虚 | 心阴亏虚，阴虚内热 | 心悸健忘，失眠多梦，颧红，潮热，盗汗，口干咽燥，五心烦热，舌红少津，脉细数 |
| 实证 | 心火炽盛 | 心火上炎于舌，内扰心神，移于小肠 | 口舌生疮，心烦失眠，口渴，尿黄便结，或有吐衄，舌红苔黄，脉数 |
| | 寒凝心脉 | 阴寒积胜，寒凝经脉 | 急发剧痛，遇温得减，畏寒肢冷，舌淡苔白，脉沉迟或沉紧 |
| | 气滞心脉 | 气机郁滞，心脉痹阻 | 胀痛，其发作往往与情志因素有关，伴见胁胀，太息，舌淡红苔薄白，脉弦 |
| | 瘀阻心脉 | 心气虚或心阳不振或痰浊凝滞，致使心脉痹阻 | 心悸，心痛，痛引两胁及肩臂，时发时止，重者面唇指甲青紫，四肢逆冷，自汗出，舌质紫暗有瘀斑，脉细涩或结代 |
| | 痰火扰心 | 痰火内扰，心神错乱 | 神志错乱，哭笑无常，狂躁妄动，甚则打人骂人，面赤气粗，口渴，尿黄，舌红苔黄腻，脉滑数 |
| | 痰迷心窍 | 痰浊或痰热阻窍 | 意识模糊，甚则昏迷，舌蹇不语，呕吐痰涎，喉中痰鸣，苔白腻，脉滑 |
| | 小肠实热 | 热邪阻滞小肠 | 小便短赤涩痛，甚或尿血，心胸烦热，口舌生疮，咽干而痛，舌红苔黄，脉数 |

### （二）肺与大肠病辨证

肺主气，司呼吸，主宣发肃降，通调水道。肺的病变主要为气失宣降，肺气上逆，或腠理不固及水液代谢方面的障碍，临床上常见症状有咳嗽、气喘、咳痰、胸闷、胸痛等，尤以咳、痰、喘更为多见。

大肠主传导、排泄糟粕。大肠的病变主要是传导功能失常，主要表现为便秘与泄泻。

肺的病证有虚实之分，虚证多见气虚和阴虚，实证多见风寒燥热等邪气侵袭或痰浊阻肺所致。大肠病证有湿热内侵、津液不足等。

肺与大肠病辨证见表3-7。

**表 3-7　肺与大肠病辨证**

| 证型 | | 病因病机 | 主要证候 |
|---|---|---|---|
| 虚证 | 肺气虚 | 肺气不足，宣降失调 | 咳喘无力，动则气喘，面色无华，神疲少气，声音低微，自汗畏风，易于感冒，舌淡苔白，脉虚弱 |
| | 肺阴虚 | 肺阴不足，虚热内生，肺失肃降 | 干咳无痰或痰少而黏，或痰中带血，口干咽燥，潮热盗汗，颧红，五心烦热，舌红少津，脉细数 |
| | 大肠津亏 | 津液不足，肠失濡润 | 大便干燥秘结，甚则如羊粪，难于解出，舌红少津，苔薄黄，脉细数 |
| 实证 | 风寒束肺 | 风寒袭肺，肺失宣降 | 咳嗽或气急，痰稀色白，口不渴，鼻塞流清涕，或兼恶寒发热，头身疼痛，苔薄白，脉浮紧 |
| | 风热犯肺 | 风热犯肺，肺失宣降 | 咳嗽，咳黄稠痰不畅，口渴，咽喉疼痛，头痛，身痛，恶风，有汗，舌尖红苔薄黄，脉浮数 |
| | 燥热犯肺 | 燥热伤肺，肺失宣降 | 干咳无痰，痰少而黏难咯，或痰夹血丝，咳引胸痛，鼻燥咽干，或兼有发热、恶寒等表证，舌干苔薄而少津，脉细数或浮数 |
| | 痰热壅肺 | 痰热壅肺，肺失肃降 | 咳嗽喘促，呼吸气粗，甚则鼻翼翕动，咳痰黄稠，或痰中带血，或咳脓血腥臭痰，发热，胸痛，口渴，便秘溲赤，舌红苔黄腻，脉滑数 |
| | 痰浊阻肺 | 痰浊内阻，肺失肃降 | 咳嗽气喘，痰多色白而黏，易于咳出，胸闷，喉中痰鸣，甚则不能平卧，舌淡苔白腻，脉滑 |
| | 大肠湿热 | 湿热蕴结大肠，传导失职 | 腹痛，泄泻秽浊，或下利脓血，里急后重，肛门灼热，小便短赤，或发热，口渴，舌红苔黄腻，脉滑数 |

### （三）脾与胃病辨证

脾主运化，主统血，主肌肉和四肢，开窍于舌，其华在唇；胃主受纳和腐熟水谷。脾的病变主要反映在运化功能的失常和统摄血液功能的障碍，以及水湿潴留，清阳不升等方面，常见腹胀、腹痛、腹泻、便溏、出血等症状。

胃的病变则主要表现在和降失常，胃失和降，胃气上逆等方面，常见胃脘痛、呕吐、嗳气、呃逆等症。

脾胃病证皆有虚实之分，脾病以虚证居多，多因饮食、劳倦、思虑过度所伤；胃病以实证居多，多由饮食内伤，或误食不洁之品，或寒邪、热邪内犯所致。

脾与胃病辨证见表 3-8。

表 3-8　脾与胃病辨证

| | 证型 | 病因病机 | 主要证候 |
|---|---|---|---|
| 虚证 | 脾气虚 | 脾气虚弱，运化失常，气血生化无源 | 面色萎黄，肌肉消瘦，身倦乏力，少气懒言，食少腹满，便溏，舌淡苔白，脉缓弱 |
| | 脾气下陷 | 中气不足，气虚下陷 | 子宫脱垂，脱肛，胃下垂或其他内脏下垂，面色萎黄，头昏眼花，体倦乏力，少气懒言，少腹坠胀，食少腹胀，舌淡苔白，脉缓弱 |
| | 脾不统血 | 脾气虚弱，气不摄血 | 面色苍白，体倦乏力，少气懒言，食少腹满，便血、尿血、紫斑或妇人月经过多，崩漏及其他出血症，舌淡，脉细弱 |
| | 脾阳虚 | 脾阳虚损，阴寒凝滞 | 纳减腹胀，大便溏薄清稀，四肢不温，或脘腹隐痛，喜温喜按，或见面肢浮肿，小便不利，或妇人白带清稀而多，舌质淡嫩苔白滑，脉沉细或迟弱 |
| | 胃阴虚 | 胃阴不足，虚热内扰 | 口干唇燥，饥不欲食，干呕呃逆，胃痛嘈杂，大便干结，舌红苔少或无苔少津，脉细数 |
| 实证 | 寒湿困脾 | 寒湿困脾，运化失职 | 脘腹胀闷，不思饮食，口不渴，头重身困，面目四肢虚浮，大便溏泄，小便不利，舌淡胖苔白腻，脉濡缓 |
| | 湿热蕴脾 | 湿热内蕴，脾失健运 | 脘痞呕恶，纳差，口黏而甜，身重困倦，小便短黄，大便臭秽不爽，或面目肌肤发黄，黄色鲜明，舌红苔黄腻，脉濡数 |
| | 胃火炽盛 | 胃火熏灼，腐熟太过，失于和降 | 胃脘灼热疼痛，渴喜冷饮，消谷善饥，泛酸嘈杂，呕吐，口臭，齿龈肿痛或溃烂出血，大便秘结，舌红苔黄，脉滑数 |
| | 食滞胃脘 | 宿食停滞，胃失和降 | 脘腹胀满或疼痛，嗳腐吞酸，厌食呕吐，矢气酸臭，大便秘结或泄泻，舌苔厚腻，脉滑 |
| | 寒凝胃脘 | 寒凝气滞，胃失和降 | 胃脘冷痛，受寒加重，得暖则缓，呃逆，呕吐清水，舌淡苔白滑，脉弦或迟 |

### （四）肝与胆病辨证

肝主疏泄，喜条达而恶抑郁，藏血，主筋，开窍于目，其华在爪。肝的病变主要表现在疏泄失常，血不归藏，筋脉不利等方面。由于肝开窍于目，故多种目疾都与肝有关。肝的病变较为广泛和复杂，如胸胁少腹胀痛、窜痛，情志活动异常，头晕胀痛，手足抽搐，肢体震颤，以及夜盲，月经不调，睾丸胀痛等，常与肝有关。

胆主贮藏和排泄胆汁，胆病常见口苦发黄、失眠和胆怯易惊以及消化异常等。

肝的病证有虚实之分，以实证多见，如风阳妄动，肝火炽盛，以及湿热寒邪犯扰等。胆的病证多表现为胆郁痰扰证及肝胆湿热证。

肝与胆病辨证见表 3-9。

表 3-9　肝与胆病辨证

| | 证型 | 病因病机 | 主要证候 |
|---|---|---|---|
| 虚证 | 肝血虚 | 肝血不足，头目、筋脉失养 | 眩晕耳鸣，视物模糊，两目干涩，夜盲，肢体麻木，筋脉拘挛，月经不调，面白无华，唇爪色淡，舌淡，脉细弱 |
| | 肝阴虚 | 肝阴亏虚，虚火内生，肝失濡养 | 眩晕耳鸣，视物模糊，两目干涩，胁肋隐痛，或手足蠕动，口干咽燥，五心烦热，潮热盗汗，舌红少津，脉细数 |
| 实证 | 肝气郁结 | 肝失疏泄，气机郁结 | 精神抑郁，易怒，胁肋胀痛或窜痛，胸闷，善太息，脘腹胀满，大便失调，或咽部梗阻感，或月经不调，痛经，或乳房胀痛，苔薄，脉弦 |
| | 肝火上炎 | 肝郁化热，循经上扰 | 头涨痛，眩晕，面红目赤，急躁易怒，口苦咽干，胁肋灼痛，耳鸣耳聋，尿黄便秘，或吐血衄血，舌红苔黄，脉弦数 |

续表

| 证型 | | 病因病机 | 主要证候 |
|---|---|---|---|
| 实证 | 肝胆湿热 | 湿热蕴结肝胆，疏泄失常或胆汁外溢 | 胁肋疼痛，发热口苦，恶心呕吐，纳呆腹胀，大便失调，小便黄短，或面目周身发黄，或见阴囊湿疹，或睾丸肿痛，或带下黄臭，外阴瘙痒，舌红苔黄腻，脉弦数 |
| | 肝阳上亢 | 肝肾阴虚，肝阳上亢 | 眩晕耳鸣，头目胀痛，面红目赤，急躁易怒，失眠多梦，腰膝酸软，头重脚轻，舌红绛，脉弦数 |
| | 肝风内动 — 肝阳化风 | 肝阳升动无制，化火生风，风痰窜络 | 眩晕欲仆，头胀痛，肢体麻木或震颤，舌体颤动，甚则突然昏倒，半身不遂，舌强不语，口眼㖞斜，舌红，脉弦细 |
| | 肝风内动 — 热极生风 | 高热伤津，筋脉失养 | 高热烦躁，神昏谵语，颈项强直，手足抽搐，两目上视，甚则角弓反张，舌红苔黄，脉弦数 |
| | 肝风内动 — 血虚生风 | 肝血亏虚，筋脉失养 | 眩晕耳鸣，视物模糊，面白无华，肢体麻木或震颤，肌肉瞤动或皮肤瘙痒，舌淡，脉细 |
| | 寒凝肝脉 | 寒凝气滞，肝脉不利 | 少腹胀痛，睾丸坠胀，遇寒加重，或阴囊冷缩，痛引少腹，舌苔白滑，脉弦迟 |
| | 胆郁痰扰 | 胆郁气滞，痰浊上扰 | 头晕目眩，口苦，恶心呕吐，虚烦不寐，易惊善恐，胸闷，舌淡苔白腻，脉滑 |

### （五）肾与膀胱病辨证

肾为先天之本，藏精，主骨生髓，主水，主纳气，开窍于耳及二阴，其华在发。肾的病变以虚证为主，主要反映在生长发育、生殖功能、水液代谢的异常方面，临床常见症状有腰膝酸软而痛、耳鸣耳聋、发白早脱、齿牙动摇、阳痿遗精、精少不育、女子经少经闭，以及水肿、小便异常等。

膀胱主贮存和排泄尿液。膀胱的病变主要为小便异常及尿液的改变，临床常见尿频、尿急、尿痛、尿闭以及遗尿、小便失禁等症。

肾与膀胱病辨证见表3-10。

**表3-10　肾与膀胱病辨证**

| 证型 | | 病因病机 | 主要证候 |
|---|---|---|---|
| 虚证 | 肾阳虚 | 肾阳虚损，温煦失司 | 面色㿠白，形寒肢冷，腰膝酸软，头晕耳鸣，神疲乏力，自汗，男子阳痿，女子不孕，舌淡苔白，脉沉弱 |
| | 肾气不固 | 肾气亏虚，封藏固摄失职 | 腰膝酸软，小便频数清长，或遗尿，或小便失禁，或尿后余沥不尽，夜尿多，滑精早泄，带下清冷，舌淡苔白，脉沉弱 |
| | 肾不纳气 | 肾气虚弱，气不归元，肾失摄纳 | 久病咳喘，气短喘促，呼多吸少，动则尤甚，咳逆汗出，四肢不温，面部虚肿，舌淡，脉虚无力 |
| | 肾阴虚 | 肾阴亏虚，虚热内扰 | 腰膝酸软，耳鸣耳聋，头晕健忘，失眠多梦，五心烦热，颧红盗汗，口干咽燥，发落齿摇，足跟痛，甚则男子遗精或不育，女子崩漏或经闭不孕，舌红少苔，脉细数 |
| 实证 | 膀胱湿热 | 湿热蕴结，气化失司 | 尿频，尿急，尿痛，尿道有灼热感，或小便困难，或余沥不尽，尿色浑浊，或尿血，或有砂石，小腹胀满，舌红苔黄腻，脉滑数 |

### （六）脏腑兼病辨证

脏腑兼病是指两个或两个以上脏腑相继或同时发病的复杂证候。脏腑兼病辨证见表3-11。

**表3-11　脏腑兼病辨证**

| 证型 | 主要证候 |
|---|---|
| 心肺气虚 | 心悸气短，咳喘少气，胸闷，自汗乏力，动则愈甚，面色苍白或暗淡，甚则可见口唇青紫，舌质暗淡或见瘀斑，脉细弱 |
| 心脾两虚 | 心悸健忘，失眠多梦，食少纳差，腹胀，便溏，倦怠乏力，面色萎黄，或皮下出血，妇人月经量多、色淡或经少、经闭，舌淡，脉细弱 |
| 心肾不交 | 虚烦失眠，心悸健忘，头晕耳鸣，腰膝酸软，梦遗早泄，五心烦热，潮热盗汗，舌红少苔，脉细数 |
| 肝肾阴虚 | 头晕目眩，视物模糊，耳鸣，胁痛，腰膝酸软，咽干，颧红，盗汗，五心烦热，男子遗精，妇女月经量少，舌红少苔，脉细数 |

续表

| 证型 | 主要证候 |
|------|---------|
| 肝脾不调 | 胁肋胀痛,善太息,情志抑郁或易怒,纳食减少,脘腹胀满,肠鸣,矢气多,大便不调,舌苔白,脉弦缓 |
| 肝胃不和 | 胸胁闷胀,烦躁易怒,胃脘胀痛,痛引两胁,嗳气吞酸,舌苔薄黄,脉弦 |
| 肝火犯肺 | 胸胁灼痛,咳嗽呛逆,痰黄稠不爽,甚则咳吐鲜血,急躁易怒,烦热,口干苦,眩晕目赤,舌红苔黄,脉弦数 |
| 脾肺气虚 | 久咳不已,气短乏力,痰多清稀,食欲减退,腹胀便溏,脉细弱 |
| 肺肾阴虚 | 咳嗽无痰或痰少,间或咳血,腰膝酸软,消瘦,骨蒸潮热,口干咽燥,盗汗,颧红,男子遗精、女子月经不调,舌红少苔,脉细数 |
| 脾肾阳虚 | 畏寒肢冷,腰膝酸软,面色㿠白或晦暗,少气懒言,体倦乏力,食欲不振,大便溏泄或五更泄泻,或面浮肢肿,腰以下为甚,甚则腹胀如鼓,舌质淡肿,脉沉弱 |

# 三、气血津液辨证

气血津液辨证,是运用气血津液理论,分析气、血、津液反映的各科证候的一种辨证诊病方法。

气血津液是脏腑功能活动的物质基础,同时,气血津液的生成及运行又有赖于脏腑的功能活动。在生理上气血津液和脏腑相互依赖,病理上必然也将相互影响。因此,气血津液的辨证应与脏腑辨证相互参照。

## (一)气病辨证

气病,是指脏腑经络气机失调的病证。气病临床常见的证候,可概括为气虚、气陷、气滞、气逆四种。

**1. 气虚证**　是指元气不足,气的推动、温煦、防御、固摄、气化等功能减退,或脏腑组织的功能活动减退所表现出不足、虚弱的证候。常由久病体虚,劳累过度,年老体弱等因素引起。

(1)临床表现　少气懒言,神疲乏力,头晕目眩,自汗,活动时诸症加剧,舌淡苔白,脉虚无力。

(2)辨证要点　以不足、虚弱的病证特点为辨证要点。

**2. 气陷证**　是指气虚无力升举,清阳之气下陷的虚弱证候。多由气虚证进一步发展而来,或劳累用力过度,损伤某一脏器所致。

(1)临床表现　头晕目眩,少气倦怠,久痢久泄,腹部有坠胀感,脱肛或子宫脱垂等,舌淡苔白,脉弱。

(2)辨证要点　以气虚证兼下坠的病证特点为辨证要点。

**3. 气滞证**　是人体某一脏腑经络的气机阻滞,运行不畅所表现的证候。多由情志不舒,或感受外邪,或阳气虚弱,温运无力等因素导致气机阻滞而成。

(1)临床表现　胸胁脘腹等部位胀闷,疼痛,部位不固定,症状时轻时重,按之无形。

(2)辨证要点　以胀闷疼痛,痛无定处为辨证要点。

## (二)血病辨证

血的病证表现很多,因病因不同有寒热虚实之别,本节只讲述血虚和血瘀两种临床常见类型。

**1. 血虚证**　是指血液亏虚,不能濡养脏腑、经络、组织而表现的虚弱证候。引起血虚的原因很多,或因先天禀赋不足;或因后天脾胃虚弱,生化乏源;或因各种急慢性出血;或思虑过度,暗耗阴血;或瘀血阻络,导致新血生化障碍;或大病、久病,伤精耗气,化血之源枯竭。

(1)临床表现　面白无华或萎黄,唇色爪甲淡白,头晕眼花,心悸失眠,手足发麻,妇女经血量少色淡,经期错后或闭经,舌淡苔白,脉细无力。

(2)辨证要点　以面色、唇甲淡白为辨证要点。

**2. 血瘀证**　是由于离开血脉的血液,未能及时排出或消散,停聚在某处,或血液运行障碍,壅积于经脉或脏器组织内,呈凝滞状态,进而产生的证候。形成血瘀证原因主要有:跌仆外伤及其他原因造成血液流溢脉外，不能及时排出和消散；气滞引起血运不畅或气虚无力推动血行，以致血脉瘀滞；或寒邪凝滞血脉。

（1）临床表现　痛如针刺刀割，痛有定处，拒按，常在夜间加剧。肿块在体表者，色呈青紫；在腹内者，紧硬推之不移，称为癥积。可见面色黧黑，或肌肤甲错，或唇甲紫暗，或皮下紫斑，或腹部青筋外露，或下肢筋青胀痛等。妇女常见经闭。舌质紫暗，或见瘀斑瘀点，脉细涩。

（2）辨证要点　以疼痛固定，肿块，舌脉改变为辨证要点。

### （三）津液病辨证

津液病辨证，主要是分析、判断疾病中有无津液亏虚或水液停聚的证候存在的辨证方法。

**1. 津液亏虚证**　是由于体内津液不足，脏腑、组织、官窍失去津液的滋润濡养和充盈所表现的证候。多由燥热灼伤津液，或因汗、吐、下及失血耗损津液过多等所致。

（1）临床表现　口燥咽干，唇燥而裂，皮肤干枯无泽，渴欲饮水，小便短少黄，大便干结，舌红少津，脉细数。

（2）辨证要点　以各脏腑组织官窍干燥，缺少津液为辨证要点。

**2. 水液停聚证**　是指水液的输布、排泄失常引起的水液停聚形成病理产物所表现出来的病证。凡外感六淫，内伤脏腑皆可导致本证发生。

（1）临床表现　水肿，或先见于面睑，或先起于下肢，甚或全身皆肿，按之凹陷不起，伴见小便短少，舌苔润滑，脉濡缓。

（2）辨证要点　以水湿停聚为辨证要点。

## 四、其他辨证

中医在临床诊疗过程中，除有八纲辨证、脏腑辨证、气血津液辨证外，还会结合六经辨证、卫气营血辨证、三焦辨证等方法。

### （一）六经辨证

六经辨证是将外感病发生发展过程中所表现的与经络、脏腑相关的不同证候，以阴阳为总纲，归纳为三阳病（阳明病、太阳病、少阳病）和三阴病（太阴病、厥阴病、少阴病）两大类，分别从正邪斗争关系，病变所居部位，病势进退缓急等方面阐述外感病各阶段的病变特点，并指导治疗的一种辨证方法。六经辨证，主要以经络、脏腑病变为病理基础，其中，三阳病以六腑病变为基础，三阴病以五脏病变为基础。

### （二）卫气营血辨证

卫气营血辨证是诊治外感温热病的辨证方法，它将外感温热病发展过程中呈现的不同病理阶段，分为卫分证、气分证、营分证、血分证四类，用以说明病位深浅，病情轻重，传变规律，并指导临床治疗。卫分证、气分证、营分证、血分证四类病证在病位上呈现出层层递进的特点，温热病邪由卫分入气分，再入营分、血分，提示病情逐渐加重。卫分证主表，邪在肺与皮毛；气分证主里，病在胸、膈、胃、肠、胆等脏腑；营分证表示邪热已入心营，病在心与包络；血分证则表明邪热已内陷心、肝、肾，将致耗血、动血。

卫、气、营、血四个不同阶段的证候类型见表 3-12。

表 3-12　卫气营血辨证

| 证型 | 病因病机 | 主要证候 |
|---|---|---|
| 卫分证 | 温热病邪侵袭肌表，肺卫失宣 | 发热，微恶风寒，口微渴，头痛，咳嗽，咽喉疼痛，舌边尖红苔薄，脉浮数 |
| 气分证 | 卫气证不解，邪热内传入里或温热病邪直入气分 | 发热，不恶寒反恶热，口渴，苔黄。若见大热，大汗，大渴，喜冷饮，面赤，心烦，舌红苔黄燥，脉洪大，为气分热盛；若见日晡潮热，大便秘结，腹满硬痛，拒按，舌苔黄燥，脉沉实，为热结肠道 |

| 证型 | 病因病机 | 主要证候 |
|---|---|---|
| 营分证 | 温热之邪内陷心营，势伤营阴，心神被扰 | 身热夜甚，口干不欲饮，心烦不寐或神昏谵语，斑疹隐隐，舌红绛，脉细数 |
| 血分证 | 温热之邪深入血分，动血耗血、瘀热内阻 | 身热，躁扰不安，神昏谵语，出血（吐血、衄血、便血、尿血、斑疹），舌质深绛而干，脉数；或兼见两目上视，牙关紧闭，手足抽搐，颈项强直，角弓反张，舌红绛，脉弦数；或见面色浮红，口咽干燥，昏沉欲睡，手足蠕动，或时而抽搐，心悸不宁，舌红少津，脉虚细数 |

### （三）三焦辨证

三焦辨证是外感温热病辨证纲领之一，是清代吴鞠通依据三焦部位所属脏腑组织的不同，将外感温热病的证候归纳为上、中、下三焦病证，用以阐释三焦所属脏腑在温热病过程中的病理变化、证候表现及传变规律，并指导治疗的一种辨证方法。上焦病证主要包括手太阴肺经和手厥阴心包经的病变；中焦病证主要包括手阳明大肠经、足阳明胃经和足太阴脾经的病变；下焦病证主要包括足少阴肾经和足厥阴肝经的病变。

# 第4节　防治（护）原则

## 一、预　防

预防，是指采取一定的措施，防止疾病的发生与发展，是"治未病"思想的重要体现，强调"防患于未然"。所谓治未病，可以概括为未病先防、既病防变两方面的内容。

### （一）未病先防

未病先防，是指在疾病未发生之前，采取各种预防措施，防止疾病的发生。中医学认为，疾病的发生，是正邪斗争的结果。"正气存内，邪不可干"，邪气是导致疾病发生的重要条件，而正气不足是疾病发生的内在原因和依据。因此要做到未病先防，一是要提高人体正气抗邪能力，二是要防止病邪侵害。

**1. 提高正气抗邪能力**　人体正气的强弱，与体质相关，因此，通过各种方法增强体质，可以提高正气的抗邪能力，并延年益寿，主要包括以下几个方面：

（1）顺应自然　中医认为人与自然界是一个统一的整体，提出了"天人相应"的理论，即天有所变人有所应。自然界的种种变化，都会影响人体的生命活动。随着自然界一年四季变化，人的生理活动也应随之而变化，以顺应自然。正如《黄帝内经》中所言："故智者之养生也，必顺四时而适寒暑。"

（2）调摄情志　人体精神情志活动，与人体的生理、病理变化密切相关。不良的精神情志刺激，可导致人体气机运行障碍，脏腑功能失调而发病，在疾病的过程中，情绪波动或突然的精神刺激，又可导致疾病的复发或加重。因此，避免不良精神因素的刺激和过度的情绪波动，保持乐观的精神、舒畅的心情，对防止疾病的发生及促进健康有着非常重要的积极意义。正如《黄帝内经》所说："恬淡虚无，真气从之，精神内守，病安从来。"

（3）起居有常　主要是指人们起居作息、日常生活各方面应有一定的规律并合乎自然界和人体的生理常度，如起居要顺应四时气候变化，注意冷暖，避免受凉。如生活规律破坏，起居失调，则精神紊乱，脏腑功能损坏，身体各组织器官都可产生疾病。

（4）饮食有节　强调饮食必须定时、定量、有规律，避免过饥、过饱、暴饮暴食的饮食习惯。

（5）坚持锻炼　运动可加速血液流通、促进气机调畅、脾胃健运，增强机体的抗病能力，减少或防止疾病的发生。早在春秋战国时期，人们就已用"导引术"和"吐纳术"来防治疾病，汉代华佗创造了

"五禽戏"，后又有太极拳、八段锦、易筋经等多种健身方法，可达到增强体质，预防疾病的目的。

**2. 防止病邪侵害** 病邪是发病的重要条件，因此除了强健体魄，增强体质外，防止病邪的侵害也很重要。因此，应顺时避害，以防止病邪侵犯，避免或减少疫病的流行。如季节变化之时，适时增减衣物，适应寒暑变化，防止六淫侵袭；讲究卫生，保护环境，防止空气、水源和食物的污染；注意患者的消毒隔离，以避其传染。在日常生活中，避免外伤和虫兽伤，及时杀灭狂犬，驱除蚊虫、蛇鼠、虫害等。

### （二）既病防变

既病防变，是指疾病已经发生后，应进行早期诊断，早期治疗，防止疾病进一步的发展和传变。既病防变是治疗上的预防措施。但疾病发生后，一般都是由浅入深，并由这一脏腑传至另一脏腑。所以，疾病发生后，应早期诊断，早期治疗，以防止疾病的发展。《金匮要略》中"见肝之病，知肝传脾，当先实脾"的传变与防治规律，就是古代医家既病防变法则的具体应用。

**1. 早期诊治** 疾病初期，病情较轻，正气未衰，早期诊治，可防止病邪深入而加重病情。倘若不及时治疗，病邪就会由表入里，病情加重，侵犯内脏，耗伤正气，甚至导致病情危重。因此既病之后，就要争取时间及早诊治，防微杜渐。另外，有些疾病在发作前，会有一些预兆出现，如能及时发现这些预兆，及早进行正确治疗，则可防止疾病进一步恶化。如中风病发前会有头目眩晕，手指麻木，口眼和肌肉不自主地跳动等预兆，必须重视防治，以免酿成大患。

**2. 控制传变** 传变，是指脏腑组织病变的转移变化，即由一个脏（腑）传到另一个脏（腑）的过程，又称传化。不同的疾病有不同的传变途径与发展规律。外感热病多按六经传变、卫气营血传变或三焦传变；内伤杂病多以五行生克制化规律传变及经络传变。在辨证施护中，应根据不同疾病的传变途径与发展规律，做好观察与预防，给予适宜的护理，先安未受邪之地，将疾病控制在早期阶段。

## 二、治 护 原 则

> 📎 **链 接** 痛经的标本辨证施护
>
> 痛经是很多青春期女生的困扰，行经前后或月经期出现下腹疼痛、坠胀，伴腰酸或其他不适，严重影响学习生活。日常生活中常用一些药物快速止痛，实为治标之法。痛经在中医学辨证中有气滞血瘀、寒凝经脉、湿热下注、气血亏虚等多种类型，不能简单止痛，而是通过辨证，找准病因病机所在，分别采用行气活血、温经散寒、清热燥湿、补益气血等方法进行治疗。这就是"治病求本"的意义所在。

治护原则，是护理疾病的基本原则，是在整体观念和辨证论治的指导下确定的护理总则。

### （一）治病求本

标和本，是疾病发生发展过程中各种矛盾的主次关系。一般而言，"本"代表着疾病过程中起主要作用和占重要地位的方面；"标"则代表着疾病过程的"本"所导致或处于次要地位的方面。在疾病的发展变化过程中，由于有标本主次和轻重缓急的不同，因而护理上就有先后缓急之分，有急则护标、缓则护本及标本同护三种。

**1. 急则护标** 是指在标病甚急，如不及时处理，可能会危及患者生命或影响本病的治疗时，采用的一种暂时性的护理措施。例如肾气虚的崩漏大出血患者，尽管是肾气虚为本，血崩为标，但应紧急采取措施，先止血以治标，待血止后再补肾益气治其本。

**2. 缓则护本** 是指在病情相对较缓的情况下，针对疾病本质而采取的护理措施。如肺痨患者多为肺肾阴虚之咳嗽，其肺肾阴虚为本，咳嗽是标，此时标病不至于危及生命，护理上应采用滋阴润肺的疗护措施以护其本，待其本（肺肾阴虚）得以纠正后，其标（咳嗽）则自然得以缓解消失，从而达到治愈的目的。

**3. 标本同护**　是指在标病本病并重，且难分主次缓急时，应标本兼顾同时治护。如实热内结，阴液耗损所致的便秘，表现为面赤身热，腹满硬痛，大便干结不通，渴喜冷饮，口臭，舌红苔黄燥。标本俱急，应选用具有清热滋阴的方药进行标本兼护，通过清泻内结之实热以存其阴津，滋养耗伤之阴津以通其秘结。

### （二）扶正祛邪

任何疾病都是正气与邪气双方相互斗争的过程。邪正斗争的力量盛衰变化，对于疾病的发生、发展和转归，有着重要的影响，邪胜于正则病进，正胜于邪则病退。扶正祛邪的护理原则，就是采取一定的护理措施，改变邪正双方的力量对比变化，使疾病向着痊愈方向转化，从而使机体早日得到康复。所以扶正祛邪是指导治疗疾病的一个重要原则。

**1. 扶正**　即扶助正气，提高机体的抗病能力，以祛邪外出，适用于各种虚证。凡能益气、养血、滋阴、壮阳的护理措施均属于扶正法，如指导患者打太极拳、练气功、食疗等护理措施，可增强体质，提高正气，促进患者康复。

**2. 祛邪**　即祛除体内的邪气，达到邪去正复的目的，适用于各种实证。临床上根据不同病情所采取的清热、发汗、活血、化瘀、涌吐、攻下、消食等护理方法，均属于祛邪法，如热证患者食用凉性食物和采取汤药凉服的护理措施，伤食患者服用山楂片、萝卜等消食理气的食物等。

### （三）三因制宜

三因制宜，即因时、因地、因人制宜，根据患者的体质、性别、年龄以及季节气候、地域的不同而制定相适宜的护理措施。由于疾病的发生发展变化受时令气候、地理环境、患者个体因素等影响，因此护理疾病时，要根据当时的季节、环境、人的体质、性别、年龄等具体实际情况，制定适当的护理方案。

**1. 因时制宜**　即根据不同的季节气候特点来确定适宜的护理原则。不同季节有不同的气候特征，如春季多风，夏季炎热，秋季燥邪为主，冬季寒冷，因此不同季节的治疗护理均需考虑季节气候特点。如同为外感风寒表证，夏天人体腠理疏松，容易汗出，辛温发汗药用量要少，以防汗出过多而耗气伤津，护理应注意观察汗出情况，并重视补充津液，清热降暑；冬天人体腠理致密，辛温发汗药用量可适当增加，以使邪从汗解，并重视防寒保暖，饮食热粥以助汗出等。

**2. 因地制宜**　是指根据不同的地域环境特点来确定护理措施。不同地区的地理环境、气候变化，对人体的生理活动、病理变化的影响也不同，因此在临床护理上也应做相应的调整。如西北高原地区，气候严寒，人们腠理闭塞，病多风寒，用药以辛温解表为主，如麻黄、桂枝等，且用量较重；东南沿海地域，气候温暖潮湿，人们腠理疏松，病多湿热，清热利湿药可适当重用，如外感风寒，也应以防风、苏叶等辛温发汗力较弱之品，慎用麻黄、桂枝等辛温发汗力较强的解表药。

**3. 因人制宜**　是根据患者的年龄、性别、体质、生活习惯和病情等不同因素，制定相应的护理措施。

（1）年龄　年龄不同，其生理状况和病变特点亦不同。如老年人生机减退，气衰血少，患病多为虚证或虚中夹实，治疗宜补慎攻；小儿生机旺盛，脏腑娇嫩，气血未充，患病后易寒易热，易虚易实，病情变化较快，用药宜轻，慎补慎攻。

（2）性别　男女性别不同，各有其生理病变特点。妇女有经带胎产诸疾；男子有阳痿、早泄、遗精等病，治疗和护理应有区别。

（3）体质　人的体质有强弱、寒热之别。体质强者，患病多为实证，攻邪药量宜重；体质弱者，患病多为虚证，祛邪药量宜轻。阳盛阴虚偏热之体，慎用温热药；阴盛阳虚偏寒之体，慎用寒凉药。

所以因时、因地制宜强调了自然环境对人体的影响，因人制宜则强调了个体不同对治疗的影响。三因制宜的治疗原则，充分体现了中医治病的整体观、恒动观和辨证论治精神在实际应用中的原则性及灵活性。只有全面、动态地看问题，具体情况具体分析，因时、因地、因人制宜，确定正确的治疗原则和方法，才能取得理想的治疗和护理效果。

### （四）调整阴阳

阴阳失调是疾病的基本病机。调整阴阳，是指纠正疾病过程中机体阴阳的偏盛偏衰，损其有余、补其不足，恢复人体阴阳的相对平衡。

**1. 损其有余** 是针对阴阳偏盛的实证而采取的"实则泻之"的护理原则。如阳热亢盛的实热证，根据"热者寒之"的原则，可食用寒凉性的食物以辅助泻热，即采取清泻阳热法治疗。阴寒内盛的实寒证，根据"寒者热之"的原则，可食用温热性的食物以辅助祛寒，即采取温散阴寒法治疗。

**2. 补其不足** 是针对阴或阳虚损不足的虚证而采取"虚则补之"的护理原则。如阴虚者宜食用养阴生津的食物，阳虚者宜食用温补祛寒的食物，气血亏虚者，宜食用补气养血的食物。阴虚则滋阴，阳虚则补阳，阴阳两虚则阴阳双补。

### （五）调理气血

气和血都是构成人体和维持人体生命活动的基本物质。气与血有着密切的关系，气能生血、行血、摄血，故称"气为血之帅"，血能载气、养气，故称"血为气之母"。疾病过程往往伴有气血失调的病理变化。调理气血就是针对气血失调的病理变化而确立的治疗原则。

**1. 调气** ①补气：适用于气虚证。脾胃为气血生化之源，因此补气的重点是补脾胃之气。②调理气机：适用于气机失调等病证。顺应脏腑气机的升降规律，如脾气主升，胃气主降。肝宜升发，肺宜肃降。调理气机紊乱的病理状态，气滞则疏、气陷则升、气逆则降、气脱则固、气闭则开。

**2. 调血** ①补血：适用于血虚证。脾胃为气血生化之源，气能生血，因此补血的重点是补脾胃及补气生血。②调理血行：根据血液运行出现的病理变化进行调理。血瘀则化，血寒则温，血热则凉，出血则止。

**3. 气血双调** ①气血双补：适用于气血两虚证。②行气活血：适用于气滞血瘀证。③益气摄血：适用于气虚不能摄血所致的出血证。

### （六）调治脏腑

疾病在发生、发展过程中，往往会出现脏腑阴阳气血失调和脏腑的功能紊乱。因此调治脏腑，就成为中医治疗疾病的一项基本原则。

**1. 调理脏腑阴阳气血** 通过补虚泻实恢复脏腑阴阳气血的平衡。即根据脏腑病理变化，或虚或实，或寒或热，予以虚则补之，实则泻之，寒者热之，热者寒之。

**2. 顺应脏腑的生理功能** 根据脏腑的阴阳五行属性，气机升降出入规律等生理特性不同，在调理脏腑时，须顺应脏腑的生理特性而治，以恢复脏腑的生理功能。如脾胃属土，脾为阴土，阳气乃损，胃为阳土，阴气乃伤；脾喜燥恶湿，胃喜润恶燥；脾气主升，以升为顺，胃气主降，以降为和。故治脾常宜甘温之剂以助其升运，而慎用阴寒之品以免助湿伤阳，治胃常用甘寒之剂以通降，而慎用温燥之品以免伤其阴。

**3. 调理脏腑关系** 人体是以五脏为中心的一个有机整体，在结构上不可分割，在生理上互相为用，在病理上也相互影响。所以在治疗脏腑病变时，不能单纯考虑一个脏腑，而应从整体观念出发，注意调整脏腑之间的关系。调理好脏与脏、脏与腑、腑与腑的协调关系。因此，调整脏腑就是在治疗脏腑病变时，既要考虑一脏一腑之阴阳气血失调，更要注意调整各脏腑之间的关系，使之重新恢复平衡状态。

*考点：中医治护原则*

## 自 测 题

### A1 型题

1. 既是病理产物，又是致病因素的是（　　）
   - A. 六淫
   - B. 七情
   - C. 瘀血
   - D. 饮食
   - E. 劳逸

2. 关于暑邪的性质和致病特点，正确的是（　　）
   - A. 暑性收引
   - B. 暑为阴邪，易伤阳气
   - C. 暑性善行数变
   - D. 暑性升散，伤津耗气
   - E. 暑性黏滞

3. 关于寒邪的性质和致病特点，正确的是（　　）
   - A. 寒为阳邪，其性炎上
   - B. 寒性趋下
   - C. 寒性凝滞，主痛
   - D. 寒性主动
   - E. 寒为百病之长

4. 关于风邪的性质和致病特点，正确的是（　　）
   - A. 风性趋下
   - B. 风性伤津耗气
   - C. 风性善行数变
   - D. 风性重浊
   - E. 风性收引

5. 六淫中最易困脾的是（　　）
   - A. 风邪
   - B. 暑邪
   - C. 火邪
   - D. 湿邪
   - E. 寒邪

6. 六淫中能使气血凝结，阻滞不通导致疼痛的是（　　）
   - A. 风邪
   - B. 寒邪
   - C. 暑邪
   - D. 湿邪

   - E. 火邪

7. 导致疾病发生的最基本病机是（　　）
   - A. 阴阳失调
   - B. 后天失养
   - C. 先天不足
   - D. 外邪侵袭
   - E. 饮食失宜

8. 下列哪项属于正常舌象（　　）
   - A. 舌红起刺
   - B. 舌面光滑
   - C. 舌苔白腻
   - D. 舌苔薄白
   - E. 舌下络脉怒张

9. 脏腑在舌面上的分部，一般认为舌中属（　　）
   - A. 肾
   - B. 肝胆
   - C. 心肺
   - D. 脾胃
   - E. 三焦

10. 下列各项，属于中医护理基本特点的是（　　）
    - A. 辨证施护
    - B. 因人而异
    - C. 因地而异
    - D. 因时而异
    - E. 标本兼护

11. 论治施护的主要依据是（　　）
    - A. 病
    - B. 病位
    - C. 病性
    - D. 病因
    - E. 辨证的结果

12. 八纲辨证是指阴阳、寒热、虚实和（　　）
    - A. 浮沉
    - B. 盛衰
    - C. 表里
    - D. 正邪
    - E. 润燥

（伍梅芳　林　坚）

# 第4章
# 方药基础知识

## 第1节　中药基础知识

中药大部分来源于天然植物、动物和矿物，尤其以植物药居多，故古人习惯把中药称为"本草"。中药的基本知识的内容包括中药的四气五味、升降浮沉、归经、毒性等药性理论，中药的配伍、用药禁忌、剂量、用法，以及中药的分类和常用中药等。

### 一、中药的性能

中药的性能是指中药的性质和作用，是古人在长期的医疗实践中总结凝炼的成果，主要内容包括四气五味、升降浮沉、归经、毒性等。

#### （一）四气五味

**1. 四气**　又称四性，指药物具有寒、热、温、凉四种不同的药性，是从药物作用于机体所发生的反应概括出来的。寒凉药是指具有清热泻火、凉血解毒等作用的药物，属阴，常用于治疗热证、阳证，如干姜、附子、肉桂等。温热药是指具有温里散寒、补火助阳等作用的药物，属阳，常用于治疗寒证、阴证，如菊花、桑叶、金银花等。

对于寒热性质不明显的药物，因其药性平和、作用较缓，称为平性药。平性药在具体使用过程中仍会有偏于微温、微凉的不同，未超出四气的范围，故仍称四气，如天麻、甘草、山药等。

**2. 五味**　指药物具有酸、苦、甘、辛、咸五种药味，此外还有淡味和涩味。古人常将涩附于酸、淡附于甘以合五行配属关系，故仍称五味。五味最初是古人依据药物的真实滋味确定的，随着用药实践的发展，人们逐渐认识到作用推断药味的方法。五味的实际意义更在于反映药物的补、泄、散、敛等作用特性。

（1）辛　能散、能行，具有发散、行气、活血、化湿等作用，常用于表证、气滞证、血瘀证、湿阻证等，如麻黄、桂枝、细辛等。

（2）甘　能补、能缓、能和，具有补益、和中、缓急止痛、解毒等作用，常用于正气虚弱、脾胃不和等证及调和药性、中毒解救等方面，如党参、甘草、饴糖等。

（3）酸　能收、能涩，具有收敛、固涩的作用，常用于体虚多汗、肺虚久咳、久泻滑脱、遗精遗尿、崩漏带下等病证，如五味子、乌梅、金樱子等。

（4）苦　能泄、能燥、能坚，具有清热泻火、降逆止呕、通泻大便、燥湿祛湿、泻火存阴等作用，常用于实热证、热结便秘、寒湿证等，如栀子、黄柏、黄连等。

（5）咸　能下、能软，具有泻下通便、软坚散结的作用，常用于瘰疬、瘿瘤、热结便秘等病证，如海藻、芒硝、昆布等。

（6）淡　能渗、能利，具有利水渗湿的作用，常用于水肿、小便不利等病证，如茯苓、猪苓、薏苡仁等。

（7）涩　能涩、能止，具有收敛固摄的作用，与酸味药的作用相似，常用于虚汗、泄泻、尿频、遗精滑精等证。如龙骨、牡蛎、海螵蛸等。

## （二）升降浮沉

升降浮沉，是指药物在人体内作用的趋向性，升指上升，降指下降，浮指向外发散，沉指向内收敛。升浮药属阳，主向上、向外，具有升阳、解表、祛风、散寒、催吐、开窍等功效，用于治疗表证、泄泻、脱肛、窍闭神昏等病证；升浮药气属温、热，味属辛、甘、淡；升浮药大多为质地轻的花、叶类药。沉降药属阴，主向下、向内，具有清热泻火、泻下通便、降逆止呕、止咳平喘、利水渗湿等功效，用于治疗里热证、呃逆、喘咳、肝阳上逆、水肿等病证；沉降药气属寒、凉，味属苦、酸、咸；沉降药大多为质地重、种子、矿物类药。

药物的升降浮沉特性亦能因不同的炮制或配伍而发生改变，如酒制则升、姜炒则散、醋炒收敛、盐炒下行。如大黄性属沉降，可泻热通便，但经酒炒后，大黄则可清上焦火热；将少量升浮药配伍于大量沉降药中则药性能随之下降。

## （三）归经

归经是指药物对于机体某部位的选择性作用。归经表示药物的作用部位，即药物主要对某一经（脏腑及其经络）或某几经发生明显的作用。掌握药物的归经理论有助于更好地选择治疗不同病位的用药，如羌活善治太阳经（项部）头痛，葛根、白芷善治阳明经（前额）头痛，柴胡善治少阳经（两颞）头痛，吴茱萸善治厥阴经（巅顶）头痛。因此，相同功效的药物因归经不同，其作用部位也不同；而同一归经的药物，因其性味、升降浮沉不同，其治疗作用也不同。

## （四）毒性

药物的毒性，是指药物对机体的损害性，即毒性反应。广义的毒性是指药物的偏性，民间所谓"是药三分毒"就是指的这种偏性。狭义的毒性则指毒性药物的伤害性。确认中药的毒性，是安全用药的保证。《中华人民共和国药典》（2020 年版）将中药分为"大毒""有毒""小毒""无毒"四个等级，以指导毒性中药的临床合理使用。毒性反应与副作用不同，它对人体的危害性较大，甚至危及生命。临床上有毒药物的治疗剂量与中毒剂量比较接近，因而治疗用药时应严格把控用药剂量，以免引起中毒反应。无毒药物相对安全，但并非绝对不会引起中毒反应，药物毒性的有无、大小，还取决于剂量，剂量过大或服用时间过长也会产生中毒反应。因而在临床工作中要树立有毒观念、无毒用药的思想，以保证用药安全。

## 二、中药的基本用法

中药的用法，主要包括药物的配伍、用药禁忌、剂量等内容。掌握这些内容，对充分发挥药物的疗效和确保用药安全有着十分重要的意义。

## （一）配伍

配伍是指按照病情的不同需要和药物的不同性能，有选择地将两种及以上的药物配合使用。《神农本草经》将各种药物的配伍关系归纳为七个方面，称为"七情"，即单行、相须、相使、相畏、相杀、相恶、相反。

**1. 单行**　即只用一种药物治疗某种疾病。如独参汤，单用人参大补元气，补虚固脱。

**2. 相须** 即两种功效类似的药物配合应用，可增强其原有疗效。如石膏配知母，其清热泻火作用增强。

**3. 相使** 即以一种药物为主，另一药物为辅，两药合用，辅药能提高主药的疗效。如补气利水的黄芪与淡渗利湿的茯苓配合，茯苓能提高黄芪的益气利尿的作用。

**4. 相畏** 即一种药物的毒副作用能被另一种药物所抑制。如半夏畏生姜，即生姜可抑制生半夏的毒副作用。

**5. 相杀** 即一种药物能够消除另一种药物的毒副作用。如绿豆杀巴豆毒，即绿豆能消除巴豆的毒副作用。相畏和相杀没有质的区别，是统一配伍关系的两种不同提法。

**6. 相恶** 即一种药物能破坏另一种药物的功效。如人参恶莱菔子，因莱菔子能削弱人参的补气作用。

**7. 相反** 即两药合用后，能产生剧烈的毒副作用。如甘草反甘遂，这两种药物合用能产生毒性，具体可见用药禁忌中的"十八反""十九畏"。

以上配伍关系中，相须、相使可起到协同和增效作用，提高疗效，是临床常用的配伍关系。相畏、相杀能减轻或消除药物的原有毒副作用，是使用毒性或峻烈药时的配伍方法。相恶、相反是中药配伍用药禁忌，应避免配用。

### （二）用药禁忌

中药的用药禁忌主要包括配伍禁忌、妊娠禁忌、证候禁忌、服药禁忌。

**1. 配伍禁忌** 指某些药物配合使用会产生剧烈的毒副作用或降低和破坏药效，即相恶、相反的关系，应避免配用。古人将其总结为"十八反"和"十九畏"。

十八反：甘草反甘遂、大戟、海藻、芫花；乌头反半夏、瓜蒌、贝母、白蔹、白及；藜芦反人参、西洋参、党参、丹参、玄参、沙参、苦参、细辛、芍药。

十九畏：硫黄畏芒硝，水银畏砒霜，狼毒畏密陀僧，巴豆畏牵牛子，丁香畏郁金，川乌、草乌畏犀角（现禁用），牙硝畏三棱，肉桂畏赤石脂，人参畏五灵脂。

**2. 妊娠禁忌** 指易对母体、胎儿及产程产生损害的药物。妊娠禁忌药分为禁用和慎用两大类。禁用药主要是指毒性强、药性作用峻猛、堕胎作用较强的药物，属于绝对禁用，如巴豆、牵牛子、水蛭、莪术、大戟、斑蝥、水银等。慎用药主要是指具有活血祛瘀、行气破滞、攻下通便及辛热滑利等作用的部分药物，如桃仁、红花、乳香、没药、大黄、枳实、附子、干姜等。妊娠禁用的药物绝对不能使用，慎用的药物可根据病情的需要斟酌使用。

**3. 证候禁忌** 指某些病证应避免使用某种药物。如寒证要避免使用寒凉药，热证要避免使用温热药。

**4. 服药禁忌** 指服药期间对某些食物的禁忌，又称忌口。一般服药期间应忌食生冷、辛热、油腻、腥膻、有刺激性的食物。此外，根据病情的不同，饮食禁忌也有所区别，如热证，应忌食辛辣、油腻、煎炸的食物；脾胃虚弱者，忌食油炸黏腻、寒冷固硬的难消化食物。

*考点：中药的配伍与禁忌*

### （三）剂量

中药的剂量，主要是指单味药的成人一日用量。现在我国对中药生药计量采用公制，即 1kg=1000g。中药剂量的确定，要在安全、有效的基础上，考虑药物性质、药物配伍、个体情况和季节地域等影响因素。除毒性药、峻烈药、精制药及某些贵重药外，一般中药常用内服剂量为 3～10g，部分药物常用量较大，剂量为 15～30g，新鲜药物常用量为 30～60g。

### （四）中药煎煮法

汤剂是中药最常见的剂型，正确煎煮中药是保证疗效的关键。因此，医护人员需指导患者及其家属掌握正确煎煮方法。

**1. 煎煮器具** 以带盖的砂锅、瓦罐、陶瓷罐为佳。其次也可用搪瓷、不锈钢、玻璃器皿代替。切忌用铜、铁、铝等制成的器具。

**2. 煎煮用水** 多为饮用水，以水质纯净、杂质和矿物质含量少为原则。煎药加水适量，第一煎加水超过药面 3～5cm 为宜，第二煎加水超过药面 2～3cm 为宜。

**3. 药物浸泡** 煎药前药物用冷水浸泡，有利于有效成分的充分析出。一般以浸泡 30～60min 为宜。

**4. 煎煮火候** 火候是指火力的大小与火势急慢。急火又称武火，慢火又称文火。以先武火后文火为原则，即未沸前用武火，沸后用小火保持微沸状态。煎煮火候的控制，主要取决于药物的性质和质地。

**5. 煎药时间** 见表 4-1。

表 4-1　中药煎煮时间表

| 药物种类 | 第一煎于沸后煎煮时间 | 第二煎于沸后煎煮时间 |
| --- | --- | --- |
| 一般药 | 30min | 25min |
| 解表药 | 20min | 15min |
| 滋补药 | 60min | 55min |

**6. 煎煮次数** 一剂药一般煎两次。

**7. 特殊煎煮法** 一般药物可同时入煎，部分药物由于性质、性能及临床用途、所需煎煮时间不同，入药方法也不同。

（1）先煎　矿物、贝壳类药物如石膏、磁石、石决明、牡蛎等，因其有效成分不易煎出，应先煎 30min 左右，再与其他药物同煎；有毒的药物如川乌、草乌、附子、天南星等，久煎可降低毒性，宜至少先煎 30min 后再加入其他药同煎，以确保用药安全。

（2）后下　气味芳香类的药物，为防其有效成分挥发，宜在其他药物煎煮结束前 5～10min 放入，如薄荷、藿香、砂仁、豆蔻、沉香等。

（3）包煎　有绒毛、粉末类、颗粒细小的药物，如旋覆花、滑石、辛夷等，为防药物刺激咽喉，应包煎；淀粉含量较多或易成糊状的药物，如蒲黄、海金沙、车前子等，为防煎煮时糊锅，应包煎。

（4）另煎　贵重药材应单独煎煮以免有效成分被其他药渣吸附，造成浪费，如人参、西洋参、燕窝等。

（5）烊化　胶类或黏性强而易溶化的药物应单独溶化后再兑入其他药汁服用，以防糊锅和影响他药有效成分煎出，如阿胶、鹿角胶、饴糖、蜂蜜等。

（6）冲服　部分不耐高温且又难溶于水的贵重药物可研成粉末或汁液性的药物，用煎好的药液或开水冲服，如三七粉、珍珠粉、竹沥等。

（7）泡服　某些挥发性强、有效成分易溶于水的药物，不需煎煮，泡服即可，如胖大海、番泻叶、菊花等。

*考点：汤剂的煎法*

**（五）中药的服药方法**

口服，是临床使用中药的主要途径。口服给药的治疗效果，除受剂型等因素的影响外，还与服药时间、服药量、服药温度等有关。

**1. 服药时间** 适时服药是合理用药的重要方面，具体服药时间应根据胃肠的状况、病情需要及药物特性来确定。一般药物宜在饭后半小时后服用。驱虫药、攻下药、峻下逐水药宜在清晨空腹服用；滋补药、健胃药、制酸药宜在饭前服用；消食药、对胃有刺激的药宜在饭后服用；安神药、润肠通便药宜在睡前服药；平喘药、截疟药宜在发作前 2 小时服用；急性病、热性病，因发病较急，要及时多次给药，必要时频服，维持药力。

**2. 服药量** 中药汤剂常规每日 1 剂，每剂分 2～3 次服用，间隔 4～6 小时为宜；病情急重者，可每隔 4 小时服药一次，昼夜不停，使药力持续。应用药力较强的药如发汗药、泻下药时，服药应适可而止，以得汗、得下为度，以免汗、下太过，损伤正气。呕吐患者宜小量频服，避免加重呕吐症状。小儿因脏腑娇嫩而不胜药力，应根据要求和年龄酌情减量。

**3. 服药温度** 可分为温服、热服和凉服。温服是指将煎好的汤剂放温后服用，或中成药用温的开水、酒、药汁等送服的方法，一般汤剂以温服为宜。热服是指将煎好的汤剂趁热服用，或中成药用热开水送服的方法，一般适用于理气、活血、化瘀、解表、补益类药。凉服是指将煎好的汤剂放冷后服用，或中成药用凉开水送服的方法，一般适用于清热、祛暑、收敛、止血类药。

考点：中药的服药方法

## 三、中药的基本分类及常用中药

### （一）解表药

凡以发散表邪、治疗表证为主要功效的药物，称为解表药。本类药物性质轻宣疏散，主归肺、膀胱经，具有发汗解表的功效，故中病即止，切勿过量服用，以免发汗太过而耗伤津液。解表药根据药性及功效主治差异，可分为以下两类。

**1. 辛温解表药** 本类药物性味多属辛温，以发散肌表风寒邪气为主要作用。适于外感风寒表证，症见恶寒发热，无汗或汗出不畅，头身疼痛，鼻塞流涕，口不渴，舌苔薄白，脉浮紧等。常用药物：麻黄、桂枝、荆芥、防风、羌活、细辛、白芷等。

**2. 辛凉解表药** 本类药物性味多辛苦而偏寒凉，以发散风热为主要作用，发汗作用较缓和。适于风热感冒及温病初起邪在卫分，症见发热，微恶风寒，咽干口渴，头痛目赤，舌边尖红，苔薄黄，脉浮数等。常用药物：薄荷、牛蒡子、蝉蜕、桑叶、菊花、葛根、柴胡等。

### （二）清热药

凡以清解里热，治疗里热证为主的药物，称为清热药。本类药物性质寒凉，易伤脾胃，不可久服，脾胃虚弱者慎用。清热药根据功效及其主治的差异，可分为以下五类。

**1. 清热泻火药** 本类药物性味多苦寒或甘寒，清热力强，治疗火热较盛的病证，主要以清泄气分邪热为主，适于热病邪入气分，症见高热，口渴，汗出，烦躁，甚或神昏谵语，舌红苔黄，脉洪数实等里热炽盛表现。常用药物：石膏、知母、天花粉、栀子、夏枯草等。

**2. 清热燥湿药** 本类药物性味苦寒，除清热外，更善燥湿，主要用于湿热证。因湿热所侵肌体部位不同，临床症状各异，如湿热黄疸、湿热泻痢、湿热带下、湿疹、湿疮等。常用药物：黄芩、黄连、黄柏、龙胆等。

**3. 清热解毒药** 本类药物性质寒凉，具有清解火热毒邪的作用。适用于痈肿疮毒、丹毒、瘟毒发斑、咽喉肿痛、热毒下痢、虫蛇咬伤以及其他急性热病等。常用药物：金银花、连翘、蒲公英、板蓝根、射干、白头翁、败酱草等。

**4. 清热凉血药** 本类药物多苦寒或咸寒，偏入血分以清热，多归心、肝经。主要用于营分、血分等实热证，如热入营分所致舌绛、身热夜甚、心烦不寐、脉细数，甚至神昏谵语、斑疹隐隐，以及其他疾病引起的血热出血证。常用药物：生地黄、玄参、牡丹皮、赤芍等。

**5. 清虚热药** 本类药物药性寒凉，主入阴分，可清虚热、退骨蒸。主要用于肝肾阴虚所致的骨蒸潮热、午后发热及温热病后期，邪热未尽，阴液耗伤，而致夜热早凉、热退无汗、舌红绛，脉细数等虚热证。常用药物：青蒿、地骨皮、胡黄连、银柴胡等。

### （三）泻下药

凡能引起腹泻，或滑利大肠，促进排便，治疗里实证为主的药物，称为泻下药。本类药为沉降之品，主归大肠经，具有泻下通便之效。使用某些作用峻猛，或具有毒性的本类药物时，应中病即止，切勿过量，妇女胎前产后及月经期当忌用。泻下药根据功效及其主治的差异，可分为以下三类。

**1. 攻下药**　本类药性味多苦寒沉降，有较强的攻下通便，清热泻火作用，适于大便秘结、燥屎坚结及实热积滞之证。常用药物：大黄、芒硝、番泻叶等。

**2. 润下药**　本类药物多为植物种子和种仁，富含油脂，性味甘平，能润滑大肠，促使排便而不致峻泻。适于年老津枯、产后血虚、热病伤津及失血等所致的肠燥津枯便秘。常用药物：火麻仁、郁李仁、松子仁等。

**3. 峻下逐水药**　本类药物大多苦寒有毒，药力峻猛，服药后能引起剧烈腹泻，有的兼能利尿，促使体内潴留的水饮通过二便排出体外，消除肿胀。适于全身水肿，胸腹积液、痰饮喘满等正气未衰之证。常用药物：甘遂、巴豆、牵牛子、芫花、京大戟等。

### （四）祛风湿药

凡以祛除风寒湿邪，治疗风湿痹证为主的药物，称为祛风湿药。本类药物味多为辛散苦燥，其性或温或凉，主归肝、脾、肾经，具有祛风除湿之效。使用某些辛温香燥之性较强的本类药物时，易耗伤阴血，故阴亏血虚者慎用。祛风湿药根据功效及其主治的差异，可分为以下三类。

**1. 祛风寒湿药**　本类药物性味多辛苦温，入肝、脾、肾经。有较好的祛风除湿，散寒止痛，通经络等作用，尤以止痛为其特点，适于风寒湿痹，肢体关节疼痛，筋脉拘挛，痛有定处，遇寒加重等。常用药物：独活、威灵仙、川乌、木瓜等。

**2. 祛风湿热药**　本类药物性味多辛苦寒，入肝、脾、肾经。有良好的祛风除湿，通络止痛，清热消肿之功，适于风湿热痹，关节红肿热痛等症。常用药物：秦艽、防己、桑枝、雷公藤等。

**3. 祛风湿强筋骨药**　本类药物主入肝、肾经，除祛风湿外，兼有一定的补肝肾、强筋骨的作用，适于风湿日久，肝肾虚损，腰膝酸软，脚弱无力等。常用药物：五加皮、桑寄生、狗脊、雪莲花等。

### （五）化湿药

凡气味芳香，性偏温燥，以运脾化湿为主要作用，治疗湿阻中焦证为主的药物，称为化湿药。本类药物气味芳香，多含挥发油，入汤剂宜后下，且不应久煎，以免其挥发性有效成分丧失而降低疗效。本类药物性味多温燥辛苦，易耗伤气阴，故气虚或阴虚血燥者均慎用。常用药物：苍术、厚朴、广藿香、砂仁、白豆蔻、佩兰等。

### （六）利水渗湿药

凡能通利水道，渗泄水湿，治疗水湿内停病证为主的药物，称利水渗湿药。本类药物味多甘淡，性平或寒凉，主归膀胱、肾及小肠经，作用趋向偏于下行，具有利水利湿之效。本类药物易耗伤津液，故阴亏津少、肾虚遗精遗尿者慎用或禁用；孕妇慎用。利水渗湿药根据功效及其主治的差异，可分为以下三类。

**1. 利水消肿药**　本类药物性味甘淡平或微寒，有利水消肿作用。适于水湿内停之水肿、小便不利，以及泄泻、痰饮等证。常用药物：茯苓、猪苓、薏苡仁、泽泻等。

**2. 利尿通淋药**　本类药物性味多苦寒，能清利下焦湿热，以利尿通淋为主要作用，适于小便短赤、热淋、血淋、石淋及膏淋等证。常用药物：车前子、滑石、木通、海金沙等。

**3. 利湿退黄药**　本类药物性味多苦寒，以利湿退黄为主要作用，适于湿热黄疸，症见目黄，身黄，小便黄等。常用药物：茵陈、金钱草、虎杖等。

### （七）温里药

凡以温里祛寒，治疗里寒证为主的药物，称温里药，又名祛寒药。本类药物多辛热燥烈，易耗阴动火，凡实热证、阴虚火旺、津血亏虚者忌用；孕妇慎用。使用某些有毒的本类药物时，须注意炮制、用法及剂量，避免中毒。常用药物：附子、干姜、肉桂、吴茱萸、丁香、小茴香等。

## （八）理气药

凡以疏理气机为主要作用，治疗气滞或气逆证为主的药物，称为理气药，又名行气药。本类药物性味多辛苦温而芳香，具有畅达气机、消除气滞之效。本类药物易耗气伤阴，故气阴不足者慎用。常用药物：陈皮、枳实、木香、香附、沉香、川楝子、薤白等。

## （九）消食药

凡以消化食积为主要作用，治疗饮食积滞证为主的药物，称为消食药。本类药物多味甘性平，主归脾、胃经，具有消食化积、健脾开胃、和中之效。本类药物多数效缓，但仍有耗气之弊，故气虚而无食积者慎用。常用药物：山楂、麦芽、莱菔子、鸡内金等。

## （十）止血药

凡以制止体内外出血，治疗各种出血病证为主的药物，称止血药。本类药物多味苦，主归心、肝经，多数炒炭用，可增强止血之效。止血药根据药性和功效不同，可分为以下四类。

**1. 凉血止血药**　本类药物性属寒凉，入血分，能清泄血分之热而止血，适于血热妄行所致的各种出血病证。因其性质寒凉，一般不用于虚寒性出血，加之寒凉易凉遏留瘀，故不宜过量久服。常用药物：大蓟、小蓟、地榆、白茅根等。

**2. 化瘀止血药**　本类药物具有止血不留瘀的特点，适于瘀血内阻，血不循经之出血病证。出血而无瘀者及孕妇应慎用。常用药物：三七、茜草、蒲黄等。

**3. 收敛止血药**　本类药物大多味涩，或为炭类，或质黏，故能收敛止血。广泛用于各种出血病证。出血有瘀血或出血初期邪实者慎用。常用药物：白及、仙鹤草、血余炭、藕节等。

**4. 温经止血药**　本类药物性温热，具有温经止血之效。适于脾不统血，冲脉失固之虚寒性出血病证。热盛火旺之出血证忌用。常用药物：艾叶、炮姜、灶心土等。

## （十一）活血化瘀药

凡以通利血脉，促进血行，消散瘀血为主要作用，治疗血瘀证为主的药物，称活血化瘀药。本类药物多味辛苦，性温，主归心、肝经，具有行血活血、通畅血脉之效，适于一切瘀血阻滞之证，遍及内、外、妇、儿、伤等各科。本类药物行散力强，易耗气血动血，故体虚、月经过多及无瘀血的出血证者慎用。活血化瘀药根据药性和功效不同，可分为以下四类。

**1. 活血止痛药**　本类药物多为辛味，活血之中兼行气，有较好止痛作用，主治气血瘀滞所致各种痛症，如头痛、心腹痛、痛经、肢体痹痛等。常用药物：川芎、延胡索、郁金、乳香、没药等。

**2. 活血调经药**　本类药物多辛散苦泄，善于通畅血脉而调经，主治血行不畅所致的月经不调、痛经、经闭及产后瘀滞等。常用药物：当归、丹参、红花、桃仁、益母草等。

**3. 活血疗伤药**　本类药物多辛苦咸，主归肝、肾经，善于活血化瘀，消肿止痛，续筋接骨，止血生肌敛疮，适于跌打损伤，骨折筋损，金疮出血等伤科疾患。常用药物：土鳖虫、马钱子、自然铜、骨碎补等。

**4. 破血消癥药**　本类药物多辛苦，虫类药居多，药性峻猛，能破血逐瘀，消癥散积，主治瘀血时间长、程度重的癥瘕积聚。常用药物：莪术、水蛭等。

## （十二）化痰止咳平喘药

凡能祛痰或消痰，治疗痰证为主的药物，称化痰药。凡能制止或减轻咳嗽和喘息为主要作用的药物，称止咳平喘药。因化痰药常兼止咳、平喘作用；而止咳平喘药又常兼化痰作用，且病证上痰、咳、喘三者相互兼杂，故将化痰药与止咳平喘药合并一起介绍。本类药物性温或寒，主归肺经，具有化痰、止咳和平喘之效。化痰止咳平喘药根据药性和功效不同，可分为以下三类。

**1. 温化寒痰药**　本类药物多辛苦而温燥，有温肺祛寒、燥湿化痰作用，主治寒痰、湿痰证，如咳嗽气喘、痰多色白，舌苔白腻等。常用药物：半夏、天南星、白附子、白芥子等。

**2. 清化热痰药**　本类药多寒凉，有清化热痰作用，主治热痰证，如咳嗽气喘、痰黄质稠，甚至痰热癫痫、痰火瘰疬等。常用药物：川贝母、浙贝母、瓜蒌、竹茹等。

**3. 止咳平喘药**　本类药主归肺经，味或辛或苦或甘，有宣肺、清肺、润肺、降肺、敛肺等作用之别，用于治疗各种原因所致的咳喘。常用药物：苦杏仁、紫苏子、百部、款冬花、枇杷叶等。

### （十三）安神药

凡以安定神志、治疗心神不宁病证为主的药物，称安神药。本类药物主归心、肝经，具有重镇安神、养心安神之效。使用某些矿石类或有毒的安神药时，须注意只能暂用，不可久服，中病即止。安神药根据药性和功效不同，可分为以下两类。

**1. 重镇安神药**　本类药物多为矿石、化石、介类药物，具有质重沉降之性，有镇心安神，平惊定志，平肝潜阳等作用。适于心火炽盛、痰火扰心、肝郁化火等引起的实证心神不宁、心悸失眠及惊痫、肝阳眩晕等证。常用药物：朱砂、磁石、龙骨、琥珀等。

**2. 养心安神药**　本类药物多为植物类种仁，具有滋养心肝、益阴补血、交通心肾的作用。适于阴血不足，心脾两虚，心肾不交所致的心悸怔忡、虚烦不眠、健忘多梦、盗汗等证。常用药物：酸枣仁、首乌藤、远志、合欢皮等。

### （十四）平肝息风药

凡以平肝潜阳或息风止痉为主，治疗肝阳上亢或肝风内动病证的药物，称平肝息风药。本类药物主归肝经，多为介类、昆虫等动物类及矿石类药物，具有平肝潜阳、息风止痉之效。使用某些有毒的平肝息风药时，须避免大剂量用药，孕妇慎用或禁用。平肝息风药根据药性和功效不同，可分为以下两类。

**1. 平抑肝阳药**　本类药物多为介类或矿石类，具有平抑肝阳或平肝潜阳功效。主要用于肝阳上亢之头晕目眩、头痛、耳鸣和肝火上攻之面红、口苦、目赤肿痛、烦躁易怒、头痛头昏等症。常用药物：石决明、牡蛎、代赭石、刺蒺藜等。

**2. 息风止痉药**　本类药物以息肝风，止痉挛为主要功效。主要用于温热病热极化风、肝阳生风、血虚生风所致眩晕欲仆、项强肢颤、痉挛抽搐等症。常用药物：牛黄、钩藤、天麻、全蝎、蜈蚣等。

### （十五）补虚药

凡能补虚扶弱，纠正人体气血阴阳虚衰的病理偏向，以治疗虚证为主的药物，称为补虚药。本类药物味多甘，具有扶助正气、补益精微之效。使用某些药性滋腻的补虚药时，须注意其对脾胃运化功能的影响，可适当配伍消食药顾护脾胃。补虚药根据药性和功效不同，可分为以下四类。

**1. 补气药**　本类药物性味以甘温或甘平为主，大多数药能补益脾肺之气，主要归脾、肺经。常用药物：人参、党参、黄芪、白术、山药、大枣、甘草等。

**2. 补阳药**　本类药物性多温热，能补助一身之元阳，从而消除或改善全身阳虚诸证。主要适用于：肾阳不足，畏寒肢冷，腰膝酸软，性欲淡漠，阳痿早泄，精寒不育或宫冷不孕，尿频遗尿；脾肾阳虚，脘腹冷痛或阳虚水泛之水肿；肝肾不足，精血亏虚之眩晕耳鸣，须发早白，筋骨痿软或小儿发育不良，囟门不合，齿迟行迟；肺肾两虚，肾不纳气之虚喘以及肾阳亏虚，下元虚冷，崩漏带下等证。常用药物：肉苁蓉、淫羊藿、杜仲、续断、补骨脂、益智仁、菟丝子等。

**3. 补血药**　本类药甘温质润，主入心肝血分，广泛用于各种血虚证。症见面色苍白或萎黄，唇爪苍白，眩晕耳鸣，心悸怔忡，失眠健忘，或月经愆期，量少色淡，甚则闭经，舌淡脉细等证。常用药物：当归、熟地黄、何首乌、白芍、阿胶等。

**4. 补阴药**　本类药的性味以甘寒为主，均可补阴，并多兼润燥和清热之效，分别主治五脏阴虚证。常用药物：沙参、麦冬、石斛、黄精、枸杞等。

### （十六）收涩药

凡以收敛固涩，治疗各种滑脱病证为主的药物称为收涩药，又称固涩药。本类药物味多酸涩，性温或平，主归肺、脾、肾、大肠经，具有固表止汗、敛肺止咳、涩肠止泻、固精缩尿、收敛止血、止带之效。本类药物性涩敛邪，故表邪未解，湿热所致的泄泻、带下、出血及郁热未清者，均不宜用。常用药物：五味子、乌梅、赤石脂、山茱萸、桑螵蛸、海螵蛸等。

### （十七）开窍药

凡具辛香走窜之性，以开窍醒神为主要作用，治疗闭证神昏的药物，称为开窍药。本类药物辛香走窜，皆归心经，具有通关开窍、启闭回苏、醒脑复神之效。本类药物气味辛香，其有效成分易挥发，不宜入汤剂，多入丸剂、散剂，且易耗正气，不宜久服。常用药物：冰片、石菖蒲、苏合香、安息香等。

### （十八）攻毒杀虫止痒药

凡以攻毒疗疮，杀虫止痒为主要作用的药物，分别称为攻毒药或杀虫止痒药。本类药物以外用为主，兼可内服，主要适用于某些外科皮肤及五官科病证，如疮痈疔毒、疥癣、湿疹及虫蛇咬伤、癌肿等。本类药物多具不同程度的毒性，所谓"攻毒"即有以毒制毒之意，无论外用或内服，均应严格掌握剂量及用法，不可过量或持续使用，以防发生毒副反应。常用药物：雄黄、硫黄、白矾、土荆皮等。

# 第 2 节　方剂基础知识

**案例 4-1**

患者，男，67 岁。因咳嗽、气促 2 天入院，自述 2 天前受凉后出现咳嗽，白色痰液，伴有气促，舌淡白，脉缓弱，既往患慢性阻塞性肺疾病 20 余年。

**问题：** 1. 考虑该患者是何种证型的疾病？
　　　　2. 制定护理方案时，需要交代哪些服药注意事项？

方剂是中医临床治疗病证的重要手段，是在辨证立法的基础上，根据组方原则，选择适宜的药物，酌定用量，妥善配伍而成的。

## 一、方剂的组成

### （一）方剂的组成原则

方剂的组成应符合组方基本原则，前人按药物在组方中所发挥的作用不同，将方剂的组成原则概括为君、臣、佐、使四个方面，即方剂一般由君药、臣药、佐药和使药组成。

**1. 君药**　是指针对主病或主证起主要治疗作用的药物。君药药力为全方之首。

**2. 臣药**　臣药根据作用可分为两种。一是辅助君药加强治疗主病或主证作用的药物；二是针对兼病或兼证起主要治疗作用的药物。

**3. 佐药**　佐药根据作用可分为三种。一是佐助药，即协助君、臣药加强治疗作用，或直接治疗次要症状的药物；二是佐制药，即消除或减弱君、臣药的毒性与峻烈之性的药物；三是反佐药，即病重邪甚，可能拒药时，配用少量与君药性味相反而又能在治疗中起相成作用的药物。

**4. 使药**　使药根据作用可分为两种。一是引经药，即能引领方中诸药直达病所的药物；二是调和药，即具有调和方中诸药作用的药物。

方剂中药物的君、臣、佐、使，主要是以药物在方中所起作用的主次地位为依据。在遣药组方时并没有固定的模式，每一方剂的具体药味多少，以及君、臣、佐、使是否俱全，须根据病情及治疗要求的不同，以及所选药物的功能来决定，但是任何方剂中君药是不可或缺的。

考点：方剂的组成原则

## （二）方剂的变化形式

方剂的组成既有严格的组方原则，又有较大的灵活性。在临床应用特别是在选用成方时，应根据病情，患者体质、年龄、性别差异及地域、季节不同而灵活应用，随证加减，做到"师其法而不泥其方，师其方而不泥其药"。

**1. 药味加减的变化**　主证、基本病机及君药不变，随着次要症状或兼证的不同，改变次要药物，以适应新的病情需要，即随证加减。

**2. 药量增减的变化**　方剂中药味不变，根据症状、病机的不同而改变药物的用量比例，或更换药物主次关系，药力的大小和治疗范围会随之发生变化，主治和功效也会有相应改变。

**3. 剂型的变化**　同一方剂，尽管用药、用量完全相同，若剂型不同，其作用也有区别。这种变化只是药力大小与作用缓急的区别，在主治的病情上有轻重缓急之分。

# 二、方剂的常用剂型

方剂组成后，根据病情与药物的特点制成一定的形态，称为剂型。传统剂型有汤剂和散剂、丸剂、膏剂、酒剂等，现代剂型有冲剂、片剂、糖浆剂、口服液、注射剂等。随着制药技术不断地发展，新剂型也在不断研制，以提高药效，便于临床使用。

## （一）汤剂

药物加水浸泡后，煎煮一定时间，去渣取汁，即成汤剂。主要供内服，亦可外用，如洗浴、熏蒸等。其特点是吸收快、作用迅速，药效强，可根据病情变化随证加减。

## （二）散剂

散剂是将药物粉碎，混合均匀，制成的粉末状制剂，分内服、外用两类。内服散剂量小、末细者可直接吞服，量大、末粗者以水煎取汁服。外用散剂一般外敷，粉末较细，掺散疮面或患病部位。其特点是制作简便，吸收较快，节省药材，便于服用及携带。

## （三）丸剂

丸剂是将药物研成细粉或药材提取物，加水、蜜、酒、醋、药汁等适宜的黏合剂制成球形的固体剂型。其特点是吸收较慢，药效持久，节省药材，便于服用与携带。适用于慢性、虚弱性疾病。但也有芳香不宜煎煮、贵重或药性比较峻猛有毒的药物，多配成丸剂使用，如安宫牛黄丸等。

## （四）膏剂

膏剂是将药物用水或植物油煎熬去渣而制成的剂型，分内服、外用两类。内服膏剂有滋润补益作用，体积小、含量高、便于服用，一般用于慢性虚弱型患者。外用膏剂，常用作痹证或跌打损伤外贴之用。

## （五）酒剂

酒剂是将药物用白酒或黄酒浸泡，或加温隔水炖煮，去渣取液而成的剂型，供内服或外用。酒有活血通络、易于发散和助长药效的特性，故常在祛风通络和补益剂中使用。外用酒剂尚可祛风活血、止痛消肿。

## （六）丹剂

丹剂有内服、外用两类，其特点是药力持久，服用、携带方便。内服丹剂无固定剂型，有丸剂或散剂，因药品贵重或药效显著而名之曰丹。外用丹剂，是以某些矿物类药经高温烧炼制成的不同结晶形状的制品，常研粉涂撒疮面，治疗疮疡痈疽。

### （七）冲剂

冲剂是将药材提取物加适量赋形剂或部分药物细粉制成的干燥颗粒状或块状制剂，用时以开水冲服。其特点是作用迅速、体积较小、服用方便等。

### （八）片剂

片剂是将药物细粉或药材提取物与辅料混合压制而成的片状制剂。其特点是用量准确，体积小，服用方便，便于携带。

### （九）糖浆剂

糖浆剂是将药物煎煮、去渣取汁、浓缩后，加入适量蔗糖溶解制成的浓蔗糖水溶液。其特点是味甜量小、服用方便、吸收较快等，适于儿童服用。

### （十）口服液

口服液是将药物用水或其他溶剂提取，经精制而成的内服液体制剂。具有剂量较少、吸收较快、服用方便、口感适宜等优点。

### （十一）注射液

注射液亦称针剂，是将药物经过提取、精制、配制等制成的灭菌溶液、无菌混悬液，供皮下、肌肉、静脉、穴位等注射的一种制剂。具有剂量准确、药效迅速、适于急救、不受消化系统影响的特点，对于神志昏迷，难于口服用药的患者尤为适宜。

> **链 接** 中药现代化创新
>
> 传统中药饮片煎煮成汤，不仅费时费力不方便，且因药材批次的不同，其药效也不稳定。我国从 20 世纪开始进行中药颗粒剂的研究与生产。中药颗粒剂其性味、归经、功效与原饮片保持基本一致，不仅满足临床辨证论治、随证加减的需要，具有生产工艺先进、服用量小、可直接冲服、起效快、携带方便等优点，更有利于药房调剂和药材资源的深度开发，改变了中药汤剂"千年一罐"的状况，也为中医药现代化发展提供了创新方向。

## 三、方剂的分类及常用方剂

### （一）解表剂

凡以解表药为主组成，具有发汗、解肌、透疹等作用，以治疗表证的方剂，称为解表剂。其治法属"八法"中的"汗法"。凡风寒所伤或温病初起，以及麻疹、疮疡、水肿、痢疾等病初起时，症见恶寒发热，头身疼痛，无汗或有汗，苔薄白，脉浮等表证者，均可用解表剂治疗。解表剂可分为以下三类。

**1. 辛温解表剂** 主要由辛温解表药为主组成，具有辛温发汗，疏风散寒的作用。适用于风寒表证，症见恶寒发热，头身疼痛，无汗或有汗，鼻塞流涕，咳喘，苔薄白，脉浮紧或脉浮缓等。

**2. 辛凉解表剂** 主要由辛凉解表药为主组成，具有辛凉宣透，疏风散热的作用，适用于风热表证或温病初起，症见发热，微恶寒，头痛，咽痛，咳嗽，口渴，舌尖红，苔薄黄，脉浮数等。

**3. 扶正解表剂** 在解表药中配以补益药物，具有扶助正气，解散表邪的作用，适用于身体虚弱又复感外邪的病证。

解表剂常用方剂见表 4-2。

表 4-2 解表剂常用方剂

| 类别 | 常用方剂 | 药物组成 | 主治 | 功效 |
|---|---|---|---|---|
| 辛温解表剂 | 麻黄汤 | 麻黄、桂枝、杏仁、炙甘草 | 外感风寒表实证 | 发汗解表，宣肺平喘 |

续表

| 类别 | 常用方剂 | 药物组成 | 主治 | 功效 |
|------|----------|----------|------|------|
| 辛凉解表剂 | 银翘散 | 连翘、银花、苦桔梗、薄荷、竹叶、生甘草、荆芥穗、淡豆豉、牛蒡子 | 温病初起 | 辛凉透表，清热解毒 |
| 扶正解表剂 | 败毒散 | 柴胡、桔梗、人参、川芎、茯苓、枳壳、前胡、羌活、独活、甘草 | 气虚外感风寒湿证 | 散寒祛湿，益气解表 |

### （二）泻下剂

凡以泻下药为主组成，具有通导大便，排除胃肠积滞，荡涤实热，或攻逐水饮、寒积等作用，治疗里实证的方剂，统称泻下剂。其治法属"八法"中的"下法"。泻下剂大多易伤脾胃，使用时应中病即止，对年老体弱、孕妇、产后或月经期、病后伤津或亡血者，均应慎用或禁用。泻下剂可分为以下五类。

**1. 寒下剂**　适于里热积滞实证。症见大便秘结，腹部胀满疼痛，苔黄厚，脉实等。

**2. 温下剂**　适于里寒积滞实证。症见大便秘结，脘腹胀满，腹痛喜温，手足不温，甚或厥冷，脉沉紧等。

**3. 润下剂**　适于肠燥津亏，大便秘结证。肠胃燥热之"热秘"，症见大便干结，小便短赤，舌苔黄燥，脉滑实；或因肾气虚弱所致之"虚秘"，症见大便秘结，小便清长，面色青白，腰膝酸软，手足不温，舌淡苔白，脉迟。

**4. 逐水剂**　适于水饮内停证。症见胸胁引痛或水肿腹胀，二便不利，脉实有力等。

**5. 攻补兼施剂**　适用于里实正虚而大便秘结证。症见脘腹胀满、大便秘结兼气血阴津不足等。

泻下剂常用方剂见表 4-3。

**表 4-3　泻下剂常用方剂**

| 类别 | 常用方剂 | 药物组成 | 主治 | 功效 |
|------|----------|----------|------|------|
| 寒下剂 | 大承气汤 | 大黄、厚朴、枳实、芒硝 | 阳明腑实证 | 峻下热结 |
| 温下剂 | 温脾汤 | 大黄、当归、干姜、附子、人参、芒硝、甘草 | 阳虚寒积证 | 攻下冷积，温补脾阳 |
| 润下剂 | 麻子仁丸 | 麻子仁、枳实、厚朴、大黄、杏仁、芍药 | 肠胃燥热便秘，脾约证 | 润肠泻热，行气通便 |
| 逐水剂 | 十枣汤 | 大戟、芫花、甘遂、大枣 | 悬饮，水肿 | 攻逐水饮 |
| 攻补兼施剂 | 黄龙汤 | 大黄、芒硝、枳实、厚朴、甘草、人参、当归 | 里热腑实，气血不足证 | 攻下通便，补气养血 |

### （三）和解剂

凡具有和解少阳，调和肝脾，调和肠胃等作用，治疗伤寒邪在少阳、肝脾不和、肠胃不和的方剂，统称和解剂。其治法属"八法"中的"和法"。和解剂可分为以下三类。

**1. 和解少阳剂**　适于伤寒邪在少阳的病证，症见往来寒热，胸胁苦满，默默不欲饮食，心烦喜呕，口苦，咽干，目眩，舌苔薄白，脉弦等。

**2. 调和肝脾剂**　适于肝脾不和证，症见胁肋脘腹胀痛，神疲食少，月经不调，腹痛泄泻等。

**3. 调和肠胃剂**　适于肠胃不和之寒热错杂，虚实夹杂，升降失常证。症见心下痞满，恶心呕吐，肠鸣下利，舌苔腻而微黄。

和解剂常用方剂见表 4-4。

**表 4-4　和解剂常用方剂**

| 类别 | 常用方剂 | 药物组成 | 主治 | 功效 |
|------|----------|----------|------|------|
| 和解少阳剂 | 小柴胡汤 | 柴胡、黄芩、人参、炙甘草、半夏、生姜、大枣 | 伤寒少阳证，热入血室证 | 和解少阳 |
| 调和肝脾剂 | 四逆散 | 炙甘草、枳实、柴胡、芍药 | 肝脾气郁证，阳郁厥逆证 | 疏肝理脾，透邪解郁 |
| 调和肠胃剂 | 半夏泻心汤 | 半夏、黄芩、干姜、人参、黄连、大枣、炙甘草 | 寒热错杂之痞证 | 寒热平调，消痞散结 |

### （四）清热剂

凡以清热药为主组成，具有清热、泻火、凉血、解毒等作用，治疗里热证的方剂，统称清热剂。其治法属"八法"中的"清法"。清热剂一般是在表证已解，热已入里，或里热已盛尚未结实的情况下使用。清热剂可分为以下五类。

**1. 清气分热剂** 适于热在气分证，症见身热不恶寒，甚者恶热，多汗，口渴饮冷，舌红苔黄，脉数有力等。

**2. 清营凉血剂** 适于热入营分、血分证，前者可见身热夜甚，神烦少寐，时有谵语，斑疹隐隐，舌绛而干，脉数等；后者可见出血，发斑，昏狂，谵语，舌绛起刺，脉数等。

**3. 清热解毒剂** 适于瘟疫、温毒、火毒及疮疡疔毒等证。瘟疫热毒充斥内外，症见大热渴饮，谵语神昏，吐衄发斑，舌绛，唇焦等；温毒上攻头面，气血壅滞，症见头面红肿热痛，咽喉肿痛，舌苔黄燥等；三焦火毒炽盛，症见烦热，错语，吐衄发斑及外科的热毒痈疡等；热毒聚于胸膈，可见身热面赤，胸膈烦热，口舌生疮，便秘溲赤等症。

**4. 清脏腑热剂** 适于不同脏腑邪热偏盛，而产生的不同火热证。本类方剂多按所治脏腑火热证候之不同，分别选用相应的清热药物。

**5. 清虚热剂** 适于阴虚内热证。热病后期，邪伏阴分，阴液已伤所致，症见暮热早凉，舌红少苔；或由肝肾阴虚，虚火内扰，以致骨蒸潮热，盗汗面赤，久热不退。

清热剂常用方剂见表4-5。

**表4-5 清热剂常用方剂**

| 类别 | 常用方剂 | 药物组成 | 主治 | 功效 |
|---|---|---|---|---|
| 清气分热剂 | 白虎汤 | 石膏、知母、炙甘草、粳米 | 气分热盛证 | 清热生津 |
| 清营凉血剂 | 清营汤 | 水牛角、生地黄、玄参、竹叶、麦冬、丹参、黄连、金银花、连翘 | 热入营分证 | 清营解毒，透热养阴 |
| 清热解毒剂 | 黄连解毒汤 | 黄连、黄芩、黄柏、栀子 | 三焦火毒证 | 泻火解毒 |
| 清脏腑热剂 | 龙胆泻肝汤 | 龙胆、黄芩、栀子、泽泻、木通、当归、生地黄、柴胡、生甘草、车前子 | 肝胆实火上炎证，肝经湿热下注证 | 清泻肝胆，清利湿热 |
| 清虚热剂 | 青蒿鳖甲汤 | 青蒿、鳖甲、生地黄、知母、牡丹皮 | 温病后期，邪伏阴分证 | 养阴透热 |

### （五）温里剂

凡以温热药为主组成，具有温里助阳、散寒通脉作用，治疗里寒证的方剂，统称温里剂。其治法属"八法"中的"温法"。温里剂多由辛温燥热之品组成，素体阴虚或失血者慎用，真热假寒证禁用。温里剂可分为以下三类。

**1. 温中祛寒剂** 适于中焦虚寒证，症见脘腹疼痛，脘痞食少，喜温喜按，呕吐，大便稀溏，畏寒肢冷，口不渴，舌淡苔白滑，脉沉细等。

**2. 回阳救逆剂** 适于阳气衰微，阴寒内盛，甚或阴盛格阳、戴阳的危重病证。症见四肢厥逆，恶寒蜷卧，神衰欲寐，甚或冷汗淋漓，脉微欲绝等。

**3. 温经散寒剂** 适于寒凝经脉证。症见手足厥寒，或肢体痹痛，或肌肤麻木不仁等，舌淡苔白，脉沉细或细而欲绝等。

温里剂常用方剂见表4-6。

**表4-6 温里剂常用方剂**

| 类别 | 常用方剂 | 药物组成 | 主治 | 功效 |
|---|---|---|---|---|
| 温中祛寒剂 | 理中丸 | 人参、干姜、炙甘草、白术 | 脾胃虚寒证，阳虚失血证 | 温中祛寒，补气健脾 |

续表

| 类别 | 常用方剂 | 药物组成 | 主治 | 功效 |
|---|---|---|---|---|
| 回阳救逆剂 | 四逆汤 | 炙甘草、干姜、附子 | 心肾阳衰寒厥证 | 回阳救逆 |
| 温经散寒剂 | 当归四逆汤 | 当归、桂枝、芍药、细辛、炙甘草、通草、大枣 | 血虚寒厥证 | 温经散寒，养血通脉 |

### （六）补益剂

凡以补益药为主组成，具有补益人体气、血、阴、阳等作用，治疗各种虚证的方剂，统称补益剂。其治法属"八法"中的"补法"。补益剂因性质滋腻，容易阻碍脾胃运化，如果脾胃功能较差，可加入理气醒脾之品，以助运化，使其补而不滞。在煎服时应慢火久煎，使药力尽出。补益剂可分为以下六类。

**1. 补气剂**　适于脾肺气虚证。症见倦怠乏力，少气懒言，动则气促，面色萎白，食少便溏，舌淡苔白，脉虚弱等。

**2. 补血剂**　适于血虚证。症见头晕目眩，心悸失眠，面色无华，唇甲色淡，舌淡，脉细等。

**3. 气血双补剂**　适于气血两虚证。症见面色无华，头晕目眩，心悸怔忡，食少倦怠，气短懒言，舌淡，脉虚细无力等。

**4. 补阴剂**　适于阴虚证。症见形体消瘦，头晕耳鸣，潮热颧红，五心烦热，盗汗失眠，腰酸遗精，口燥咽干，舌红少苔，脉细数等。

**5. 补阳剂**　适于阳虚证。症见面色苍白，形寒肢冷，腰膝酸痛，下肢软弱无力，小便不利或小便频数，尿后余沥，男子阳痿早泄，女子宫寒不孕，舌淡苔白，脉沉细等。

**6. 阴阳双补剂**　适于阴阳两虚证。症见头晕目眩，腰膝酸软，阳痿遗精，畏寒肢冷，午后潮热等。

补益剂常用方剂见表 4-7。

**表 4-7　补益剂常用方剂**

| 类别 | 常用方剂 | 药物组成 | 主治 | 功效 |
|---|---|---|---|---|
| 补气剂 | 四君子汤 | 人参、白术、茯苓、炙甘草 | 脾胃气虚证 | 益气健脾 |
| 补血剂 | 四物汤 | 当归、川芎、白芍、熟地黄 | 营血虚滞证 | 补血调血 |
| 气血双补剂 | 八珍汤 | 人参、白术、茯苓、炙甘草、当归、川芎、白芍、熟地黄 | 气血两虚证 | 益气补血 |
| 补阴剂 | 六味地黄丸 | 熟地黄、山茱萸、牡丹皮、山药、茯苓、泽泻 | 肝肾阴虚证 | 滋补肝肾 |
| 补阳剂 | 肾气丸 | 熟地黄、山药、山茱萸、泽泻、茯苓、牡丹皮、桂枝、附子 | 肾阳不足证 | 补肾助阳 |
| 阴阳双补剂 | 地黄饮 | 熟干地黄、巴戟天、山茱萸、肉苁蓉、附子、石斛、五味子、肉桂、茯苓、麦冬、远志、菖蒲 | 下元虚衰，痰浊上犯之喑痱证 | 滋肾阴，补肾阳，开窍化痰 |

### （七）固涩剂

凡以固涩药为主组成，具有收敛固涩作用，治疗气、血、精、津滑脱散失之证的方剂，统称固涩剂。固涩剂所治疗的滑脱散失之证，皆由正气亏虚所致，凡外邪未去，均不宜使用。固涩剂可分为以下五类。

**1. 固表止汗剂**　适于体虚卫外不固，阴液不能内守而致的自汗、盗汗。症见自汗，夜卧更甚，心悸惊惕，短气烦倦，舌淡红，脉细弱等。

**2. 敛肺止咳剂**　适于久咳肺虚、气阴耗伤证。症见咳嗽，气喘，自汗，脉虚数等。

**3. 涩肠固脱剂**　适于脾肾虚寒所致之泻痢日久，滑脱不禁的病证。症见泻痢无度，滑脱不禁，甚至脱肛坠下，脐腹疼痛，喜温喜按，倦怠食少，舌淡苔白，脉迟细等。

**4. 涩精止遗剂**　适于肾虚封藏失职，精关不固所致的遗精滑泄；或肾气不足，膀胱失约所致的尿频、遗尿等症。症见遗精滑泄，腰痛耳鸣，舌淡苔白，脉细弱等。

**5. 固崩止带剂**　适于妇女血崩或漏血不止及带下淋漓等症。症见猝然血崩或月经过多，或漏下不止，色淡质稀，头晕肢冷，心悸气短，神疲乏力，腰膝酸软，舌淡，脉微弱等。

固涩剂常用方剂见表 4-8。

表 4-8　固涩剂常用方剂

| 类别 | 常用方剂 | 药物组成 | 主治 | 功效 |
|---|---|---|---|---|
| 固表止汗剂 | 牡蛎散 | 黄芪、麻黄根、牡蛎、浮小麦 | 体虚自汗、盗汗证 | 敛阴止汗，益气固表 |
| 敛肺止咳剂 | 九仙散 | 人参、款冬花、桑白皮、桔梗、五味子、阿胶、乌梅、贝母、罂粟壳 | 久咳肺虚证 | 敛肺止咳，益气养阴 |
| 涩肠固脱剂 | 真人养脏汤 | 人参、当归、白术、肉豆蔻、肉桂、炙甘草、白芍药、木香、诃子、罂粟壳 | 久泻久痢，脾肾虚寒证 | 涩肠固脱，温补脾肾 |
| 涩精止遗剂 | 桑螵蛸散 | 桑螵蛸、远志、菖蒲、龙骨、人参、茯神、当归、龟甲 | 心肾两虚证 | 调补心肾，涩精止遗 |
| 固崩止带剂 | 固冲汤 | 白术、黄芪、龙骨、牡蛎、山茱萸、白芍、海螵蛸、茜草、五倍子、棕榈炭 | 脾肾亏虚，冲脉不固证 | 固冲摄血，益气健脾 |

## （八）安神剂

凡以安神药为主组成，具有安神定志作用，治疗神志不安病证的方剂，统称安神剂。重镇安神剂多为矿石、贝壳类药物组成，易伤脾胃，不可久服。安神剂可分为以下两类。

**1. 重镇安神剂**　适于心肝阳亢，热扰心神证。症见心烦神乱、失眠多梦，惊悸怔忡，或胸中懊恼，舌尖红，脉细数等。

**2. 滋养安神剂**　适于阴血不足，心神失养证。症见虚烦不眠，心悸怔忡，健忘多梦，舌红少苔等。

安神剂常用方剂见表 4-9。

表 4-9　安神剂常用方剂

| 类别 | 常用方剂 | 药物组成 | 主治 | 功效 |
|---|---|---|---|---|
| 重镇安神剂 | 朱砂安神丸 | 朱砂、黄连、炙甘草、生地黄、当归 | 心火亢盛，阴血不足证 | 镇心安神，清热养血 |
| 滋养安神剂 | 酸枣仁汤 | 酸枣仁、甘草、知母、茯苓、川芎 | 肝血不足，虚热内扰证 | 养血安神，清热除烦 |

## （九）开窍剂

凡以芳香开窍药为主组成，具有开窍醒神作用，治疗窍闭神昏证的方剂，统称开窍剂。开窍剂大多为辛散走窜之品，中病即止，不宜久服，否则易伤元气。此外，麝香等药有碍胎元，孕妇慎用。开窍剂可分为以下两类。

**1. 凉开剂**　适于温热邪毒内陷心包的热闭证。症见高热，神昏，谵语，甚或厥逆等。

**2. 温开剂**　适于中风、中寒、气郁、痰厥等属于寒邪痰浊内闭之证。症见突然昏倒，牙关紧闭，不省人事，苔白脉沉等。

开窍剂常用方剂见表 4-10。

表 4-10　开窍剂常用方剂

| 类别 | 常用方剂 | 药物组成 | 主治 | 功效 |
|---|---|---|---|---|
| 凉开剂 | 安宫牛黄丸 | 牛黄、水牛角、麝香、珍珠、朱砂、雄黄、黄连、黄芩、栀子、郁金、冰片 | 邪热内陷心包证 | 清热开窍，豁痰解毒 |
| 温开剂 | 苏合香丸 | 苏合香、安息香、冰片、水牛角、麝香、檀香、沉香、丁香、香附、木香、乳香、荜茇、白术、诃子肉、朱砂 | 寒闭证 | 芳香开窍，行气止痛 |

## （十）理气剂

凡以理气药为主组成，具有行气或降气作用，治疗气滞或气逆证的方剂，统称理气剂。其治法属"八法"中的"消法"。理气剂多属芳香辛燥之品,易伤津耗气,年老体弱、阴虚火旺、孕妇或素有崩漏吐衄者慎用。理气剂可分为以下两类。

**1. 行气剂**　适于气机郁滞证。脾胃气滞证见脘腹胀痛,嗳气吞酸,呕恶食少,大便失常等;肝郁气滞证见胸胁胀痛,或疝气痛,或月经不调,或痛经等。

**2. 降气剂**　适于肺胃气逆不降,以致喘咳,呕吐,嗳气,呃逆等症。

理气剂常用方剂见表 4-11。

**表 4-11　理气剂常用方剂**

| 类别 | 常用方剂 | 药物组成 | 主治 | 功效 |
|---|---|---|---|---|
| 行气剂 | 枳实薤白桂枝汤 | 枳实、厚朴、薤白、桂枝、瓜蒌 | 胸阳不振,痰气互结证 | 通阳散结,祛痰下气 |
| 降气剂 | 苏子降气汤 | 紫苏子、半夏、当归、甘草、前胡、厚朴、肉桂、生姜、大枣 | 上实下虚喘咳证 | 降气平喘,祛痰止咳 |

### (十一)理血剂

凡以理血药为主组成,具有活血祛瘀或止血作用,治疗血瘀或出血病证的方剂,统称理血剂。使用理血剂活血祛瘀时,只能暂用,不可久服,且其性破泄,易动血伤胎,妇女经期月经过多及孕妇慎用或禁用。理血剂可分为以下两类。

**1. 活血祛瘀剂**　适于各种血瘀证,如胸腹疼痛,半身不遂,妇女经闭,痛经,外伤瘀肿等有瘀血内停证。

**2. 止血剂**　适于血溢脉外、离经妄行而致的吐血、咯血、便血、尿血、崩漏等各种出血证。

理血剂常用方剂见表 4-12。

**表 4-12　理血剂常用方剂**

| 类别 | 常用方剂 | 药物组成 | 主治 | 功效 |
|---|---|---|---|---|
| 活血祛瘀剂 | 生化汤 | 当归、川芎、桃仁、炮姜、炙甘草 | 血虚寒凝,瘀血阻滞证 | 养血祛瘀,温经止痛 |
| 止血剂 | 十灰散 | 大蓟、小蓟、茜草、栀子、牡丹皮、棕榈、侧柏叶、白茅根、大黄、荷叶 | 血热妄行之上部出血证 | 凉血止血 |

### (十二)治风剂

凡以祛风或息风药为主组成,具有疏散外风或平息内风等作用,治疗风病的方剂,统称治风剂。风邪为病,范围较广,但概括起来无外乎外风和内风两大类。治风剂药性多温燥,津液不足、阴虚发热者慎用。治风剂可分为以下两类。

**1. 疏散外风剂**　适于外风所致病证。如头痛、风疹、口眼㖞斜、关节疼痛等;风邪着于肌肉、筋骨、关节所致的关节疼痛、麻木不仁、屈伸不利等。

**2. 平息内风剂**　适于脏腑功能失调所致内风病证。如高热不退,抽搐惊厥或眩晕,猝然昏倒,口眼㖞斜、半身不遂等。

治风剂常用方剂见表 4-13。

**表 4-13　治风剂常用方剂**

| 类别 | 常用方剂 | 药物组成 | 主治 | 功效 |
|---|---|---|---|---|
| 疏散外风剂 | 消风散 | 当归、生地黄、防风、蝉蜕、知母、苦参、胡麻、荆芥、苍术、牛蒡子、石膏、甘草、木通 | 风疹、湿疹 | 疏风除湿,清热养血 |
| 平息内风剂 | 镇肝熄风汤 | 怀牛膝、生赭石、生龙骨、生牡蛎、生龟板、生杭芍、玄参、天冬、川楝子、生麦芽、茵陈、甘草 | 类中风 | 镇肝息风,滋阴潜阳 |

### （十三）治燥剂

凡以轻宣辛散或甘凉滋润药为主组成，具有轻宣外燥或滋阴润燥等作用，治疗燥证的方剂，统称治燥剂。燥邪易化热，故使用治燥剂常配伍清热泻火或益气生津的药物。治燥剂可分为以下两类。

**1. 轻宣外燥剂** 适于外感凉燥或温燥之证。症见恶寒无汗，咳嗽痰稀，鼻塞咽干，苔白脉弦等。

**2. 滋阴润燥剂** 适于脏腑津伤液耗所致的内燥证。症见干咳少痰，咽干鼻燥，大便秘结，干呕少食，舌干红等。

治燥剂常用方剂见表 4-14。

**表 4-14 治燥剂常用方剂**

| 类别 | 常用方剂 | 药物组成 | 主治 | 功效 |
|---|---|---|---|---|
| 轻宣外燥剂 | 杏苏散 | 苏叶、半夏、茯苓、前胡、杏仁、苦桔梗、枳壳、橘皮、甘草、大枣 | 外感凉燥证 | 轻宣凉燥，理肺化痰 |
| 滋阴润燥剂 | 增液汤 | 玄参、麦冬、生地黄 | 阳明温病津亏肠燥便秘证 | 增液润燥 |

### （十四）祛湿剂

凡以祛湿药为主组成，具有化湿利水、通淋泄浊等作用，治疗水湿病证的方剂，统称祛湿剂。其治法属"八法"中的"消法"。祛湿剂易耗伤津液，素体阴津亏虚，病后体弱以及孕妇慎用。祛湿剂可分为以下五类。

**1. 燥湿和胃剂** 适于湿浊内阻，脾胃失和证。症见脘腹痞满，嗳气吞酸，呕吐泄泻，食少体倦等。

**2. 清热祛湿剂** 适于外感湿热，或湿热内郁，或湿热下注所致的湿温、黄疸、霍乱、热淋、痢疾、痿痹等证。

**3. 利水渗湿剂** 适于水湿壅盛所致的水肿、泄泻等证。

**4. 温化寒湿剂** 适于阳虚不能化水或湿从寒化所致的痰饮、水肿等。

**5. 祛风胜湿剂** 适于风湿在表所致的头痛身重，或风湿侵袭痹阻经络所致的腰膝顽麻痛痹等证。

祛湿剂常用方剂见表 4-15。

**表 4-15 祛湿剂常用方剂**

| 类别 | 常用方剂 | 药物组成 | 主治 | 功效 |
|---|---|---|---|---|
| 燥湿和胃剂 | 藿香正气散 | 大腹皮、白芷、紫苏、茯苓、半夏、白术、陈皮、厚朴、桔梗、藿香、甘草 | 外感风寒，内伤湿滞证 | 解表化湿，理气和中 |
| 清热祛湿剂 | 茵陈蒿汤 | 茵陈、栀子、大黄 | 湿热黄疸 | 清热，利湿，退黄 |
| 利水渗湿剂 | 五苓散 | 猪苓、茯苓、白术、泽泻、桂枝 | 膀胱气化不利之蓄水证 | 利水渗湿，温阳化气 |
| 温化寒湿剂 | 苓桂术甘汤 | 茯苓、桂枝、白术、甘草 | 中阳不足之痰饮 | 温阳化饮，健脾利湿 |
| 祛风胜湿剂 | 独活寄生汤 | 独活、桑寄生、杜仲、牛膝、细辛、秦艽、茯苓、肉桂、防风、川芎、人参、甘草、当归、芍药、熟地黄 | 痹证日久，肝肾两虚，气血不足证 | 祛风湿，止痹痛，益肝肾，补气血 |

### （十五）祛痰剂

凡以祛痰药为主组成，具有消除痰涎作用，治疗各种痰病的方剂，统称祛痰剂。其治法属"八法"中的"消法"。因气滞痰聚，脾虚生痰，故祛痰剂常配伍理气、健脾祛湿药。祛痰剂可分为以下五类。

**1. 燥湿化痰剂** 适于湿痰证。症见咳嗽痰多，痰滑易咯，恶心呕吐，胸膈痞闷，肢体困重，或头眩心悸，舌苔白滑或腻，脉滑等。

**2. 清热化痰剂** 适于热痰证。症见咳吐黄痰，咯吐不利，舌红苔黄腻，脉滑数，以及由痰热所致的胸痛、眩晕、惊痫等。

**3. 润燥化痰剂**　适于燥痰证。症见咳嗽呛急，咯痰不爽，涩而难出，胸闷胸痛，咽喉干燥，苔白干等。

**4. 温化寒痰剂**　适于寒痰证。症见咳吐白痰，气喘哮鸣，胸闷脘痞，畏寒肢冷，舌苔白腻，脉弦滑。

**5. 化痰息风剂**　适于内风夹痰证。症见眩晕头痛，甚则昏厥，不省人事，舌苔白腻，脉弦滑等。

祛痰剂常用方剂见表 4-16。

**表 4-16　祛痰剂常用方剂**

| 类别 | 常用方剂 | 药物组成 | 主治 | 功效 |
|---|---|---|---|---|
| 燥湿化痰剂 | 二陈汤 | 半夏、橘红、茯苓、炙甘草 | 湿痰证 | 燥湿化痰，理气和中 |
| 清热化痰剂 | 清气化痰丸 | 陈皮、杏仁、枳实、黄芩、瓜蒌仁、茯苓、胆南星、半夏、生姜 | 痰热咳嗽 | 清热化痰，理气止咳 |
| 润燥化痰剂 | 贝母瓜蒌散 | 贝母、瓜蒌、天花粉、茯苓、橘红、桔梗 | 燥痰咳嗽 | 润肺清热，理气化痰 |
| 温化寒痰剂 | 苓甘五味姜辛汤 | 茯苓、甘草、干姜、细辛、五味子 | 寒饮咳嗽 | 温肺化饮 |
| 化痰息风剂 | 半夏白术天麻汤 | 半夏、天麻、茯苓、橘红、白术、甘草 | 风痰上扰证 | 化痰息风，健脾祛湿 |

## （十六）消食剂

凡以消食药为主组成，具有消食健脾或化积导滞作用，治疗食积停滞的方剂，统称消食剂。其治法属"八法"中的"消法"。消食剂作用缓和，但仍为攻伐之药，不可久服，虚证无积滞者禁用。消食剂可分为以下两类。

**1. 消食化滞剂**　适于食积内停之证。症见脘腹痞满胀痛，嗳腐吞酸，恶食呕逆，或大便泄泻，舌苔厚腻，脉滑等。

**2. 健脾消食剂**　适于脾胃虚弱，食积内停之证。症见脘腹痞满，不思饮食，面黄体瘦，倦怠乏力，大便溏薄等。

消食剂常用方剂见表 4-17。

**表 4-17　消食剂常用方剂**

| 类别 | 常用方剂 | 药物组成 | 主治 | 功效 |
|---|---|---|---|---|
| 消食化滞剂 | 保和丸 | 山楂、神曲、半夏、茯苓、陈皮、连翘、莱菔子 | 食滞胃脘证 | 消食和胃 |
| 健脾消食剂 | 健脾丸 | 人参、白术、陈皮、麦芽、山楂、枳实 | 脾虚食积证 | 健脾消食 |

## （十七）驱虫剂

凡以安蛔、驱蛔药物为主组成，用于治疗人体消化道寄生虫病的方剂，统称驱虫剂。驱虫剂宜空腹服用，忌油腻香甜食物，使用某些有毒的驱虫剂要注意用量，年老体弱及孕妇慎用或禁用。

驱虫剂常用方剂见表 4-18。

**表 4-18　驱虫剂常用方剂**

| 类别 | 常用方剂 | 药物组成 | 主治 | 功效 |
|---|---|---|---|---|
| 驱虫剂 | 乌梅丸 | 乌梅、细辛、干姜、黄连、当归、附子、蜀椒、桂枝、人参、黄柏 | 脏寒蛔厥证 | 温脏安蛔 |

## 自 测 题

**A1 型题**

1. 中药"五味"是指药物的（　　）

　A. 五种作用趋向　　　B. 五种毒性

　C. 五种味道　　D. 五种道地药材

　E. 五种药性

2. 在五味中，具有收敛、固涩作用的中药药味是（　　）

A. 辛 　　　　　　　　B. 酸

C. 咸 　　　　　　　　D. 苦

E. 甘

3. 大黄配芒硝，属于"七情"中的（　　）

　　A. 相须 　　　　　　　　B. 相使

　　C. 相畏 　　　　　　　　D. 相恶

　　E. 相反

4. 中药配伍中的相杀指的是（　　）

　　A. 两药相加，增强疗效，无主次之分

　　B. 两药相加，增强疗效，有主药和辅药之分

　　C. 一种药物的毒副作用，能被另一种药物消除或降低的配伍

　　D. 一种药物能消除或降低另一种药物的毒副作用的配伍

　　E. 两药相加，产生毒性

5. 服人参时最好不要一起吃下列哪种食物（　　）

　　A. 大米粥 　　　　　　　　B. 醋

　　C. 葱 　　　　　　　　D. 萝卜

　　E. 姜

6. 下列中药中，不属于妊娠禁忌用药的是（　　）

　　A. 郁金 　　　　　　　　B. 藜芦

　　C. 甘遂 　　　　　　　　D. 草乌

　　E. 肉桂

7. 解表药主要用于（　　）

A. 风寒或风热表证 　　B. 水肿初起兼有表证

C. 肺气不宣咳嗽 　　　D. 麻疹初起透发不畅

E. 风湿性关节疼痛

8. 温里药的共同作用是（　　）

　　A. 温肾壮阳 　　　　　　B. 温肺化痰

　　C. 温肝散寒 　　　　　　D. 温胃止呕

　　E. 温里散寒

9. 辅助君药加强治疗主病或主证作用的药物为（　　）

　　A. 君药 　　　　　　　　B. 佐药

　　C. 使药 　　　　　　　　D. 臣药

　　E. 反佐药

10. 吸收快、作用迅速，药效强的传统剂型为（　　）

　　A. 丸剂 　　　　　　　　B. 汤剂

　　C. 散剂 　　　　　　　　D. 膏剂

　　E. 丹剂

11. 适用于风热表证或温病初起的方剂为（　　）

　　A. 辛温解表剂 　　　　　B. 清热剂

　　C. 温里剂 　　　　　　　D. 补益剂

　　E. 辛凉解表剂

12. 适用于各种血瘀证的方剂为（　　）

　　A. 止血剂 　　　　　　　B. 活血剂

　　C. 补血剂 　　　　　　　D. 祛风剂

　　E. 理气剂

（罗　君）

**学习目标**

1. **素质目标** 培养学生中医辨证思维和辨证施护能力，树立以患者为中心的护理理念。
2. **知识目标** 掌握中医辨证护理原则，熟悉饮食起居护理、情志护理、疾病护理等内容；了解体质调护理论。
3. **能力目标** 能恰当运用辨证护理原则和中医护理基本知识，指导患者的日常养生保健。

辨证护理是中医护理学的基本特点之一。通过收集病史资料、明确证候，进而制订对应的护理计划和措施是辨证护理的基本流程。辨证护理基本内容包括饮食起居护理、情志护理、疾病护理和体质调护等，这些基本内容是辨证护理的主要组成部分，也是开展临床护理的基础，护理工作的好与不好将直接影响疾病的转归和预后。

# 第1节 中医辨证护理原则

## 案例 5-1

患者，男，35岁，因上吐下泻来医院就诊。自述是第一次到南方来旅游，刚到目的地后第二天出现呕吐、腹泻等症状。

**问题：** 应该如何对患者进行辨证护理？

中医辨证护理原则是指导临床辨证施护的法则，通过辨证了解患者的证候和疾病所处的阶段，从而确定并实施护理方案。中医辨证护理原则主要包括"护病求本""同病异护""异病同护"及"三因制宜"等。以辨证护理原则为指导，能够更好地为患者制订护理计划，指导患者的日常养生保健。

## 一、护 病 求 本

在疾病发展过程中，病情往往不是一成不变的，只有透过表象抓住本质，明确根本病因，才能制定正确的治疗和护理方案。护病求本是指在治疗和护理疾病时，必须抓住疾病的本质，针对其本质实施护理措施，是辨证护理的根本原则。《黄帝内经》提到"治病必求于本"，这里的"本"即疾病的本质，探求疾病的根本原因后，方可采取针对疾病根本原因的治护方法。

### （一）正治与正护法

正治与正护法又称逆治与逆护法，是指在疾病的症状和本质相一致情况下，逆其证候性质而治疗和护理的一种常用法则。常见的正治与正护法有以下四种：

**1. 寒者热之** 指寒性病证表现为寒象，症见形寒肢冷、小便清长，采用温热性质的药物和护理方法来施护，即"寒者热之"。而表寒证采用辛温解表之法，里寒证采用辛热温里之法等。

**2. 热者寒之** 指热性病证表现为热象，症见面红汗出、脉数、小便短小，采用寒凉性质的药物和护理方法来施护，即"热者寒之"。而表热证采用辛凉解表之法，里热证则采用苦寒攻里的药物进行治疗等。

**3. 虚则补之**  指虚损病证表现为虚象，症见脉象虚弱、面色苍白，采用补益性质的药物和护理方法来施护，即"虚则补之"。如气虚补气、血虚补血等。

**4. 实则泻之**  指邪实病证表现为实象，声洪气足、脉搏强劲有力，采用攻邪泻实的药物和护理方法来施护，即"实则泻之"。如瘀血证采用活血化瘀的方法，胃肠燥热便秘则采用润肠泻热、行气通便的方法等。

### （二）反治与反护法

反治与反护法又称从治与从护法，是指疾病的表现与本质不一致的情况下，顺其证候性质而治疗护理的一种法则。这是本着护病求本的原则施护，故而从表面看起来是顺从疾病证候的治护方法。常用反治与反护法有以下四种：

**1. 热因热用**  指用温热性质的药物及方法治疗、护理具有假热征象的病证，适用于真寒假热证。阴寒格阳者，由于寒气内盛，阳气被隔绝于外，故出现热象的表象。此时患者表现出身热、面赤等假热之象，而其本质上属于寒证。治护时则应抓住其阴寒本质，给予温热的措施，如给予温热性的药物和食物，以及汤药宜温服和室温宜偏高的护理措施等。

**2. 寒因寒用**  指用寒凉性质的药物及方法治疗、护理具有假寒征象的病证，适用于真热假寒证。阳盛格阴者，由于内热过盛，深伏于里，格阴于外，故见寒象的表象，而其本质上是属于热证。患者表现于外为烦渴饮冷、小便短赤、大便燥结等，但同时又出现四肢厥冷、脉沉等。治护时则应抓住其热盛本质，如给予寒凉药物及护理时以清热降温为主。

**3. 塞因塞用**  指用补益性质的药物及方法治疗、护理具有闭塞不通的真虚假实证。如脾气虚衰则运化无力，患者会出现脘腹胀满、纳呆，便秘，则采用健脾益气，以补开塞的治护之法，健脾运气，脾运化功能得以恢复，使得患者脘腹胀满消失，便秘得以缓解。表面上看是积滞不通，实际上是虚证导致的脏腑功能虚衰。

**4. 通因通用**  指用具有通利性质的药物及方法治疗、护理具有实热通泄征象的真实假虚证。例如，瘀血阻滞引起崩漏者，患者会出现经血淋漓不断，或突然量多，夹有血块等，则采用活血化瘀的治护之法，使瘀血尽除则血止，崩漏之证得以治愈。

不论正治正护法还是反治反护法，都离不开"护病必求于本"的原则，只有从根本上辨别疾病的本质，方可达到护病求本，治护疾病的目标。

## 二、同病异护与异病同护

同一种疾病不同发展阶段可表现为不同的证候，而不同的疾病在其发展过程中也会出现相同的证候，因此治疗护理时不仅要辨病，更应辨证，进而确定治疗和护理的方法。这种辨证施护的方法主要分为"同病异护"和"异病同护"。

### （一）同病异护

同病异护指同一种疾病，由于病情的发展阶段和病机的不同，以及患者的体质差异等，表现出不同的证候，因而治疗护理方法也要根据证候的不同进行调整，运用相对应的护理方法，这称为同病异护。如感冒有风寒感冒和风热感冒之分，病因病机不同，则治疗护理方法也不同。

### （二）异病同护

异病同护指不同疾病，在疾病发展过程中表现出的相同的证候或病机变化，则可以采取相同的方法进行护理，称为异病同护。如子宫下垂、胃下垂是不同的疾病，从辨证的角度来看，均是中气下陷证，则可采取补中益气的治疗之法进行治疗护理调养，饮食上多吃益气健脾的食物，保持大便通畅；护理技术上可针刺百会、关元、气海等穴位以补中益气。

# 三、三 因 制 宜

三因制宜即因时、因地、因人制宜，是根据患者的体质、性别、年龄，以及季节气候、地域等的不同而制定相适宜的治疗方法。疾病的发生、发展和转归受多种因素的影响，其中就包括气候、地理、饮食、睡眠等因素，尤其是患者的个体差异对疾病的变化有着极大的影响，因而在施护时我们也要充分把握三因制宜的原则，这也是辨证施护的重要内容之一。

## （一）因时制宜

因时制宜是指根据不同季节和气候特点来确定不同的治疗和护理方法。四时气候的变化不仅是自然界的变化，也会对人体的生理功能和病理变化产生影响。如冬季气温较低，天气寒冷，人腠理致密，阳气内敛，阴盛阳衰，此时则慎用寒凉之药，以免耗阳伤气，加重病情变化；夏季气温较高，人体肌腠处于开泄状态，若外感风寒，也不宜过度使用辛温发汗药，在遵循自然界变化规律的基础上酌情用药，防止开泄太过，损耗气津。春秋之际处于阴阳相互转换、此消彼长的季节，此时要注意根据天气的变化增减衣服、改善饮食。

## （二）因地制宜

因地制宜是指根据地理环境与生活习性的特点确定不同的治疗和护理方法。因为不同地理位置、不同地区之间在自然和社会环境方面均有区别，地理环境、气候条件以及生活条件等不同，人的生理活动和病变特点也不尽相同，所以治护方法也有所差异。西北高原地区，气候较为寒冷，故寒凉药物应慎用，而温热药用量可稍重；东南沿海地区，气候温暖潮湿，故温热或助湿的药物应慎用，而清热化湿之剂可适当重用；在几十年前我国山区流行的地方性甲状腺肿，就是山区缺碘导致的。因此不同地理位置的地区差异会影响该地区的疾病分布、患病特点等，即使同一种疾病，不同地域采用的治护方法也可能不同。

## （三）因人制宜

因人制宜指根据患者性别、年龄、生活习惯等个体情况的差异确定不同的治疗和护理方法。男性和女性均有可能出现气血亏虚的证候，但是由于不同性别生理特点的差异，表现出的疾病则不同。妇女可表现为月经不调等，男子可表现为阳痿、早泄等男性疾病，而在实际治疗中男性和女性的治护方法也有所差异，治疗时同样要具体情况具体分析。年龄不同，其生理状况和病理变化也不同。小儿生机旺盛，但脏腑娇嫩，病情变化较快，故治小儿病，应少用补益，用药量宜轻，根据病情变化及时调整药量，酌情加减。老年人则脏腑功能随着年龄的增长逐渐下降，多伴有气血亏虚，治疗中应扶正祛邪相结合，治护措施以补为重，以防重伤正气。

因时、因地、因人制宜三者之间相互影响、密不可分，充分体现中医护理学的整体观念，在治疗和护理中应做好四诊合参，全面分析判断患者的病情，才能正确践行中医辨证护理原则。

**考点：中医辨证护理原则**

# 第 2 节 饮食起居护理

**案例 5-2**

患者，男，65 岁，因消渴症入院治疗。经治疗后病情稳定，今日可以出院。出院前家属请教护士：张爷爷冬季早上 5 点起床进行身体锻炼，这样的习惯出院后还能继续保持吗？

**问题：** 1. 起居护理的基本内容是什么？

2. 张爷爷冬季早上 5 点起床进行身体锻炼的习惯符合起居护理的基本要求吗？

饮食是维持人体生命活动不可或缺的物质基础，也是人体脏腑、四肢百骸得以濡养的源泉。《黄帝内经》中提出："五谷为养，五果为助，五畜为益，五菜为充，气味合而服之，以补精益气。"合理膳食不仅有助于疾病的治疗和护理，也是中医养生保健的重要组成部分。

人与自然是一个有机整体，顺应四时变化，起居合宜，养成良好生活习惯，有助于增强体质，提高机体抵抗邪气入侵的能力。起居护理也成为中医辨证护理的重要组成部分。

# 一、饮食护理

饮食护理是指在中医学理论指导下，根据辨证护理原则以及患者病情的变化，利用食物自身的特性，指导患者进行合理膳食，以达到防未病和治疾病的一种方法。合理的膳食有利于养生与保健，能够促进疾病的康复，饮食调护是常用的养生护理方法之一。

## （一）食物的性味与功效

所有食物均具有寒、热、温、凉四性，以及酸、苦、甘、辛、咸五味。不同性味的食物进食后具有不同的功效，因此在选择食物时，要根据患者疾病的证候以及体质等进行调整，疾病的证候类型不同，则选择不同性味的食物，有助于疾病的康复和体质调护。

**1. 四性** 是指食物的寒、热、温、凉四种属性。也有的食物各种属性均不明显，则称为平性，故又可称为五性。

（1）寒性食物 性味苦寒、甘寒的食物，如苦瓜、柠檬、黑鱼、海带等，具有清热泻火、凉血解毒的功效，可用于热证的患者。但寒性食物容易损伤阳气，故阳气不足、脾胃虚弱患者应慎用。

（2）热性食物 性味辛热的食物，如辣椒、大蒜、白酒、桂皮等，具有温中祛寒的功效，可用于各类寒证的患者。但热性食物容易助热伤津，故阴虚火旺者忌用。

（3）温性食物 性味甘温的食物，如鸡肉、牛肉、葱白、桂圆等，具有温中、通阳、补气的功效，可用于虚寒证的患者。但温性食物仍具备助火伤津的作用，热证和阴虚火旺者应慎用或禁用。

（4）凉性食物 性味甘凉的食物，如绿茶、黄瓜、小麦、豆腐等，具有清虚热、养阴的功效。常用于虚热证患者。但凉性食物容易损伤阳气，如阳虚的患者应慎用。

（5）平性食物 这类食物没有明显的偏性，其性较平和，如玉米、蚕豆、鲫鱼、黑木耳等。一般各类患者均可食用，但仍需根据患者的病情进行选择。

**2. 五味** 是指食物的酸、苦、甘、辛、咸五种味道。食物的味道不同，功效和特性也不同。正常的饮食应该结构合理，不宜偏食，随着气候变化或身体状况变化可以进行动态的调整。

（1）酸味 具有收敛固涩的作用，常见的食物如乌梅、山楂等。

（2）苦味 具有清热燥湿、清热解毒、泻火的作用，常见的食物如苦瓜、苦菊等。

（3）甘味 具有和中理脾、缓急止痛、补益的作用，常见的食物如糯米、大枣、蜂蜜、梨等。

（4）辛味 具有行气散寒、促血行等作用，常见的食物如萝卜、洋葱、白酒、花椒等。

（5）咸味 具有软坚散结、泻下、补益阴血的作用，常见的食物如海带、海蜇、紫菜等海产品。

**考点：食物的四性五味**

## （二）饮食护理的原则

饮食的选择不仅基于个人喜好，还应根据气候、环境以及患者的疾病变化等进行调整，只有合理膳食才能达到有助于疾病康复以及养生保健的目的。

**1. 三因制宜**

（1）因时制宜 四时的变化对人体会产生一定的影响，因此可以根据不同季节进行饮食调整。①春季：万物复苏，阳气渐旺，阴消阳长，宜食用辛温升散的食物，如葱、韭菜炒鸡蛋等。②夏季：气温较高，腠理开泄，是一年中阳气最旺盛的季节，宜食用清淡、生津、消暑的食物，如西瓜、冬瓜、苦瓜等。

③秋季：阳气渐收，阳消阴长，宜食用滋阴润肺的食物，如蜂蜜、枇杷、雪梨等。④冬季：是一年中气候最为寒冷的时候，此时万物封藏，阴盛阳衰，宜食滋阴补阳的食物，如谷类、羊肉等。

（2）因地制宜　不同的地理位置会影响人体的生理和病理特点，因而饮食护理也要根据地域的不同进行不同的调整。例如，东南地区温热潮湿，宜食清淡、除湿的食物；西北地区气候干燥，宜食温热、生津、润燥食物。

（3）因人制宜　不同的个体，由于体质、年龄、性别以及其他各方面的差异，其饮食也应随之进行调整。如儿童脏器处于生长发展阶段，宜食用易消化食物。老年人脏器功能有所下降，常伴有气血和阴阳的亏虚，宜食用补益、易消化的食物。

**2. 辨证施食**　饮食护理中应根据患者的证候进行食物的选择。要做到合理调配饮食，必须审证求因，遵循"虚则补之，实则泻之，寒者热之，热者寒之"的原则。如阳虚病证，则宜食用羊肉、花椒、鸡肉、粳米等达到补益效果；气虚病证则宜食用牛肉、扁豆、山药、无花果等。不同的病证以及相同疾病的不同阶段均须根据患者的病情变化辨证地进行饮食护理，食物有四性五味之分，通过辨证施食，明确不同患者适合的饮食，做到饮食适度，营养均衡。

**3. 饮食有节**　指的是饮食要有节制，并要规律定量进食。暴饮暴食或过饥过饱均会影响机体的健康。同时如进食不规律，也会导致脾胃功能弱化，严重者可导致脾胃功能失调，有节制的饮食有助于患者脾胃功能的调护。

**4. 饮食卫生**　指的是饮食应清洁卫生。腐败或不卫生的食物容易导致患者出现食物中毒或肠胃炎等疾病。因此，饮食护理要指导患者进食干净的食物，避免不洁饮食导致的脾胃受损。

**5. 平衡膳食**　指的是选择食物应做到营养平衡、性味调和。不同食物可提供的营养不同，进行食物选择时应保证蛋白质、糖类、维生素等各种营养元素合理搭配，适量补充，避免营养缺乏或过剩。同时也要注意食物的四气和五味搭配，做到性味调和，营养全面有利于疾病的治疗和护理。

#### （三）饮食禁忌

中医提出未病先防，既病防变，病后防复的理念。其中病后防复指的是患病后要防止病情的复发，这就包括预防饮食导致的病情复发。因而患者在进食时，一定要严格忌口，这样才会有利于病情的康复。药物在使用时也要注意配伍禁忌，食物和药物都有四性五味的特性，所以服药时更应该了解药物的属性和宜忌。

**1. 疾病与用药忌口**　不同的疾病对饮食有不同的要求。服药期间一般应忌生冷、油腻、荤腥以及其他不易消化的食物。同时不同的疾病还有特殊的忌口，温病高热忌食辛辣荤腥，脾虚泄泻则忌食生冷瓜果，肺痨、痔疮、痈疖忌食燥性食物，产后、经期忌食寒凉食物等，均应在饮食护理中加以运用。用药时也应注意食物与药物之间的关系，了解是否会影响药物的效用。如服用中药一般忌饮茶，服参类补品，忌食萝卜。

**2. 饮食搭配忌口**　合理的饮食搭配不仅有利于食物功效的发挥，还能促进健康。然而，如果食物搭配不当，则会削弱食物的食疗效果，例如螃蟹忌柿子等。饮食搭配不是绝对的，可以通过烹饪方法的调整，改变食物的性质，进而适用于患者，所以饮食搭配忌口要视情况而变化。

## 二、起居护理

《黄帝内经》中提到："人以天地之气生，四时之法成。"日常起居中应根据四时阴阳变化和自然界亘古不变的规律来指导日常生活。起居护理是指根据患者的病情和病机变化，在生活起居方面给予指导和护理。其目的在于促进机体阴阳平衡，恢复和保养正气，增强机体抵御外邪的能力，为疾病的治疗和康复创造良好的条件。

### （一）顺应四时，调和阴阳

中医学认为人和自然界是一个统一的整体，自然界的各种变化，都会影响到人的生命活动，使之发生相应的变化。因此，人要顺应四时阴阳变化的自然规律，遵循"春保肝，夏保心，秋保肺，冬保肾"的原则，《黄帝内经》指出"春夏养阳，秋冬养阴"，这也是四时调护的基本原则。

**1. 春季** 万物生长，阳气生发，万物复苏，气候由寒转暖。春天气候变得温暖，皮肤腠理逐渐舒展，此时应顺应自然，晚睡早起，披散头发，宽衣松带，使形体舒缓，心胸开阔，精神愉快，保持生机。此外春季还需多添衣，注意保暖。

**2. 夏季** 气候炎热，万物生长繁茂，长势旺盛，是一年中阳气最盛的季节。夏季人们应顺应自然变化，晚睡早起，保持心情愉快，使气机宣畅，通泄自如。夏季还需防湿邪侵入，以免损伤阳气，在酷暑炎热之白昼，当躲避暑热，以免出汗过多而伤卫阳。

**3. 秋季** 开始阳消阴长，气候转凉，阴气渐盛，易伤肺气。秋季阳气始收，秋风渐来，人们应早睡早起，收敛情绪，平静自然，舒张收敛有序，既减缓秋季肃杀之气对人体的影响，又保持肺脏的清肃功能。遵循"春捂秋冻"的原则，秋季不宜过度添衣，应顺应天气的变化增添衣物，以免导致汗出进而腠理开泄，损伤阴液。

**4. 冬季** 阴气盛极，气候寒冷，万物生命闭藏潜伏。冬季是一年中最冷的季节，人们应早睡晚起。早睡以养阳气，晚起以养阴气，使神志深藏于内。还应防寒保暖，使阴精闭藏而不外泄，鼓励患者常晒太阳取暖。另外冬季适宜进补，可在专业人员的指导下适当补益。

### （二）劳逸适度，动静结合

《黄帝内经》指出："久视伤血，久卧伤气，久坐伤肉，久立伤骨，久行伤筋。"只有保持劳逸适度，动静结合方有利于机体，过劳或过逸均可致病。

**1. 避免过劳**

（1）避免久视 目受血而视，"久视伤血"。因而过度使用眼睛，如看电视、看书、看电子产品等均可能导致气血虚，出现双眼干涩、头晕目眩等。日常要注意用眼健康，长时间用眼要注意休息，适时眺望远方或闭目养神亦可。

（2）避免久立与久行 "久立伤骨"，长时间站立可能会导致血液回流不畅，腰椎和下肢压力过大，导致气血瘀滞，出现下肢静脉曲张等。如果需要长久站立，应及时调整站立姿势，睡前可按摩双腿和腰部。肝主筋，"久行伤筋"，过度行走或奔跑可能会导致气血耗伤，还会影响筋力状态，导致损伤肝气。因而久行需要注意休息，按摩腰腿部。

（3）避免神劳 也就是避免过度用脑。心主神志，脑力劳动者过度用脑可能导致耗伤心血。因而要注意脑力劳动和体力劳动结合，避免枉费心神。神劳也会导致形劳，做好劳逸结合，方能形神俱养。

**2. 避免过逸**

（1）避免久坐 "久坐伤肉"，久坐可导致气机不畅，气短乏力等，因此每天都要保持适度的活动，以促进气血流畅，使筋骨坚实。

（2）避免久卧 "久卧伤气"，在病情允许的情况下，卧床患者要适当翻身更换体位，凡能下地活动的患者，应动静结合，促进机体功能尽快恢复。患者的活动要遵循相因、相宜的原则，根据不同的病证病情、体质、个人爱好以及自然环境等进行散步、打太极拳等活动，但要避免急于求成而进行过量的运动，以防耗气伤津而加重病情。

### （三）环境适宜，慎避外邪

**1. 安静整洁** 安静的居室环境，不但能使患者心情愉快，身体舒适，还能使患者睡眠充足，食欲旺盛，有利于恢复健康。护理人员应约束自身的言行，设法消除一切给患者造成恶性刺激的因素，消除嘈杂的噪声（外界声音不超过 60 分贝为宜）。出入病室的人员应做到"四轻"，即说话轻、走路轻、关门轻、操作轻。

**2. 经常通风**　每日通风的次数及持续时间，应根据季节和室内空气情况而定，但每天至少应通风1～2次。夏季天气炎热，易感暑热，一般宜在上午8～10点左右通风换气，保持凉爽；冬季气候寒冷，可短时间轮流开窗通风换气。通风时，避免对流风直接吹到患者身上，对身体虚弱或已感受寒邪的患者，要在通风时穿好衣服或盖好被子，避免寒邪侵犯；对刚服用解表发汗药的患者，暂时不宜开窗通风，待汗出热退后，先给患者穿衣盖被或遮挡屏风后，再行通风，注意勿使患者汗出当风，以免重感风寒之邪而加重病情。适合时间的通风能置换空气，减少病房的细菌菌落数。

**3. 温湿度适宜**　居室温度一般以20～26℃为宜。温度过高，患者感到燥热不适，易中暑邪；温度过低，患者感到寒冷，易感受寒邪。但应注意不同患者对温度的感觉各异，故需因人而异调节病室温度。病室相对湿度以50%～60%为宜。湿度过高，汗液蒸发受阻，患者易感到潮湿气闷，而且湿邪困脾及风寒湿痹者，尤为敏感，往往会使病情加重；湿度太低，空气干燥，又会使患者口干舌燥，咽喉干痛，尤其是阴虚肺热者，常常会因此而诱发鼻衄、呛咳等。适宜的温湿度能够使患者感到舒适，促进睡眠和休息，良好的睡眠有助于补益正气，促进机体的康复。

**4. 光线适宜**　一般居室内要求光线柔和，保持明亮。临床上，应根据时间和患者病情的不同，及时调节室内光线。如感受风寒风湿及阳虚里寒证的患者，室内光线宜充足；感受暑热之邪的热证、阴虚证、肝阳上亢、肝风内动的患者，室内光线宜稍暗；有眼疾的患者，室内宜用深色窗帘，避免强光对眼睛的刺激。

**5. 慎避外邪**　当患者处于正气较弱的时候，此时邪气易于侵入，不仅不利于患者的康复，还有可能加重患者的病情。应该指导患者在生活起居中及时采取措施，避免外邪入侵。天气转冷时及早添衣加被，天气转暖时及时减少衣物；如遇温病传播，及时做好清洁消毒工作；同时还要做到形神共养。只有这样，才能更好地避免六淫以及疫疠之气破坏人体的阴阳平衡。

> 🩺 **医者仁心**
>
> **"心系中医护理"的税玲医生**
>
> 税玲医生是到新疆木垒县人民医院对口支援的医生。为使中医技术得到广泛应用，她根据自己20多年的工作经验，依照就诊者的不同情况，因时、因地、因人实施护理措施及在运动养生、起居护理、饮食护理、情志调摄等方面给予健康指导。许多患者专程来找税玲医生做治疗、咨询健康问题。"我眼睛不舒服""我睡眠不好""我最近老是腰酸背痛"，一见到税玲医生，大家就讲起身体不适。税玲医生一一回应，安抚患者们的情绪，一个接一个地进行治疗，"有爱心、有责任感""传递正能量""兢兢业业、默默奉献"……和税玲打过交道的人都对她赞赏有加。在援木的日子里，她用认真的工作态度和平易近人的相处之道对待着身边的人和事。

# 第 3 节　情志护理

> ✏️ **案例 5-3**
>
> 患者王某，女，40岁。因病住院，对病情十分担忧，每日食欲不振，晚上也常常失眠，护士小刘需要每日对患者进行情志护理。
>
> **问题：** 1. 情志护理的方法有哪些？
> 　　　　 2. 忧伤情志如何护理？

喜、怒、忧、思、悲、恐、惊这七种情绪变化称为七情。正常情况下，七情仅是精神活动的外在表现，并不成为致病因素，但是如果长期或过度的精神刺激，则可以引起人体的阴阳失调、气血紊乱、经络脏腑功能失常而发生疾病。因此消除患者的紧张、恐惧、忧虑等不良情志，有助于帮助患者战胜疾病，促进疾病的康复。情志护理是以中医基础理论为指导，以良好的护患关系为桥梁，应用科学的护理方法，改善和消除患者不良的情绪状态，从而达到预防和治疗疾病目的的一种方法。

## 一、情志与健康的关系及变化因素

### （一）情志与健康的关系

**1. 情志正常，气血调和** 在正常情况下，七情活动对机体生理功能起着协调作用，同时又能反作用于人体，调达脏腑气血，对维护人体的健康起着良好的促进作用。例如，喜是一种积极的正向情绪，能和畅气血，乐而忘忧，有益于人的身心健康。而怒作为人的基本情绪之一，在其适度的范围内，对人体的健康也有着积极的作用，所谓怒为肝之志，须有节制地外泄怒气，方能使肝气舒畅。正常的情志变化有助于舒畅气机，调和气血，维护脏腑功能的正常。

**2. 情志异常，内伤脏腑** 七情反应太过或情志变化过快，超过人体的可调节范围，可能会导致气机紊乱，严重者可能致病或加重病情。

（1）直接伤及脏腑 七情过激可影响脏腑活动而产生病理变化。不同的情志刺激可伤及不同的脏腑，产生不同的病理变化。如大喜伤心，心伤则心神涣散；悲伤肺，则导致肺气虚之证。

（2）影响脏腑气机 七情内伤还可使脏腑功能失调，气机失调。所谓怒则气上，喜则气缓，悲则气消，思则气结，恐则气下，惊则气乱。说明不同的情志变化，其气机逆乱的表现也不尽相同，但都会使脏腑功能紊乱，气机失调。只有气机舒畅，方有利于脏腑功能的正常发挥。

### （二）影响情志变化的因素

**1. 环境因素** 是影响人情志变化的重要因素之一，包括自然环境和社会环境。安静、舒适、协调的生活环境，皆可使人清爽舒畅、精神振奋、工作效率提高。在喧嚣吵闹、杂乱无章、气味腥臭的环境中，人会感到心情不舒畅，压抑、沉闷，或厌倦、烦躁，工作和学习的效率会明显下降。社会环境可以影响人的心理，而人的心理变化又能影响健康。人们的社会地位和生活条件的变迁，可引起情志变化而生病。此外，社会动乱、生活颠沛流离等，都会造成人们精神的异常变化。

**2. 病理因素** 脏腑经络气血病变，也会引起情志的异常变化。《黄帝内经》指出："血有余则怒，不足则恐""肝气虚则恐，实则怒……心气虚则悲，实则笑不休"。都说明了气血病变可导致情志的改变，不同脏器病变可引起不同的情志变化。

**3. 个体因素** 个体的体质不同、性别不同、年龄不同以及个人经历不同等，面对事态变化的情绪反应也不同，有的人对事情变化较为敏感，情绪起伏波动较大，则易生情志病变。

## 二、情志护理的原则及方法

### （一）情志护理的原则

**1. 诚挚体贴** 患者容易出现依赖性强，猜疑心重，主观感觉异常等不良情绪。医护人员应及时察觉患者的情绪变化，本着诚挚体贴的原则给予患者足够的关怀，帮助患者缓解不良情绪，疏导患者的心理负担，帮助患者解决困扰的问题。

**2. 因人施护** 不同人的性格、生活习惯、阅历等有所差别，所患疾病、病情轻重和病程发展不同，这些都会影响人的情志变化，即使面对同样的问题，不同人也会有不同的表现和变化。因而医护人员要因人施护，面对不同的患者给予相适宜的情志护理方法，才能更好地使患者情志舒畅，有助于疾病的康复。

**3. 避免刺激** 在日常护理中，避免刺激患者的情绪，给患者创造一个良好的生活和治疗环境，如解释病情时做到有理有据，情理结合，尽量减少对患者生理和心理的刺激，也是情志护理必须坚持的原则之一。

### （二）情志护理的方法

情志变化会直接影响人体的生理功能。《黄帝内经》指出："精神不进，志意不治，故病不可愈。"

因此，加强情志护理，对疾病的康复有重要的意义。情志护理的方法有多种，可根据患者情况选择合适的方法，以便取得较好的效果。

**1. 说理开导**　指通过恰当的措辞，使患者认识到情志对人体健康的影响，从而使患者能自觉地调和情志，积极配合治疗。说理开导要根据患者疾病情况和个体差异进行，做到动之以情，晓之以理，从而达到改变患者身心状态的目的。特别是患者对某些疾病有不正确的认识时，更应该从专业的角度去开导患者。

**2. 释疑解惑**　是指通过一定的方法，解除患者对事物的误解、疑惑，帮助患者去掉思想包袱，增强战胜疾病的信心。

**3. 移情易性**　指通过一定的方法转移患者的情绪和注意力。例如帮助患者培养音乐、读书等兴趣爱好，使患者的主要关注点落在其他地方，有助于解除患者的心理负担。

**4. 宣泄解郁**　是指通过发泄、哭诉等方式，将忧郁、悲伤等不良情绪宣泄出来，达到释情开怀、身心舒畅的目的。"郁则发之"，患者只有将内心的郁闷吐露出来，郁结之气机才得以舒畅。

**5. 以情胜情**　又称情志制约法，指有意识地采用以一种情志抑制另一种情志，以淡化或消除不良情绪，保持良好的精神状态的一种情志护理方法。其根据情志及五脏间存在的阴阳五行生克原理，用相互制约、相互克制的情志来转移和干扰原来对机体有害的情志，借以达到协调情志的目的。

**6. 暗示治疗**　医护人员运用语言、情绪、行为、举止等给患者以暗示，从而使患者解除精神负担，相信疾病可以治愈，增强战胜疾病的信心。暗示作用不仅影响人的心理状态，且能影响人体的生理功能。

**7. 顺情从欲**　是指顺从患者的意愿、情绪，满足其身心的需要，以解除患者心理病因的一种情志护理方法。主要适用于情志意愿不遂所引起的身心疾病。对于患者的要求，在合理范围内尽量满足，帮助患者树立信心。

*考点：情志护理的方法*

# 第 4 节　疾 病 护 理

## 一、病情观察及护理

中医护理对病情观察有其独特之处，有一套完整的辨证护理的方法。恰当的病情观察，信息积累能帮助我们找到疾病的根本原因和证候，为辨证护理采用不同的护理方法提供依据。

### （一）病情观察的要求

**1. 优秀的职业道德**　护理人员要有高尚的品德修养，应做到一切从患者的利益出发，全心全意为患者服务。作为医护人员应有"见彼苦恼，若己有之"感同身受的共情心。

**2. 细致的全面观察**　中医学的整体观认为，人体是一个有机的整体，人体正常的生理活动，一方面要靠脏腑各自发挥生理功能，另一方面要靠各脏腑之间的协调作用和制约作用来维持，它们在生理上相互联系，在病理上又相互影响，人体某一局部的病变，可反映在全身脏腑、气血、阴阳的盛衰。同时，人与自然也是一个有机整体，自然界的变化可直接或间接地影响人体机能，因此，中医护理的临床观察，应当是基于中医基础理论的整体观念，根据整体观分析和归纳证候的性质，掌握病情的变化，才能做到辨证施护。

**3. 明确观察的重点**　护理人员应悉知患者的病情和治疗护理的要求，有重点、有目的地对疾病的证候进行观察。如郁证患者应重点观察睡眠、情绪等变化，肺痈患者应重点观察咳嗽的性质与痰液的色、质、量、味变化等。

**4. 科学有效地观察**　科学有效地观察病情，可及时有效地掌握病情，准确地实施护理措施。护理人员应科学应用四诊等方法观察病情，及时、准确地发现患者的病情变化。

**5. 客观真实地记录** 对病情要客观及时进行细致、准确的记录。能用计量表示的要记录具体数量，如体温、尿量等；不能量化的症状和体征，要客观、真实地描述。

### （二）病情观察的方法

**1. 四诊合参观察病情** 护理人员在临床工作中应运用中医四诊的方法，有目的地对病情进行观察和分析，对病情发生的症状体征作准确、客观的记录，并注意病情的动态变化，以收集更多病情的资料，从而为制订护理计划、对疾病进行辨证护理提供依据。

**2. 辨证分析疾病资料** 对所收集的病情资料，通过辨证分析，判断与确定疾病的性质、病位等，为制订护理措施提供依据。

**3. 合理利用仪器设备** 在中医的治疗护理中，自古就有借助器具帮助获取更多病情信息的方法，随着现代医学的发展，各种仪器设备和检验手段更趋先进，在观察病情和治疗护理过程中，要合理利用仪器设备收集更多的信息，为护理方案提供科学有效的参考依据。

### （三）病情观察的内容

**1. 一般状况** 主要包括对神色、形态、毛发、头面、五官、四肢、皮肤、体温、脉搏、血压、呼吸、睡眠、饮食、排泄物、体重、妇女经带等进行观察。

**2. 主要症状与体征** 全面、详细地了解主要症状与体征出现的时间、部位、性质、诱发因素及伴随症状等。

**3. 舌象的观察** 舌苔与舌质常随正邪的消长和病情的进展出现动态变化。舌质红润为气血旺盛，舌质红绛为热入营血，病情危重，舌质淡白为气血亏虚，舌偏歪多为中风邪，舌有瘀斑为瘀血。舌苔薄白而润，是胃气旺盛；舌光无苔为胃气衰败或胃阴枯竭。舌苔薄白多为疾病初期、病邪较浅，病位在表，苔厚则病邪入里，病位较深。苔黄多主热邪，苔黄腻则是湿热，苔白滑多主寒邪，腐腻苔多是食积痰浊。舌苔由白转黄，进而变灰黑，为病邪由表入里，由轻转重，由寒化热。舌苔由润转燥，多为热盛伤津，苔由厚转薄，代表脾胃恢复，病邪渐退，津液复生，病情好转。

**4. 脉象的观察** 脉象是反映全身脏腑功能、气血、阴阳的生理病理信息的重要依据，能为辨证施护提供重要依据。通过诊脉可以了解病位的深浅、疾病的性质、脏腑功能的强弱，推断疾病的发展与转归，如浮脉主表，沉脉主里，迟脉多主寒证，数脉多主热证，洪脉多为邪实，细数脉多主正虚，芤脉见于失血，脉微欲绝为阳气衰微等。

**5. 排泄物的观察** 观察大小便、鼻涕、呕吐物、痰液、汗液、经带等排泄物的性状、量、色、次数的情况。

**6. 药物效果的观察** 药物治疗是临床最常用的治疗方法，应注意观察其疗效、副作用及毒性反应，注意药物的特性、作用、剂量、个体差异等，严格执行查对制度。如使用峻下剂有无乏力、纳差改变，有无腹痛、腹泻等胃肠道刺激症状等。

**7. 情志变化的观察** 各种异常的情绪改变可直接损伤脏腑而致病或加重原有病情，各种疾病也会引起相应的情绪变化，如患者久病卧床会引起抑郁、焦虑、忧悲等情绪改变等。

### （四）常见病证的护理

**案例 5-4**

患者，女，36岁。自觉心中悸动，伴头晕眼花，神疲乏力，纳差，病已5个月。检查：面色不华，指甲苍白，舌淡，脉细弱。素有月经不调史。

问题：1. 患者所患为何病，辨证属于虚证还是实证？

2. 应采用哪些中医护理的方法？

**1. 心悸**　是以自觉心中悸动，惊惕不安，甚则不能自主为主要临床表现的一种病证，一般多呈阵发性，每因情绪悸动或过度劳累而诱发，发作时常伴有气短、胸闷，甚至眩晕、喘促、晕厥，脉数或迟，或脉结代等。

现代医学中各种原因引起的心律失常、心功能不全等具有心悸症状的疾病，可参照本病证辨证施护。护理措施如下：

（1）病情观察　观察心悸发作的规律、持续时间及诱发因素，以及心率、心律、血压、脉象等变化，必要时给予心电监护进行检测，作好记录，根据病情给予相关的检查，如冠状动脉造影、心脏超声、血液检验等。若发现心率持续在每分钟 120 次以上或者 40 次以下等异常情况，应及时报告医生，予以处理。警惕患者出现面色苍白、四肢厥冷、血压下降等心阳暴脱的变证。

（2）起居护理　保持病室环境安静整洁，空气清新，温湿度在 20～25℃为宜，注意四时气候变化，防寒保暖，以免外邪侵袭诱发或加重心悸。避免噪声及恐慌刺激。起居有节，劳逸适度。心悸发作时宜卧床休息，有胸闷、头晕、喘息等不适时应高枕卧位或半卧位，吸氧。水饮凌心、痰阻心脉等重症应绝对卧床，端卧位。

（3）饮食护理　饮食宜低脂、低盐，进食营养丰富而易消化吸收的食物，忌过饥、过饱，避免烈酒、浓茶、咖啡等刺激性饮品。心脾两虚者宜补益气血，多选鸡肉、鸽肉、莲子、红枣、山药等食品；阴虚火旺者，宜滋阴降火、清心安神，如梨子、百合、小麦等；心虚胆怯者，宜镇静定志、养心安神，可用酸枣仁等。

（4）情志护理　心悸每因情志刺激诱发，故应加强疏导，关心体贴患者，避免不良情绪刺激。多和患者进行沟通，选择说服、劝解、安慰、鼓励等方法疏导患者，使其保持心情愉快，精神乐观，情绪稳定。

（5）用药护理　严格按照医嘱的剂量、时间和方法给药，注意观察药物的不良反应。安神药宜睡前服用。严格控制输液的量和滴速，观察输液反应。心悸频作者，指导患者随身携带急救药物，以备急用。

（6）健康教育　①起居有节，注意寒暑变化，适当运动，可采用散步、打太极拳等方式，以不疲劳为度。②本病多因思虑过度，情志内伤所致，应教会患者学会自我调节不良情绪。③用力解大便易引起心悸，故便秘者，应养成良好的排便习惯，多吃粗粮蔬菜，常做腹部顺时针按摩，以促进排便。④积极治疗原发病。

**案例 5-5**

患者，男，52 岁。血压常年偏高，遇事急躁。1 个月以来，因与邻居发生纠纷而心情不快，入寐困难，入寐后噩梦不断，严重时彻夜难眠，常发胁肋部疼痛，头晕头胀，口干口苦，便秘溲赤，舌红苔黄，脉弦数有力。

问题：1. 患者所患为何病，辨证属于寒证还是热证？
　　　 2. 应采用哪些中医护理的方法？

**2. 不寐**　又称为失眠，是以经常不能获得正常睡眠为特征的病证，表现为睡眠时间和深度不足，且不能消除疲劳、恢复精力，轻者入睡困难，或寐而不酣，时寐时醒，或醒后不能再寐，严重者彻夜不寐，影响正常的工作、生活、学习和身心健康。

现代医学中神经官能症、慢性胃肠功能紊乱、更年期综合征、亚健康等以不寐为主要临床表现时，可参考本病证辨证施护。护理措施如下：

（1）病情观察　注意观察患者睡眠的状况，如睡眠的深度、时间和质量，是否伴有头痛、眩晕、耳鸣、心悸、焦虑等症状。识别不寐的诱发因素，及时消除或缓解相关病因。

（2）起居护理　病室环境宜安静，避免噪声和强光的刺激，床铺软硬适度、清洁，创造良好的睡眠环境，并指导患者生活要有规律，建立良好的作息时间，按时就寝。指导患者睡前排除杂念，可聆听轻音乐、催眠曲等。适当参加体育锻炼可促进睡眠，避免睡前过度兴奋。

（3）饮食护理　以清淡、易消化为原则，少食肥甘厚味、辛辣刺激之品，忌烟酒，睡前避免饮用咖啡、浓茶等。可食用百合莲子羹或山药酸枣仁粥等。

（4）情志护理　重视情志调摄对改善睡眠的作用，指导患者放松心情，鼓励患者学会自我情绪调节，保持心情舒畅，做到喜怒有节，避免过度兴奋、焦虑、惊恐等不良情绪。

（5）用药护理　安神药应于睡前服用以利于改善睡眠状况，中药汤剂以温服为主，服药后观察睡眠的情况、时间，以及眩晕、耳鸣、心悸等伴发症状是否得到缓解等。

（6）健康教育　不寐属心神病变，重视精神调摄和讲究睡眠卫生具有实际的预防意义。《黄帝内经》说："恬淡虚无，真气从之，精神内守，病安从来。"教育患者积极进行心理情志调整，克服过度的紧张、兴奋、焦虑、抑郁、惊恐、愤怒等不良情绪，做到喜怒有节，保持精神舒畅，尽量以放松的、顺其自然的心态对待睡眠。

不寐护理应掌握三个要领：①注意调整脏腑气血阴阳的平衡；②强调在辨证施护基础上施以药膳食疗；③注意精神治疗的作用，消除顾虑及紧张情绪，保持精神舒畅。

### 案例 5-6

患者，男，67岁。生气后突然昏倒，不省人事，牙关紧闭，口噤不开，大小便闭，肢体强痉，面赤身热，气粗口臭，躁扰不宁，苔黄腻，脉弦滑。

**问题：** 1. 患者所患为何病，本病与哪些脏腑密切相关？
2. 应采用哪些中医护理的方法？

**3. 中风**　是由于气血逆乱，导致脑脉痹阻或血溢于脑，以突然昏仆，不省人事，半身不遂，口眼歪斜，不语或言语謇涩为主要临床表现的病证。轻者半身不遂，口眼歪斜，重者可见剧烈头痛、呕吐、昏仆。四季皆可发病，但以冬春两季最为多见。

现代医学中的急性脑血管疾病，出现中风表现者均可参照本病证辨证施护。护理措施如下：

（1）病情观察　重点注意观察瞳孔、面色、呼吸、汗出、脉象变化，如神志逐渐转清，半身不遂未再加重或有恢复者，病由重转轻，预后多好。如患者渐至神昏，瞳孔变化，呕吐、头痛、项强者，说明正气渐衰，邪气日盛，病情加重。若目不能视，或瞳孔大小不等，或突见呃逆频频，或突然昏愦、四肢抽搐不已，或背腹骤然灼热而四肢发凉乃至手足厥逆，均属病情恶化，预后不良。

（2）起居护理　保持病室环境安静，光线柔和，温湿度适宜。减少探视，急性期患者需卧床休息，注意保暖。头稍垫高，有痰时应将头部偏向一侧，以利排痰，痰多者定时给予翻身拍背，帮助患者咳痰，防止窒息。躁扰不宁者，应加床档并适当约束保护，防止跌倒。口腔护理要及时取下义齿，使用牙垫，防止舌咬伤。卧床期间，加强生活护理如口腔、皮肤、会阴护理，预防感染及压疮。

（3）饮食护理　以清淡、低盐、流质易消化为原则，忌肥甘、辛辣食物，戒烟酒。神清者予以半流质或软食，意识障碍、吞咽困难者，可采用鼻饲营养液等方法。餐后，抬高上身体位，避免食物反流入气管，出现窒息。

（4）情志护理　中风患者多肝火暴盛，应避免情绪剧烈波动。恢复期，要及时、耐心帮助患者，详细地讲解肢体及语言康复的重要性和方法，取得患者及家属的配合。

（5）用药护理　服用中药汤剂应少量频服。丸、片、丹剂型的药物应研碎水调后灌服或鼻饲。遵医嘱监控血压，注意观察瞳孔、心率、尿量、神志等变化。

（6）康复护理　中风患者后期康复是重要治疗护理措施。康复训练内容以患者力所能及、循序渐进为好，了解患者残余功能的性质、程度和范围，结合护理工作进行康复功能锻炼。恢复期要加强偏瘫肢体的被动活动，进行各种功能锻炼，并配合针灸、推拿、理疗、按摩等。偏瘫严重长期卧床者，要防止患肢受压而发生压疮。语言不利者，宜加强语言训练。

（7）健康教育　中风是一种严重的脑血管疾病，可以通过了解其原因、采取预防措施和早期干预来降低风险。保持健康的生活方式、定期体检、控制慢性病的发生发展等，保护心血管健康，减少中风的发生。

### 案例 5-7

患者，男，49 岁。头胀痛，跳痛，伴耳鸣、眩晕，心烦易怒，夜寐不宁，面红口苦，舌红苔薄黄，脉弦。

**问题**：1. 患者所患为何病，属于实证还是虚证？
　　　　2. 应采用哪些中医护理的方法？

**4. 头痛**　是以头部疼痛为主要症状的一种病证。根据病因，可分为外感头痛和内伤头痛。头痛是临床常见的自觉症状，可以单独出现，也可以发生在多种急慢性疾病中，有时也是某种相关疾病加重或恶化的先兆。

现代医学中的血管神经性头痛、高血压、脑动脉硬化等颅脑疾病，以头部疼痛为主要表现者，可参考本病证辨证施护。护理措施如下：

（1）病情观察　注意观察头痛的性质、发作时间、疼痛部位及发作规律、诱发因素、伴随症状等。外感风寒头痛者，多头痛剧烈且痛连项背；风热者，头胀痛如裂；风湿者，头痛如裹。头涨痛兼见目眩者，多为肝阳上亢；瘀血头痛者，多为刺痛、钝痛，痛处固定不移；夹痰者，常见昏痛、胀痛；阴虚而致的头痛，其疼痛性质多表现为空痛、隐痛；气血亏虚头痛常头痛绵绵；肝肾阴虚头痛则为头痛且空。头痛发作时有停时，多为内伤头痛。注意观察神志、瞳孔、血压、呼吸、脉搏、面色、四肢活动等变化，如出现异常，应及时报告医生，采取措施。

（2）起居护理　保持病室环境安静、整洁、空气清新，光线柔和。风寒头痛者，病室应温暖；风热头痛者室温不宜过高；风湿头痛者病室应温暖、干燥。头痛严重者需卧床休息。平时保证睡眠充足，避免用脑过度，酌情进行体育锻炼，注意劳逸结合，养成起居规律的生活习惯。

（3）饮食护理　外感头痛应膳食清淡，慎用补虚之品。风寒头痛宜食有助于疏风散邪的食物，如姜、豆豉、芹菜、葱白等；风热头痛者宜食具有清热泻火作用的食物，如绿豆、苦瓜、生梨等，忌食辛辣、香燥之品；风湿头痛者忌生冷、油腻、甘甜等助湿生痰之品；气血亏虚者饮食应注意营养，多食血肉有情滋补之品，如瘦肉、蛋类、奶类等以补养气血，忌食辛辣、生冷之品；肝肾阴虚宜多食补肾填精食物，如核桃、芝麻、黑豆、甲鱼等，忌辛辣、刺激之品和烟酒。

（4）情志护理　情志变化可诱发加重头痛，头痛患者常伴有恼怒、忧伤等负性情绪。指导患者消除不良情绪，保持心情舒畅，以积极态度和行为配合治疗。头痛者睡前应放松，避免不愉快的交谈和情绪激动，卧时枕头不宜过高。积极疏导患者，使其了解情志调摄对疾病康复的重要性。

（5）用药护理　外感头痛多用疏散外邪的中药，汤药不宜久煎，以温热服为好，服药后稍加衣被，并适当地服用热水或热粥，助其微微汗出，以助药力。治疗内伤头痛的多为补益药，汤剂宜久煎，以利于药物有效成分析出，宜空腹服药。

（6）健康教育　头痛是临床上常见的自觉症状，可单独出现，亦可出现于多种急慢性疾病之中。头痛患者应注意：①慎起居，劳逸结合，保证充足睡眠，加强锻炼。颐养性情，勿忧思、郁怒。②加强饮食调养，根据辨证指导患者及家属进行辨证施食。③帮助患者了解头痛发生原因，积极治疗原发病。

**案例 5-8**

患者，男，55 岁。突然出现视物昏花，自身感觉周围景物旋转不定，动则加剧，面白无华，神倦，伴心悸气短，食少，舌淡苔白，脉细弱。

问题：1. 患者所患为何病，属于实证还是虚证？

2. 应采用哪些中医护理的方法？

**5. 眩晕** 多由风阳上扰、痰瘀内阻等导致脑窍失养，脑髓不充所致。眩晕是以头晕目眩、视物旋转为主要临床表现的病证。轻者闭目可止，重者如坐车船，旋转不定，不能站立，或伴有恶心、呕吐、出汗、面色苍白等症状；严重者可突然仆倒。眩晕是临床常见的一种病证，常反复发作，影响正常的工作和生活，严重者可发展为中风或厥证、脱证而危及生命。

现代医学中耳源性眩晕、脑性眩晕、眼源性眩晕、中毒性眩晕等疾病，以眩晕为主要表现时，可参照本病证辨证施护。护理措施如下：

（1）病情观察 注意观察眩晕发作的时间、程度、规律、诱发因素和伴随症状；检测血压、脉象变化，如出现剧烈头痛、呕吐、视物模糊、言语謇涩、肢体麻木、血压持续上升或胸闷、胸痛、冷汗等，应考虑中风、厥脱之危象，应立即卧床，迅速报告医师，及时救治。

（2）起居护理 病室环境应安静，光线柔和，避免强光和噪声刺激。眩晕发作时卧床休息，轻症者可闭目养神，减少头部的转侧活动。指导患者变换体位或蹲起、站立时应轻柔缓慢，避免动作幅度过大。下床活动时要陪护在旁，防止其他意外。病情缓解后可适当活动，劳逸结合，保证充足睡眠。

（3）饮食护理 饮食宜清淡、低脂、低盐，防止暴食暴饮，忌过食肥甘厚味，提倡戒烟酒。肝阳上亢者，宜多食平肝降火，清利头目之品，如菊花、芹菜、萝卜等；气血亏虚者，宜多食补益气血之品，如鸡肉、蛋类、鱼类、龙眼、芝麻等。

（4）情志护理 指导患者调控情绪，避免恼怒。加强与患者的交流，鼓励其抒发心中的郁闷和不快，缓解改善不良情绪。

（5）用药护理 中药汤剂宜早晚温服，观察用药后反应。眩晕发作时暂停服用中药汤剂。呕吐者，可将药液浓缩，少量多次频服，或以姜汁数滴滴舌以止呕。

（6）健康教育 ①眩晕发病要及时治疗，卧床休息；避免突然、剧烈的体位改变和头颈部运动，以防眩晕症状的加重，或发生昏仆。有眩晕史的患者，应当避免剧烈体力活动，避免高空作业。②注意找出病因进行针对性治疗，控制病情发展。③学会情绪上的自我调节，保持情绪稳定。④饮食宜清淡，忌暴饮暴食，忌烟酒。

**案例 5-9**

患者，女，50 岁。反复大便溏泄 2 年余，饮食稍不慎极易诱发，纳食减少，食后脘闷不舒，面色萎黄，倦怠乏力，舌淡苔薄白，脉细弱。

问题：1. 患者所患为何病，与哪些脏腑密切相关？

2. 应采用哪些中医护理的方法？

**6. 泄泻** 以排便次数增多，粪便稀溏，甚至泻出如水样为主要临床表现的病证。古人将大便溏薄而势缓者称为泄，大便清稀如水而势急者称为泻。泄泻是一种常见的脾胃病证，一年四季均可发生，以夏秋两季多见。

现代医学中急、慢性肠炎，肠易激综合征，过敏性结肠炎，胃肠功能紊乱，肠结核等消化系统疾病，以腹泻为主要表现者，均可参考本病证辨证施护。护理措施如下：

（1）病情观察　注意观察泄泻的次数，粪便的色、质、量、气味，舌象，脉象，神志，尿量变化等，识别引起泄泻的原因。观察有无里急后重，有无口渴、口唇干燥、皮肤弹性下降、尿量减少、神志淡漠等伤阴表现，若久泻者出现面色苍白、四肢冰冷、大汗淋漓等，为阳气外脱征象，应立即报告医生采取相应措施；若排泄物为柏油样或伴有新鲜血液，为胃络损伤出血所致，应立即报告医生采取相应措施，留出大便标本，完善送检工作。

（2）起居护理　保持病室清洁，空气清新，光线柔和。注意保暖；及时更换清洗被污染的衣被。若患者泄泻因传染性疾病引起，应严格执行隔离制度，患者的生活用具个人专用，用后消毒。

（3）饮食护理　饮食宜清淡、易消化、富含营养的食物，忌食生冷不易消化的食物。若患者胃脘部胀满，无食欲，应禁食，可予少量糖盐水，少量频次服用；待出现饥饿感，可予米粥以养胃生津。寒湿困脾者应给予温热、易消化、清淡饮食，可饮热开水，或生姜红糖水；肠道湿热者可予苹果、薏苡仁等；脾气亏虚者，宜食用温热、易消化食物，如山药、龙眼肉等。

（4）情志护理　生理及心理因素都有可能导致泄泻。应及时做好心理指导，使患者保持心情舒畅、情绪稳定、气机调畅，积极配合检查、治疗，促进早日康复。

（5）用药护理　中药汤剂应按时按量服用，以饭后温热服用为宜，服药后观察泄泻的次数，排泄物的量、色、质和气味的变化。

（6）健康教育　①起居有常，饮食有节；②介绍相关保健知识，防止病从口入；③加强锻炼，增强体质，可选择八段锦、五禽戏等，使脾气旺盛，气血流畅。

**案例 5-10**

患者，女，50 岁。便秘 3 年余，多方诊治未愈。现症见：粪质不甚干结，但排解无力，临厕努挣汗出，平素倦怠乏力，少气懒言，面色无华，舌淡苔薄白，脉细弱。

问题：1. 患者所患为何病，属于实证还是虚证？

　　　2. 应采用哪些中医护理的方法？

**7. 便秘**　是指排便周期延长，或周期虽不长，但粪质干结，排出艰难，或粪质不硬，虽有便意，但便而不畅的病证。

现代医学的功能性便秘，溃疡性结肠炎，直肠及肛门疾患，内分泌疾病引起的便秘，药物性便秘，以及肌力减退所致的排便困难者，可参考本病证辨证施护。护理措施如下：

（1）病情观察　注意观察患者排便的周期、次数，粪质的性状、颜色、气味，以及是否伴有腹胀、腹痛等情况，注意患者的伴随症状。以辨别寒、热、虚、实的证候特点。

（2）起居护理　为患者提供隐蔽舒适的排便环境，指导患者纠正不良排便行为，养成定时排便的习惯，避免久坐不动，鼓励患者每天进行适量的体育锻炼，做顺时针摩腹和提肛运动，以促进肠蠕动，改善排便状况。

（3）饮食护理　饮食宜清淡、易消化，多吃新鲜的水果和蔬菜，多饮水，宜食具有润肠通便作用的食物，了解患者的饮食习惯，避免辛辣刺激、煎炸之品，忌烟酒。热秘者多用清凉润滑之物，如苦瓜、芹菜、莴苣等；气虚者，宜多用健脾益气润肠之物，如山药、扁豆等；血虚、阴虚者宜用滋阴养血润燥之物，如桑葚、芝麻、花生等。

（4）情志护理　长期便秘会加重焦虑、抑郁的不良情绪。应向患者说明情志失调也是导致便秘的重要因素，指导患者学会自我放松、调摄情志的方法，避免过度紧张、忧思情绪，保持心情舒畅。

（5）用药护理　严格遵医嘱给予用药，服药后应注意观察排便的次数、量和粪质的特点，如有药物不良反应，及时上报主管医师。

（6）健康教育　①生活起居有规律，加强身体锻炼，保持心情舒畅。指导及协助患者做腹部按摩等活动。②指导患者养成定时排便习惯，老年患者排便时勿过度努挣，以免诱发心绞痛诸症。③加强饮食调养，辨证施食。

# 二、病后调护

病证后期是指正气渐复，邪气已衰，脏腑功能逐渐恢复，疾病好转，已趋于痊愈的时期。在这个时期应注重合理的调养和护理，使病邪彻底清除，脏腑功能完全恢复。若调护不当，可使病邪在体内复燃，脏腑功能失常，出现疾病复发的情况。

病证后期调护的原则为顺应四时气候，饮食有节，不妄作劳，调畅情志，以促进疾病好转及防止疾病复发。

## （一）顺应四时气候

患者疾病初愈，真元尚虚，气血未充，卫外功能低下，应注意防止虚邪贼风的侵袭。在季节转换之际及气候突变之时，要随时增减衣被；冬季预防感冒，流行时可服药预防；居室要定时开窗通气，保持空气清新；夏季注意防暑，居室内温度宜凉爽，必要时使用避暑药预防中暑；春秋季注意预防传染病。对昼夜晨昏的阴阳变化，应注意适应，如冬季夜更寒，应加盖被毯；夏季虽然暑热，但也不可贪图凉爽袒胸露腹而眠，以免受凉；有些疾病病情往往昼轻夜重，更应注意加强夜间病情观察和护理。居室应保持适当温度、湿度，保持清洁卫生。

## （二）饮食有节

对病后初愈患者的饮食调养，健运脾胃具有重要的意义。脾胃为后天之本，运化水谷，补充人体所需气血的源泉。合理的饮食调养、健运脾胃是病证后期调养的关键。

## （三）不妄作劳

**1. 防精神疲劳**　病证后期，患者易感到心力交瘁，乏力疲惫，产生急躁、焦虑等不良情绪。因此，应适当与患者交流，给予健康指导，缓解其精神疲劳。

**2. 防形体劳倦**　大病初愈，可因形体劳逸过度而致病复。过劳如忙于公私事务，奔波劳累，致"久行伤筋""久视伤血"；有些患者误认为足不出户、卧床休息就可以促进健康，过逸而致"久坐伤肉""久卧伤气"，同样不利于康复。

病后初愈之人应进行必要的形体活动，使气血流畅，有助于彻底康复，如散步、打太极拳等，但应以"小劳不倦"为原则。

**3. 防房劳复病**　房劳多涉及肾，肾主藏精，大病之后，肾精本亏，再加房劳必令更虚，因此，凡大病初愈后，应分别对患者及其配偶强调在身体完全康复前宜独宿静处，防止房劳导致疾病复发。

## （四）调畅情志

情志所伤，可直接影响相应脏腑，使气血失调，脏腑功能紊乱。在病证后期要注意情志的调养，防止五志过极，以免因情复病。

病证后期，由于患者久离家庭及工作岗位，眷顾工作、家庭，急于处理工作及家庭事务，往往出现急躁及忧虑情绪，这些情绪可以影响脏腑功能，而导致病情加重。因此，要帮助患者疏导心理，注意调畅情志，树立乐观情绪，保持心情舒畅，以利于身心健康的恢复。

总之，病证后期护理，是疾病治疗过程中较重要的环节，如果调护得当，能促使疾病早日痊愈，并能避免复发；如果调护不当，则能使病迁延不愈。因此，指导患者及其家属在病证后期做好调护，重视病证后期的休养，对疾病早日痊愈尤其重要。

# 第 5 节　体质调护

## 一、体质的形成及影响因素

体质禀赋于先天，得养于后天。先天禀赋是重要因素，而体质的形成、发展与变化又依赖于社会环境、饮食起居、情志等后天因素养成。

### （一）先天因素

先天因素也称"先天禀赋"，指父母的遗传及婴儿在母体内的发育营养状况。体质是从先天禀赋而来，与父母生殖之精的质量、父母生育的年龄、养胎及妊娠期疾病等均有一定关系。

### （二）生理因素

**1. 性别因素**　男女性别不仅形成各自不同的解剖结构和体质类型，而且在生理特性方面，也会显示出各自不同的特点。《黄帝内经》认为男子以肾为先天，以精、气为本，病多在气分，多伤精耗气；女子以肝为先天，以血为本，病多在血分，多伤血。此外，女子具有经、带、胎、产、乳等特殊生理过程，出现月经期、妊娠期、产褥期和更年期的体质改变。

**2. 年龄因素**　体质随着个体发育的不同阶段而不断演变，人体有生、长、壮、老、已的变化规律，人体的脏腑经络及精气血津液的生理功能随之发生相应的变化，在不同的发育阶段中具有不同的体质特点。如小儿生机旺盛，故称之"纯阳之体"；因精气阴阳均未充分成熟，又称为"稚阴稚阳之体"。说明小儿具有脏腑娇嫩，形气未充，筋骨未坚的体质特点。

**3. 环境因素**　个体生活在不同环境条件下，受不同水土、气候及生活条件的影响，一定程度地影响着人的生长发育，逐渐形成不同地区人们体质的差异性。

（1）自然环境　地理、气候条件的差异性必然使不同自然条件下的群体在形态结构、生理功能、心理行为等方面存在差异，因而不同地域人群的体质特征也就各不相同。如北方人形体多壮实，居住多寒阴盛，易形成阳虚体质；南方人形体多瘦弱，皮肤色赤，居住多湿阳盛，易形成湿热体质。

（2）社会环境　人所处的社会地位、经济条件、家庭状况、人际关系以及社会的安定等都会对人体产生影响，引起脏腑气血阴阳的变化，进而影响个体的体质。生活条件优越之人，多居住条件好，体力劳动较少，因而体质虚弱，腠理疏松，易患各种外感性疾病。同时脑力活动多，常耗损心神，影响气血运行，加之饮食多膏粱厚味，易形成痰瘀体质。生活条件艰苦之人，多居住简陋，劳作过度，易损伤筋骨，消耗气血，脏腑精气不足，易造成体虚不足。

**4. 情志因素**　七情的变化，通过影响脏腑精气的盛衰而影响人体的体质。情志调和，则气血调畅，体质强壮，反之则给体质造成不良影响。

**5. 饮食因素**　食物是精气血津液化生之源。饮食习惯与结构对体质有明显的影响。合理的饮食习惯和结构能保持和促进身体的正常生长发育，使脏腑功能协调，阴平阳秘，体质强壮。而长期的饮食习惯不当会引起人体疾病，食物四性五味中某些成分增多或减少可影响体质。如饮食不足，影响精气血津液的化生，可使体质虚弱；嗜食肥甘厚味可助湿生痰，形成痰湿体质；嗜食辛辣之品易化火伤津，形成阴虚火旺体质。

## 二、体质的分类及调护

体质的差异现象是先天禀赋与后天多种因素共同作用的结果。地域性因素、年龄、性别等，可形成体质的群类趋同性；同时，又有先天禀赋、饮食、情志、疾病等不同而形成的个体差异。因此，对复杂的体质现象进行辨别分析，求同存异，把握个体的体质差异规律及体质特征，对临床实践有重要的指导意义。

## （一）体质的分类

现代医家总结前人的经验，结合临床实践，从临床角度根据发病群体中的体质变化、表现特征对体质类型进行划分。由于观察角度不同，出现了四分法、五分法、六分法、七分法、九分法和十二分法等多种分类方法。现常用的体质分类方法为"九分法"。

中华中医药学会发布的《中医体质分类与判定》提出了体质九分法，即平和质、气虚质、阳虚质、阴虚质、痰湿质、湿热质、血瘀质、气郁质、特禀质九种基本类型，是我国第一部指导和规范中医体质研究及应用的文件，规范了中医关于体质的定义、中医体质九种基本类型、特征及判定。

## （二）辨体施护

**1. 平和质** 平和质体质之人阴阳气血调和，以体态适中、面色红润、精力充沛等表现为主要特征。其体形匀称健壮，性格随和开朗，平素患病较少，对自然环境和社会环境适应能力较强。

（1）常见表现 面色、肤色润泽，头发稠密有光泽，目光有神，鼻色明润，嗅觉通利，唇色红润，不易疲劳，精力充沛，耐受寒热，睡眠良好，胃纳佳，二便正常，舌色淡红，苔薄白，脉和缓有力。

（2）施护措施 根据人体生长发育规律适当调养，不必刻意进补，防止出现体质的偏颇。

**2. 气虚质** 气虚质体质之人元气不足，以疲乏、气短、自汗等气虚表现为主要特征。其形体肌肉松软不实；性格内向，不喜冒险；患感冒、内脏下垂等病，病后康复缓慢；对外界环境适应能力差，不耐受风、寒、暑、湿邪。

（1）常见表现 平素语音低弱，气短懒言，容易疲乏，精神不振，易出汗，舌淡红，舌边有齿痕，脉弱。

（2）施护措施 ①生活起居：居室环境应采用明亮的暖色调，起居宜有规律，注意休息，不妄劳作，以免损伤正气。气虚患者卫外功能较弱，故在冬春季注意防寒保暖。夏季防止汗出过度而气虚症状加重。午间适当休息，保持充足睡眠。适当参加户外活动，提高机体对气候变化的适应能力。②饮食调养：气虚质宜健脾益气，药膳宜黄芪乌鸡汤、山药枸杞粥等；常食党参、山药、鸡肉、鳝鱼、鹌鹑、大枣、鸡蛋等。少食耗气的食物，如槟榔、萝卜等。③调节情志：气虚质者大多性格内向，情绪易处于低落状态。故情志调养应多与别人交谈沟通，宜保持稳定乐观的心态，不可过度劳神，多听节奏明快的音乐。④药物养生：宜补气养气为主，因先天之真气藏于肾，肺主一身之气，脾为气血生化之源，故肺脾肾三脏皆当补之。若肺气虚，常见自汗、感冒者可服用玉屏风散以固卫气；若见脾胃消化功能不佳，可选四君子汤或参苓白术散；若肾气虚，可服用肾气丸。

**3. 阳虚质** 阳虚质体质之人阳气不足，以畏寒怕冷、手足不温等虚寒表现为主要特征。其形体肌肉松软不实；性格多沉静、内向；易患痰饮、肿胀、泄泻等病；感邪易从寒化；耐夏不耐冬，易感风、寒、湿邪。

（1）常见表现 平素畏冷，手足不温，喜热饮食，精神不振，舌淡胖嫩，脉沉迟。

（2）施护措施 ①生活起居：阳虚质多形寒肢冷，喜暖怕凉，耐春夏而不耐秋冬，要注意在春夏之季培补阳气。夏季切勿贪凉，多晒太阳；冬季宜暖衣温食以固护阳气。②饮食调养：应多食甘温、壮阳之品，如羊肉、狗肉、鹿肉。常用食疗方有当归生姜羊肉汤。根据"春夏养阳"的法则，夏日三伏，每伏可食附子粥或羊肉附子汤一次，配合天地阳旺之时，以壮人体之阳，最为有效。忌生冷寒凉之物，如螃蟹、田螺、苦瓜、绿豆、海带、雪梨、西瓜等。③调节情志：阳虚质人群其性格多沉静、内向。情绪常不佳，易于悲伤。因此要善于调节自己的感情，消除或减少不良情绪的影响。可多欣赏轻松欢快的音乐。④药物养生：可选用补阳祛寒、温养肝肾之品，常用药物有鹿茸、海狗肾、蛤蚧、冬虫夏草、巴戟天、淫羊藿、仙茅、肉苁蓉、补骨脂、胡桃、杜仲、续断、菟丝子等，成方可选用金匮肾气丸、右归丸、全鹿丸。偏心阳虚者，桂枝甘草汤加肉桂常服；偏脾阳虚者，选择理中丸或附子理中丸；脾肾两虚者可用济生肾气丸。

**4. 阴虚质**　阴虚质体质之人阴液亏少，以口燥咽干、手足心热等虚热表现为主要特征。其体形偏瘦；性情急躁，外向好动，活泼；易患虚劳、失精、不寐等病，感邪易从热化；耐冬不耐夏，不耐受暑、热、燥邪。

（1）常见表现　手足心热，口燥咽干，喜冷饮，大便干燥，舌红少津，脉细数。

（2）施护措施　①生活起居：阴虚者常手足心热，口咽干燥，常畏热喜凉，冬寒易过，夏热难受。因此，每逢炎热的夏季，应注意避暑，有条件的可到海边、高山之地旅游。"秋冬养阴"对阴虚体质之人更为重要，故应保证充足的睡眠，避免熬夜及工作过度劳累；戒烟酒；房事有节，以不疲劳为度，节欲保精。②饮食调养：应保阴潜阳，滋阴与清热并用。宜芝麻、糯米、银耳、蜂蜜、乳品、甘蔗、蔬菜、水果、豆腐、鱼类等清淡食物，并着意食用沙参粥、百合粥、枸杞粥、桑葚粥、山药粥。忌食辛辣、香燥、温热刺激性食物，如羊肉、狗肉、韭菜、辣椒等。③调节情志：阴虚体质之人性情急躁、外向好动，也常心烦易怒，这是阴虚火旺、火扰神明之故，应遵循《黄帝内经》"恬淡虚无""精神内守"之养神大法。平素加强自我涵养，常读提高自我修养的书籍，自觉地养成冷静、沉着的习惯。在生活和工作中，对非原则性问题，少与人争，以减少激怒，要少参加争胜负的文娱活动。多听轻音乐，或吟诗作画怡情养性。④药物养生：可选用滋阴清热、滋养肝肾之品，如女贞子、山茱萸、五味子、旱莲草、麦门冬、天门冬、黄精、玉竹、玄参、枸杞子、桑葚、龟板诸药，均有滋阴清热之作用，可依证情选用。常用中药方剂有六味地黄丸、大补阴丸等。由于阴虚体质，又有肾阴虚、肝阴虚、肺阴虚、心阴虚等不同，故应随其阴虚部位和程度而调补之，如肺阴虚，宜服百合固金汤；心阴虚，宜服养心汤或天王补心丸；脾阴虚，宜服慎柔养真汤；肾阴虚，宜服左归丸或六味地黄丸；肝阴虚，宜服一贯煎。

**5. 痰湿质**　痰湿质体质之人痰湿凝聚，以形体肥胖、腹部肥满、口黏苔腻等痰湿表现为主要特征。其形体肥胖，腹部肥满松软；性格偏温和、稳重，多善于忍耐；易患消渴、中风、胸痹等病；对梅雨季节及湿重环境适应能力差。

（1）常见表现　面部皮肤油脂较多，多汗且黏，胸闷，痰多，口黏腻或甜，喜食肥甘甜黏，苔腻，脉滑。

（2）施护措施　①生活起居：不宜居住在潮湿的环境里；在阴雨季节，要注意湿邪的侵袭。居室宜保持空气流通，衣物选用透气吸汗或纯棉质为主，并常在阳光下晾晒。②饮食调养：宜健脾祛湿化痰之品。如白萝卜、荸荠、紫菜、海蜇、洋葱、枇杷、白果、大枣、扁豆、薏苡仁、赤小豆。食疗方可用茯苓粥、荷叶粥、冬瓜皮瘦肉粥、山药冬瓜汤以改善痰湿体质。少食肥甘厚味、酒类也不宜多饮，切勿过饱。痰湿阻滞易导致津液运行障碍，而变生心脑血管疾病。因此痰湿质人群在服用利湿食物时可佐以活血之品，如益母草、山楂、三七、玫瑰花等。③调节情志：痰湿质人群性格偏稳重、温和、恭谦，多善于忍耐。"胖人多痰湿"，痰湿质人群由于体型通常偏肥胖，腹部肥满松软，容易对自己的形象失去自信，故应嘱其保持平和心态。④药物养生：痰湿的产生与肺脾肾三脏关系最为密切，故重点在于调补肺脾肾三脏。因肺失宣降，津失输布，液聚生痰者，当宣肺化痰，方选二陈汤；因脾失健运，湿聚成痰者，当健脾化痰，方选六君子汤或香砂六君子汤；肾虚不能制水，阳虚水泛者，当温阳化痰，方选金匮肾气丸。

**6. 湿热质**　湿热质体质之人湿热内蕴，以面垢油光、口苦、苔黄腻等湿热表现为主要特征。其形体中等或偏瘦；性格容易心烦急躁；易患疮疖、黄疸、热淋等病，对夏末秋初湿热气候，湿重或气温偏高环境较难适应。

（1）常见表现　面垢油光，易生痤疮，口苦口干，身重困倦，大便黏滞不畅或燥结，小便短黄，男性易阴囊潮湿，女性易带下量多，舌质偏红，苔黄腻，脉滑数。

（2）施护措施　①生活起居：居室宜干燥、通风良好，避免居处潮热，可在室内用除湿器或空调改善湿、热的环境。选择款式宽松，透气性好的天然棉、麻、丝质服装。注意个人卫生，预防皮肤病变。保持充足而有规律的睡眠，保持二便通畅，防止湿热积聚。②饮食调养：多吃甘寒、甘平、清利湿热的食物，如薏苡仁、莲子、茯苓、红小豆、绿豆、冬瓜、丝瓜、葫芦、苦瓜、黄瓜、西瓜、白菜、芹菜、卷心菜、莲藕、空心菜、苋菜等。少吃胡桃仁、鹅肉、羊肉、狗肉、香菜、辣椒、花椒、酒、饴糖、胡椒、蜂蜜等甘酸滋腻之品及火锅、烹炸、烧烤等辛温助热食物。食疗方可用老黄瓜赤小豆煲猪肉汤，具有清热利湿、理气和中的功效。③调节情志：宜安神定志，保持稳定的情绪。湿热质人群应尽力避免情绪过激，合理安排自己的工作、学习，培养广泛的兴趣爱好。少参加竞争性的文娱活动。宜欣赏曲调悠扬的乐曲，如古筝曲《高山流水》等。④药物养生：湿热质以调理脾胃、肝胆或膀胱为主。中药宜健脾利水、清热化湿，或宣透化湿和通利化湿。宣透化湿采用散热、泻火、解毒为主要方法；通利化湿则以利水、清热、渗湿、泻下为主要方法，如参苓白术散。

**7. 血瘀质** 血瘀质体质之人血行不畅，以肤色晦暗、舌质紫暗等血瘀表现为主要特征。其形体胖瘦均见；性格易烦，健忘；易患癥瘕及痛证、血证等，不耐受寒邪，此外瘀血致病特点为刺痛固定。

（1）常见表现 肤色晦暗，色素沉着，容易出现瘀斑，口唇暗淡，舌暗或有瘀点，舌下络脉紫暗或增粗，脉涩。

（2）施护措施 ①生活起居：居室宜温暖舒适，不宜在阴暗、寒冷的环境中长期工作和生活。衣着宜宽松，注意保暖，保持大便通畅。不宜贪图安逸，宜在阳光充足的时候进行户外活动。避免长时间打麻将、久坐、看电视等。②饮食调养：根据心、肝、脾、肺不同脏腑虚弱的偏重进行调补。助以活血化瘀的食物，如黑豆、山楂、玫瑰花、桃仁等。同时佐以行气之剂，如红糖、醋、黄酒、葡萄酒等以助药力。但高血压和冠心病等患者不宜饮用。少吃肥肉等滋腻之品。女性月经期间慎用活血类食物。可选用食疗方黑豆川芎粥，具有活血祛瘀功效。③调节情志：血瘀质人群易见心烦、急躁、健忘等情况，因常有疼痛而出现抑郁、苦闷、多疑等不良情绪。应嘱其树立正确的名利观，主动参加有意义的社会活动。遇事宜沉稳，努力克服浮躁情绪。气为血帅，故亦需注意情志舒畅，勿恼怒郁愤。宜欣赏流畅抒情的音乐。④药物养生：可选用活血养血之品，如地黄、丹参、川芎、当归、五加皮、地榆、续断、茺蔚子等。可间断服用桂枝茯苓丸。

**8. 气郁质** 气郁质体质之人气机郁滞，以神情抑郁、忧虑脆弱等气郁表现为主要特征。其形体瘦者为多；性格内向不稳定、敏感多虑；易患脏躁、梅核气、百合病及郁证等，对精神刺激适应能力较差，不适应阴雨天气。

（1）常见表现 神情抑郁，情感脆弱，烦闷不乐，舌淡红，苔薄白，脉弦。

（2）施护措施 ①生活起居：气郁日久易致血行不畅，衣着方面宜选择宽松透气性好的款式，还应注意鞋袜也不宜约束过紧，否则易影响气血运行，出现肢体麻木或发凉等症状。居室环境宽敞明亮，温度、湿度适宜。尽量增加户外活动和社交活动，防止独处时心生凄凉。平日保持有规律的睡眠。②饮食调养：气郁质人群形体偏瘦者居多，饮食宜选用理气解郁，调理脾胃功能的食物，如大麦、高粱、蒿子杆、香菜、葱、蒜、萝卜、洋葱、苦瓜、黄花菜、海带、海藻、橘子、柚子、槟榔、玫瑰花、梅花等行气、解郁、消食、醒神之品。食疗方可用具有疏肝解郁功效的橘皮粥或黄花菜瘦肉汤。睡前避免饮茶、咖啡等提神醒脑的饮料。③调节情志：宜乐观开朗，多与他人相处，不苛求自己也不苛求他人。如心境抑郁不能排解时，要积极寻找原因，及时向朋友倾诉。宜欣赏节奏欢快、旋律优美的乐曲，可多看喜剧、励志剧，以及轻松愉悦的相声表演。④药物养生：肝主疏泄，舒畅全身气机。故药物可用香附、乌药、川楝子、青皮、郁金等疏肝理气解郁之品。方剂可选逍遥散、柴胡疏肝散。若气郁导致血瘀者，可配以活血化瘀药。

**9. 特禀质** 特禀质体质之人先天禀赋不足，有生理缺陷、过敏反应等为其主要特征。其形体在过敏体质者一般无特殊，先天禀赋异常者或有畸形，或有生理缺陷；性格随禀质不同情况各异；过敏体质者易患哮喘、荨麻疹、花粉症及药物过敏等，遗传性疾病如血友病、先天愚型等，胎传性疾病如五迟（立迟、行迟、发迟、齿迟和语迟）、五软（头软、项软、手足软、肌肉软、口软）、解颅、胎惊、胎痫等；对外界环境适应能力差，如过敏体质者对易致敏季节适应能力差，易引发宿疾。

（1）常见表现　过敏体质者常见哮喘、风团、咽痒、鼻塞、喷嚏等；患遗传性疾病者有垂直遗传、先天性、家族性特征；患胎传性疾病者具有母体影响胎儿个体生长发育及相关疾病特征。

（2）施护措施　①生活起居：应依据个体差异顺应四时变化。注意日常保健，避免接触各种致敏的动植物，如尘螨、花粉、油漆等，适当服用预防性药物，减少发病机会。季节更替之时，及时增减衣被，增强机体对环境的适应能力。戒烟酒。②饮食调养：饮食宜均衡、粗细粮食搭配适当、荤素配伍合理，宜多食益气固表的食物，尽量少食辛辣、腥发食物，不食含致敏物质的食品，如蚕豆、白扁豆、羊肉、鹅肉、鲤鱼、虾、蟹、茄子、辣椒、浓茶、咖啡等。食疗方可用黄芪山药粥：黄芪 10g，山药 50g，大米 100g。将黄芪、山药、大米一起入锅加清水适量煮粥，煮熟即成。③调节情志：过敏体质的人因对过敏原敏感，容易产生紧张、焦虑等情绪，因此要在尽量避免过敏原的同时，还应避免紧张情绪。④药物养生：宜益气固表，养血消风。代表方用玉屏风散，常用药物有黄芪、白术、荆芥、防风、蝉衣、益母草、当归、丹皮等。不宜乱进补药，以免适得其反。

### 医者仁心

**中医体质学的创立者王琦：坚持科学，而又勇于创新**

王琦，江苏高邮人，北京中医药大学终身教授、国医大师，1961 年开始从医。我国自秦汉时期，就重视研究人的体质现象，但两千多年来，体质学一直未能形成专门的学术体系。20 世纪 70 年代，王琦首次提出了中医体质学说的主张。1982 年，他领衔编著了第一部中医体质学说专著《中医体质学说》。此后又在中医"治未病"中提出"体质辨识"方法，在临床中提出"辨体—辨病—辨证"的诊疗模式，从此，中医体质学说自成体系，成为一门新兴的学科。

## 自 测 题

### A1 型题

1. 同一种病，病因及病理发展阶段不同可表现出不同的证候，而治疗护理也会有所差异，这属于以下哪一种中医辨证施护原则（　　）
   A. 同病异护　　　　　　B. 异病同护
   C. 正护法　　　　　　　D. 反护法
   E. 防护结合

2. 以情胜情法主要是基于（　　）
   A. 五行相侮　　　　　　B. 阴阳对立
   C. 五行相乘　　　　　　D. 阴阳转化
   E. 五行生克

3. 患者需根据疾病的证候类型进食，做到寒热相宜则更有利于疾病的康复，以下哪种食物最适宜寒性病证患者（　　）
   A. 萝卜　　　　　　　　B. 绿茶
   C. 羊肉　　　　　　　　D. 梨
   E. 鱼

4. "生活有规律，劳逸相结合"属于下列哪一项的内容（　　）
   A. 药物预防　　　　　　B. 加强锻炼

C. 起居有常　　　　　　D. 调摄情志
E. 既病防变

### A2 型题

5. 患者周大妈对病情担心不已，护士向患者解释病情，帮助患者了解所患疾病的发病原因，解除了患者的疑虑，这属于（　　）
   A. 说理开导　　　　　　B. 释疑解惑
   C. 移情易性　　　　　　D. 宣泄解郁
   E. 以情胜情

6. 患者，女，15 岁。因饮食不慎出现泄泻，入院后遵医嘱给予治疗护理，患者仍恐惧、焦虑、哭泣。应采取的护理措施是（　　）
   A. 通知家属　　　　　　B. 通知医生
   C. 疏导心理　　　　　　D. 制止哭泣
   E. 给予镇静药

7. 一位风湿患者，舌象由舌淡苔薄白变为舌红苔黄厚而干，说明（　　）
   A. 病位转深　　　　　　B. 病位转浅
   C. 病情进展　　　　　　D. 病退好转
   E. 病情恶化

（李晓军　王海岩）

# 第6章
# 中医护理基本技能

**学习目标**

1. 素质目标　通过学习中医护理基本技能，培养对民族医药的认同感，坚定专业思想，树立精于术而服务于民的职业精神。

2. 知识目标　掌握常用中医护理基本技能操作的知识要点；熟悉其操作方法；了解中医护理基本技能在临床护理工作中的运用。

3. 能力目标　能运用中医护理基本技能为患者进行辨证施护。

中医护理基本技能是以中医理论体系为指导，通过针灸、推拿、拔罐等中医相关治护方法，调节身体的阴阳、气血平衡，调整人体的生理机能，进而达到治疗疾病，养生保健目的的一系列技能方法。具体包括针刺、艾灸、推拿、拔罐、刮痧、耳穴疗法、熏洗、敷贴等。具有使用器械简单、操作方便、适用范围广、疗效好、不良反应少、费用低廉、易于普及等特点。

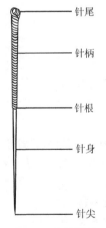

图 6-1　毫针结构

# 第1节　针　灸

## 一、毫针刺法

针法（又称针刺法）是指使用不同的针具，通过一定的手法或方式，刺激人体经络腧穴，从而激发经络气血，调节脏腑功能，达到防治疾病目的的一种方法。其中，毫针刺法是诸多刺法中的主体。

### （一）毫针的结构与规格

**1. 毫针的结构**　毫针是一种针体微小而细，针尖锋利的针具，也是临床针灸最常用、最基本的针具，多以不锈钢制作而成，由针尖、针身、针根、针柄、针尾五部分构成（图 6-1）。其结构功用和质量要求见表 6-1。

表 6-1　毫针结构部位、功用及质量要求

| 结构 | 部位 | 功用 | 质量要求 |
|------|------|------|----------|
| 针尖 | 针身的尖端部分 | 刺入腧穴的关键部位 | 端正不偏，光洁度高，锐利适度 |
| 针身 | 针尖至针根的部分 | 刺入腧穴内相应深度的主要部分 | 光滑挺直，富有弹性 |
| 针根 | 针身与针柄的连接处 | 观察针身刺入腧穴深度和提插幅度的外部标志 | 牢固，无锈斑、伤痕 |
| 针柄 | 从针根到针尾的部分 | 施术者持针、行针的主要部位，也是温针灸装置艾绒之处 | 牢固无松动，长短粗细适中 |
| 针尾 | 针柄的末端部分 | 观察捻转角度的部位 | 无松散 |

**2. 毫针的规格**　主要根据针身的粗细和长短来区分。老规格用"号"表示粗细，用"寸"表示长

短。新规格一律用"毫米"表示。新老规格的对照换算见表 6-2、表 6-3。

**表 6-2 毫针的长短新老规格对照**

| 规格 | 针身长度 | | | | | | | | | | |
|---|---|---|---|---|---|---|---|---|---|---|---|
| 寸（老规格） | 0.5 | 1.0 | 1.5 | 2.0 | 2.5 | 3.0 | 3.5 | 4.0 | 4.5 | 5.0 | 6.0 |
| mm（新规格） | 15 | 25 | 40 | 50 | 65 | 75 | 90 | 100 | 115 | 125 | 150 |

**表 6-3 毫针的粗细新老规格对照**

| 规格 | 针身粗细 | | | | | | | |
|---|---|---|---|---|---|---|---|---|
| 号数（老规格） | 26 | 27 | 28 | 29 | 30 | 31 | 32 | 33 |
| mm（新规格） | 0.45 | 0.42 | 0.38 | 0.34 | 0.32 | 0.30 | 0.28 | 0.26 |

临床上以粗细为 30～28 号（0.32～0.38mm），长短为 1～3 寸（25～75mm）的毫针最为常用。短针多用于肌肉浅薄部位的腧穴，长针多用于肌肉丰厚部位的腧穴深刺或透刺。细针多用于头面、眼区穴位，以及小儿、体虚患者。粗针多用于四肢、腰臀部穴位，以及瘫痪、麻木等针感迟钝者。

### （二）毫针的练习

毫针针体细软，若无一定的指力和熟练的手法，很难熟练进行各种手法操作，还会引起患者疼痛，影响针刺效果。因此，初学者必须勤练指力和手法。针刺的练习，一般可通过专用练垫练习、棉团练习、自身练习和相互练习来逐步提升针刺手法。

### （三）毫针基本操作技术

**1. 传统进针手法** 进针法是将毫针透过皮肤，刺入腧穴皮下的方法。要求顺利刺入，无痛或微痛进针。临床上一般以右手持针操作，采用拇、示、中指夹持针柄，如持毛笔状，持针操作手称为"刺手"（图 6-2）；左手指切按在所刺部位或辅助固定针身，称为"押手"。两手协调配合，可减轻患者痛感。常用传统进针方法有单手进针法、双手进针法。

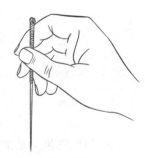

**图 6-2 毫针持针方法**

（1）单手进针法 即以刺手拇、示指夹持针柄，中指指端靠近穴位，指腹抵住针尖及针身下端，当拇、示指向下用力时，中指随之屈曲，将针尖迅速刺入腧穴。此法多用于较短毫针的进针。

（2）双手进针法 左、右双手配合进针的操作方法，包括指切进针法、提捏进针法、舒张进针法和夹持进针法（图 6-3 至图 6-6），不同手法的操作要点和应用见表 6-4。

**2. 进针角度** 是指针身与皮肤表面的夹角，刺法按其可分为直刺、斜刺和平刺三种，具体应用见表 6-5。

**表 6-4 双手进针法**

| 进针手法 | 操作要点 | 临床应用 |
|---|---|---|
| 指切进针法 | 押手拇指或示指指端切按在穴位旁，刺手持针，紧靠押手指甲缘刺入腧穴 | 合谷穴等可使用短针的腧穴 |
| 提捏进针法 | 押手拇、示指将针刺部位的皮肤捏起，刺手持针，从捏起的上端刺入 | 印堂穴等皮肉浅薄部位 |
| 舒张进针法 | 用押手拇、示指或示、中指将针刺部位的皮肤向两侧撑开绷紧，刺手持针，从押手两手指的中间刺入 | 天枢穴等皮肤松弛部位 |
| 夹持进针法 | 押手拇、示指夹持消毒干棉球，夹住针身下端近针尖处，露出针尖，将针尖固定在腧穴的皮肤表面，手持针柄，两手同时用力将针刺入腧穴 | 环跳穴等需要使用 3 寸以上长针部位 |

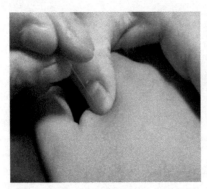

图 6-3　指切进针法

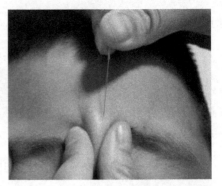

图 6-4　提捏进针法

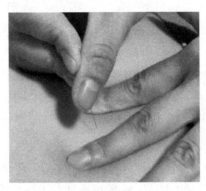

图 6-5　舒张进针法

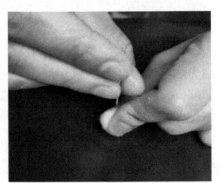

图 6-6　夹持进针法

表 6-5　进针角度

| 刺法 | 角度 | 应用 |
| --- | --- | --- |
| 直刺 | 90° | 肌肉丰厚的腰、臀、腹、四肢等部位的穴位 |
| 斜刺 | 45°左右 | 肌肉浅薄处和内有重要脏器的胸、背部的腧穴，或为避开血管、骨骼、肌腱等组织 |
| 平刺 | 15°左右 | 头面、胸背等皮薄肉少处的腧穴 |

**3. 针刺深度**　是指针身刺入腧穴内的深浅度。掌握正确的针刺深度，是保证针刺安全，提高针刺疗效的重要操作技巧。一般根据患者的体质、年龄、病情及针刺部位而定。如消瘦者和虚证、头面、胸背部宜浅刺；肥胖者和实证、肌肉丰厚部可适当深刺。

**（四）针刺得气与行针手法**

**1. 得气**　古代称"气至"，现代称"针感"，是指毫针刺入腧穴一定深度后，施以提插捻转等行针手法，使针刺部位产生酸、麻、胀、重，甚至扩散传导等感觉，术者也会感到针下有沉紧之感。得气迅速一般疗效会较好；得气缓慢或不得气疗效会较差。

**2. 行针**　也称运针，是指进针后为使患者产生针刺感应或增强针感或使针感向某一方向扩散、传导而采取的操作方法。包括基本手法（提插法和捻转法）和辅助手法（循法、弹法、刮柄法、摇法、飞法、震颤法等）两类。

（1）基本手法　①提插法：指毫针刺入腧穴后，将针从浅层插向深层，再由深层提到浅层，如此反复上提下插的操作手法（图 6-7）。使用此法时保持幅度相同，指力均匀。上提下插幅度和频率应根据治疗需要调节，一般幅度大，频率快，刺激量就大；反之刺激量小。②捻转法：指毫针刺入一定深度后，以刺手捏持针柄，施以前后来回捻动的操作手法（图 6-8）。捻转的幅度越大，频率越快，刺激量也越大。注意不要单向转动，防止肌纤维缠绕针身，引起局部疼痛或滞针。

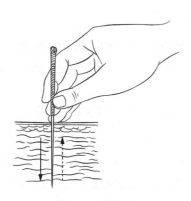

**图 6-7　提插法**

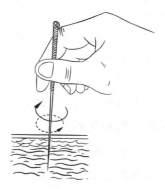

**图 6-8　捻转法**

（2）辅助手法　①循法：施术者用手指顺着经脉的循行径路，在腧穴的上下部轻柔地循按。②弹法：针刺后，在留针过程中，施术者以手指轻弹针尾或针柄，以加强针感，助气运行。③刮柄法：指毫针刺入一定深度后，以拇指腹抵住针尾，用示指或中指指甲从下向上频频刮动针柄的操作手法。能激发经气，增强针感的传导和扩散。④摇法：针刺入一定深度后，手持针柄，将针轻轻摇动，以行经气。⑤飞法：用右手拇、示两指执持针柄，细细捻搓数次，然后张开两指，一搓一放，反复数次，状如飞鸟展翅。⑥震颤法：右手持针，做小幅度、快频率的提插捻转动作，使针身发生轻微震颤的方法，以增强针感。

**考点：得气概念和基本行针手法**

### （五）针刺补泻

凡是促使机体虚弱、低下的功能状态恢复正常的针刺方法，称为补法；凡是能祛除病邪，或促使机体亢盛的功能状态回到正常的针刺方法，称为泻法。具体手法见表 6-6。

**表 6-6　补泻手法**

| 手法 | 进针 | 提插 | 捻转 | 留针后 | 出针 | 出针后 | 应用 |
| --- | --- | --- | --- | --- | --- | --- | --- |
| 补法 | 慢且浅 | 重插轻提 | 幅度小 | 不捻转 | 快出针 | 多按揉针孔 | 虚证 |
| 泻法 | 快且深 | 轻插重提 | 幅度大 | 多次捻转 | 慢出针 | 不按针孔 | 实证 |

补泻基本原则：盛则泻之，虚则补之，热则疾之，寒则留之，陷下则灸之，不盛不虚以经取之。

**考点：针刺补泻手法**

### （六）留针与出针

**1. 留针**　针刺得气并施行补泻手法后，将针在穴内停留一段时间后出针的方法。目的在于加强针刺感应，延长刺激时间，还可起到候气、行气的作用。一般留针时间为 15～30min。对顽固性疼痛和慢性疾病，可适当延长留针时间。

**2. 出针**　又称起针，是毫针刺法过程的最后一个步骤。以押手拇、示指持消毒干棉球按住针孔周围皮肤，刺手持针轻微捻转后将针缓缓提至皮下，然后迅速出针。押手随即持棉球按压针孔片刻防止出血。最后检查针数，防止遗漏。出针后让患者休息片刻，观察有无晕针等延迟反应后再行活动。

### （七）注意事项

进行针刺时应当注意以下情况。

**1. 治疗环境**　安静整洁、光线明亮、温度适宜，注意保护患者隐私。

**2. 特殊人群**　凝血功能障碍患者，不宜针刺。过于饥饿、疲劳、紧张的患者，不宜立即进行针刺；身体瘦弱、气血亏虚的患者，应取卧位，且选穴不宜过多，针刺手法不宜过重。皮肤有感染、溃疡、瘢痕的部位，不宜针刺。怀孕 3 个月以内的孕妇，下腹部禁针，3 个月以上者，腹部及腰骶部不宜针刺；孕妇禁针合谷、三阴交、昆仑、至阴等具有活血化瘀作用的腧穴；妇女月经期，慎用针刺。小儿囟门未闭合，头部不宜针刺。

**3. 特殊部位** 眼区、项部、胸胁、腰背，胃溃疡、肠粘连、肠梗阻患者的腹部，尿潴留患者的耻骨联合区等，针刺时禁用直刺，并注意掌握一定的角度，更不宜大幅度地提插、捻转和长时间留针，以免伤及重要组织器官，带来严重的不良后果。

**4. 特殊情况** 针刺过程中应密切观察患者的反应，如有针刺意外等特殊情况发生，应及时正确处理。

## （八）针刺异常情况及其护理

针刺异常，是指针刺过程中发生的特殊现象，如晕针、滞针、弯针、断针、血肿、刺伤内脏等，针刺异常情况的发生概率虽然不大，但也要加以重视，并能够及时妥善处置。常见针刺异常情况见表6-7。

### 表6-7 针刺异常情况

| 异常情况 | 表现 | 原因 | 处理 | 预防 |
|---|---|---|---|---|
| 晕针 | 针刺中，患者突然出现头晕目眩、面色苍白、心慌汗出、恶心欲呕，甚至神志昏迷，唇甲青紫，血压下降，二便失禁，脉微欲绝等表现 | 1. 见于初次接受针刺治疗，精神过于紧张患者<br>2. 体质虚弱、过度劳累、饥饿、大汗、大失血、腹泻患者<br>3. 体位不当<br>4. 医者手法过重，或环境闷热等所致 | 1. 立即停止针刺，将针全部取出<br>2. 让患者平卧，呈头低脚高位，松开衣带，注意保暖<br>3. 轻者休息片刻，饮些温开水或温糖水即可缓解<br>4. 重者可在上述处理的基础上，针刺或指压人中、内关、足三里，或灸百会、气海、关元等穴，必要时配合其他治疗或急救措施 | 1. 对于精神紧张者应先做好解释工作<br>2. 注意患者体质，尽量采取卧位<br>3. 取穴适当，手法轻巧<br>4. 饥饿、劳累者应进食、休息，待体力恢复后再行针刺<br>5. 施术者操作时思想集中，密切观察患者神色，一旦有不适等晕针先兆，立即停止进针，并及时采取处理措施 |
| 滞针 | 行针时或留针后，施术者感到针下非常滞涩，捻转、提插、出针均感困难，同时患者感到局部疼痛异常 | 1. 多因患者精神紧张，当针刺入腧穴后，患者局部肌肉强烈收缩<br>2. 术者捻行针手法不当，单一方向捻转太过，肌纤维缠绕针身所致<br>3. 留针时间过长，有时也可出现滞针 | 1. 如因患者精神紧张所致，可做好精神抚慰分散其注意力，或在滞针腧穴附近循按，或在附近1～2寸处再刺一针，以缓解局部肌肉紧张<br>2. 如因单一方向捻转太过致使肌纤维缠绕针身，可将针向反方向捻转，并用刮柄、弹柄法，使缠绕的肌纤维回释，待针松动后即可出针 | 1. 对精神紧张者，应做好解释工作，缓解患者情绪<br>2. 术者注意行针手法，避免单向捻转，捻转角度不宜过大 |
| 弯针 | 针身在体内弯曲，术者提插、捻转及出针均感困难，患者感到疼痛 | 1. 患者在针刺或留针时移动体位<br>2. 因针柄受到某种外力压迫、碰击等<br>3. 术者进针手法不熟练，用力过猛、过速，以致针尖碰到坚硬的组织器官 | 1. 出现弯针时，不得再行提插、捻转等手法<br>2. 如针柄轻微弯曲，应慢慢将针起出<br>3. 若弯曲角度过大时，应顺着弯曲方向将针起出<br>4. 如由患者体位改变导致弯针，应使患者慢慢恢复原来的体位，待局部肌肉放松后，再缓缓将针退出 | 1. 指导患者采取适当体位，嘱咐患者在留针过程中不要随意变换体位<br>2. 进针后注意保护针刺部位，针柄不得受外物挤压碰撞<br>3. 术者熟悉解剖定位，避开骨性结构，进针手法熟练，指力均匀，避免进针过速、过猛 |
| 断针 | 行针时或出针后针身折断，其断端部分针身浮露于皮肤外，或断端全部没入皮肤内 | 1. 多因针身或针根有腐蚀损伤，用前疏于检查<br>2. 将针身全部刺入腧穴<br>3. 行针手法过猛、过重，致使肌肉猛烈收缩<br>4. 留针时患者随意改变体位<br>5. 弯针、滞针未能正确处理，致使针身折断在人体内 | 1. 嘱患者切勿移动体位，以免断端进一步下陷<br>2. 如断端部分针身显露于皮外，可用手或镊子将残针拔出<br>3. 如断端与皮肤相平，可用拇、示二指轻轻垂直下压针孔周围皮肤，使断针显露于皮外，再用镊子等器械将其取出<br>4. 如断针完全没入皮下或肌肉深层时，应在X射线下定位，手术取出 | 1. 针刺前仔细检查针具<br>2. 针刺时不宜将针身全部刺入腧穴，应留部分针身在体外<br>3. 避免过猛、过强行针<br>4. 发现弯针、滞针时，应及时正确地处理，不可强行硬拔<br>5. 在行针或留针时，应嘱患者不要随意更换体位 |

续表

| 异常情况 | 表现 | 原因 | 处理 | 预防 |
|---|---|---|---|---|
| 血肿 | 出针后，针刺部位肿胀疼痛，继则皮肤呈现青紫色 | 1. 针尖弯曲带钩，使皮肉受损<br>2. 针尖刺伤血管 | 1. 若微量皮下出血出现小块青紫时，一般不必处理，可自行消退<br>2. 若局部疼痛较剧，青紫面积大且影响功能活动时，可先做冷敷 | 1. 针刺前仔细检查针具<br>2. 熟悉人体解剖位置，避开血管针刺<br>3. 出针时立即用消毒干棉球按压针孔 |
| 刺伤内脏 | 1. 刺伤肝脾，易引起内出血，出现相应区域疼痛，有时向背部放射；如出血不止，腹腔积血过多，可出现腹膜刺激征<br>2. 刺伤心脏，轻者可出现强烈疼痛，重者有剧烈撕裂痛，引起心外射血，导致休克、死亡<br>3. 刺伤肾脏，出现腰痛、肾区疼痛及叩击痛、血尿严重时血压下降、休克<br>4. 刺伤胆、膀胱、胃、肠等空腔脏器可引起局部疼痛、腹膜刺激征或急腹症等症状 | 1. 多因施术者解剖学、腧穴学知识不扎实，对腧穴和脏器的部位不熟悉操作失误<br>2. 针刺过深，或提插幅度过大，刺伤相应内脏 | 1. 症状较轻者，卧床休息一段时间后，一般可自愈<br>2. 如有继续出血征象，应用止血药或局部冷敷止血，并严密观察病情及血压变化<br>3. 对于休克、腹膜刺激征等危急症候，应立即采取急救措施 | 1. 术者要熟悉穴位解剖，掌握穴下重要脏器组织<br>2. 针刺前检查患者有无病理改变的脏器，如肝脾大、肠粘连、尿潴留等<br>3. 实施胸腹、腰背部的腧穴针刺时，注意针刺深度、角度、方向，严格按照针刺要求操作 |

操作者一定要掌握各种针刺异常情况出现的原因、现象、处理和预防的措施等。一旦出现异常情况务必沉着镇静，及时、妥善处理，以免给患者带来不必要的痛苦，甚至危及生命。

**考点：针刺异常情况的表现、原因、处理和预防**

# 二、艾 灸 疗 法

**案例 6-1**

患者，女，28 岁。因偶感风寒，出现鼻流清涕，全身酸痛，发烧无汗，怕冷等症状。

**问题：** 1. 请分析该患者是否适用艾灸疗法？

　　　　2. 请分析哪种艾灸疗法较适用于该患者？

艾灸疗法，简称灸疗或灸法，是以艾绒为主要材料制成艾炷或艾条，点燃后熏熨或温灼体表腧穴的治疗方法。艾灸借灸火的温和热力及艾叶的药理作用，通过经络的传导，起到温通气血，扶正祛邪的作用，达到治病和保健目的。艾绒中可根据治疗的需要掺入少量的其他类药物，以加强作用。

**链　接　艾叶的作用**

艾叶为菊科植物艾的干燥叶，现代药理研究表明，艾叶含挥发油，为多成分混合物，包括萜类、黄酮、苯丙素、芳香酸（醛）、甾体及脂肪酸等化学成分。研究证实，艾叶在镇痛、抗炎、抗菌、抗病毒等方面作用显著。

## （一）适应证

艾灸多用于虚证、寒证。如寒凝血滞、经络痹阻引起的风寒湿痹、痛经、寒疝腹痛等。脾肾阳虚，元气暴脱之久泄、久痢、遗尿、遗精、阳痿、早泄、虚脱等。气虚下陷之证，如胃下垂、肾下垂、子宫脱垂、脱肛等。外感风寒表证及中焦虚寒之呕吐、腹痛、泄泻等。还可根据个人体质情况用于防病保健等。

## （二）禁忌证

艾灸主要借温热刺激来治疗疾病，因此，对于外感温病、阴虚，内热、实热证一般不宜施灸。另外，传染病、高热、昏迷、抽搐，或极度衰竭，形瘦骨立，呈恶病质之垂危状态，自身已无调节能力者，亦不宜施灸。

## （三）艾灸分类及操作

因艾绒制成的形式及运用方法的不同，艾灸可分艾炷灸、艾条灸、温针灸、温灸器灸等。

**1. 艾炷灸**　用手工或器具将艾绒制成大小不等的圆锥状物，称为艾炷。将艾炷置于腧穴或患处上进行施灸的方法，即为艾炷灸，分直接灸和间接灸两种。施灸时每燃尽1个艾炷，称1壮。

（1）直接灸　将艾炷直接置于皮肤上施灸的方法，分为瘢痕灸和无瘢痕灸。①瘢痕灸，又称"化脓灸"。施灸前用蒜汁或少量凡士林，涂抹于施灸穴位以增加黏附性和刺激作用，随后放置大小适宜的艾炷点燃，燃尽，除去灰烬后再换1壮，一般5～10壮。此法使局部组织经烫伤后化脓，一般5～6周左右灸疮自愈结痂，痂脱落后留有永久性的瘢痕，故名瘢痕灸。适用于某些慢性顽固性疾病，如哮喘、风湿病、瘰疬、慢性胃肠病等。灸前须征求患者的同意。②无瘢痕灸，又称"非化脓灸"。施灸处涂以少量凡士林，便于艾炷黏附。随后将艾炷置于腧穴上点燃，当燃剩约1/4，患者微感灼痛时即换炷再灸，以局部皮肤出现红晕而不起疱为度。此法皮肤无灼伤，灸后不化脓，不留瘢痕。适用于虚寒性疾患。

（2）间接灸　又称"隔物灸"。利用其他药物将艾炷和穴位隔开施灸，既可避免灸伤皮肤，还可借助间隔物的药力和艾灸的特性发挥协同作用取得更大效果。常用隔物灸有：①隔姜灸：老姜切成直径2～3cm，厚约0.3cm薄片，中间用针刺数孔后置于施术部位，上置艾炷点燃施灸。一般灸5～10壮，以皮肤红晕不起疱为度。姜味辛性温，具有散寒发表、祛痰下气、调中和胃等作用。主要适用于因寒而致的呕吐、泄泻、腹痛、风寒湿痹、阳痿、痛经、周围性面神经麻痹等。②隔蒜灸：鲜大蒜切成约0.3cm薄片，中间用针刺数孔后置于施术部位，上置艾炷点燃施灸。一般灸5～7壮。隔蒜灸具有拔毒、消肿、定痛的作用。适用于痈、疽、疮、疖、疣及腹中积块等，近年来还用于肺结核、瘰疬等的辅助治疗。③隔盐灸：用纯净的细食盐填平脐窝，上置艾炷施灸，因本法只用于神阙（脐部），故又称神阙灸。此法可回阳救逆，适用于中风脱证等，但需连续施灸，不拘壮数，以脉起、肢温、证候改善为止。④隔附子饼：附子研末，以黄酒调和成直径约3cm、厚约0.8cm的附子饼。中间用针刺数孔后置于施术部位，上置艾炷施灸。一般灸5～7壮。附子辛温大热，有温脾壮肾，培补命门的作用，故附子灸主治阳痿、早泄或疮毒结管，久不收口，阴性痈疽等病症。

**2. 艾条灸**　把艾绒平铺在桑皮纸或质地柔软而坚韧的细棉纸上，卷成直径1.5cm的圆柱形，用胶水封口，即成艾条。将艾条的一端点燃，对腧穴或患处进行施灸的方法称为艾条灸，分为温和灸、雀啄灸、回旋灸等。

（1）温和灸　艾条一端点燃，对准腧穴或患处，距皮肤2～3cm处进行熏烤，使患者局部有温热感而无灼痛为宜（图6-9）。一般每穴灸5～10min，至皮肤红晕为度。此法温通经脉、散寒祛邪，多用于灸治慢性病，临床运用最为广泛。

（2）雀啄灸　施灸时，艾条点燃的一端在施灸部位的上方像鸟雀啄食一样上下移动进行施灸，直至皮肤红晕为度（图6-10）。多用于灸治急性病、昏厥急救、儿童疾患等。此法热力较强，注意避免烫伤皮肤。

（3）回旋灸　施灸时，艾条点燃的一端在施灸部位上方2～3cm高度处进行左右移动或反复旋转施灸（图6-11）。一般可灸20～30min；适用于风湿痹证、神经性麻痹及广泛性皮肤病等。

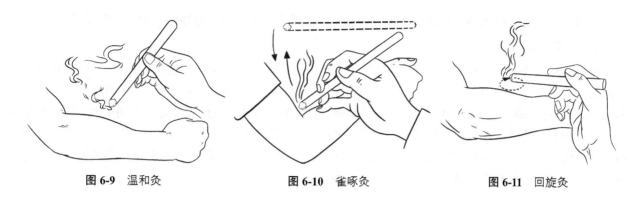

图 6-9　温和灸　　　　　　　图 6-10　雀啄灸　　　　　　　图 6-11　回旋灸

**3. 温针灸**　是针刺和艾灸相结合的一种方法。针刺得气后，将艾绒捏裹在针柄上，或用一小段艾条套在针柄上，点燃施灸，使热力通过针身传入体内（图 6-12），直待燃尽，除去灰烬，每穴每次可施灸 1～3 壮，施灸完毕再将针取出。适用于针刺后既需要留针又要施灸的疾病，如风寒湿痹等。

**4. 温灸器灸**　温灸器指专门用于施灸的器具，临床常用的温灸器有灸架、灸盒和灸筒等。用温灸器施灸的方法称为温灸器灸。施灸时，将艾绒或艾条装入温灸器，点燃后置于腧穴或应灸部位进行熨灸，以所灸部位的皮肤红晕为度，可一次灸多个部位。具有调

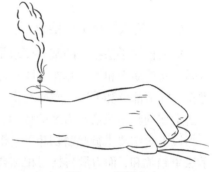

图 6-12　温针灸

和气血、温中散寒的作用，适用于灸治腹部、腰部的一般常见疾病。此法对小儿、妇女及畏灸者尤为适宜。但如灸治小儿或感觉功能减退患者，必须专人守候，注意观察，避免烫伤。

**（四）注意事项**

施灸应注意以下事项：①在通风的环境中进行，以保持空气清新。②施灸过程要防止燃烧的艾绒脱落烧伤皮肤和衣物。③施灸应注意先后顺序，一般应先灸阳经，后灸阴经；先灸上部，后灸下部。④施灸后若局部出现水疱，小水疱不要擦破，任其自然吸收；如水疱较大，可用消毒毫针刺破，放出水液，再涂以烫伤油或消炎药膏等。⑤瘢痕灸者，在灸疮化脓期间，保持局部清洁，并用敷料保护灸疮，以防感染；若灸疮脓液呈黄绿色或有渗血现象可用消炎药膏或玉红膏涂敷。

**考点**：艾灸疗法的分类及应用

# 第 2 节　推　拿

## 一、推　拿　概　论

推拿是以中医理论为指导，运用手法或借助于一定的推拿工具作用于患者体表的特定部位或穴位来治疗疾病的一种治疗方法，属于中医外治法范畴。具有疏通经络、推行气血、疗伤止痛、祛邪扶正、调和阴阳的作用，是中医学的重要组成部分。根据施术对象不同，一般分为成人推拿和小儿推拿。

**（一）适应证**

推拿治疗护理范围很广，尤其对慢性病、功能性疾病疗效较好。①闭合性的软组织损伤或肌肉韧带的慢性劳损，如腰椎间盘突出症、颈椎病、肩周炎、落枕、急性腰扭伤、慢性腰肌劳损、梨状肌综合征等。②骨质增生性疾病，如退行性脊柱炎、膝关节骨关节炎、跟痛症等。③周围神经疾病，如面神经麻痹、三叉神经痛、坐骨神经痛、腓总神经损伤等。④内科、妇科、儿科疾病，如感冒、头痛、失眠、便秘、慢性泄泻、月经不调、痛经、乳腺炎、婴幼儿腹泻、小儿营养不良、小儿遗尿、小儿肌性斜颈、

小儿脑瘫等。⑤五官科疾病，如假性近视、失音、慢性鼻炎、牙痛等。⑥保健、美容、减肥等。

### （二）禁忌证

推拿治疗护理范围虽然广泛，但某些情况仍有禁忌证。①诊断尚不明确的急性脊柱损伤伴有脊髓症状的患者；②急性软组织损伤且局部肿胀严重（比如急性踝关节扭伤）的患者；③可疑或已经明确诊断有骨关节或软组织肿瘤患者，骨关节结核、骨髓炎、有严重骨质疏松症的老年人等骨病患者；④有严重心、脑、肺疾患的患者；⑤有出血倾向的血液病患者；⑥妊娠3个月以上的妇女；经期、产后恶露未净时（子宫尚未复原），小腹部不可推拿；⑦急性传染病（如伤寒、白喉等），各种肿瘤以及其他病情严重的患者不宜推拿；⑧极度疲劳和酒醉患者，不宜推拿。

## 二、成 人 推 拿

### （一）成人推拿手法要求

成人推拿手法技术的基本要求是"持久、有力、均匀、柔和"。持久，是指手法能够持续运用一定时间，保持动作和力量的连贯性。有力，是指手法必须具备一定的力量，并根据治疗对象、体质、病证虚实、施治部位和手法性质而变化。均匀，是指手法动作的节奏、频率、压力大小要一定。柔和，是指手法动作的轻柔灵活及力量的缓和，不能用滞劲蛮力或突发暴力，要"轻而不浮，重而不滞"。

以上手法要求彼此密切相关、相辅相成。持久能使手法达到深透的作用效果，均匀协调的动作可使手法更趋柔和，而力量与技巧相结合则使手法既有力又柔和，即所谓刚柔相兼。在手法的掌握中，力量是基础，手法技巧是关键，两者必须兼有。

### （二）成人推拿手法分类

成人推拿手法通常分为六类，即摆动类、摩擦类、挤压类、振动类、叩击类和运动关节类。

**1. 摆动类** 以指或掌、腕关节做协调的连续摆动动作的一类手法称为摆动类手法，包括一指禅推法、缠法、滚法和揉法等。

**2. 摩擦类** 以掌、指或肘贴附在体表做直线或环旋移动的一类手法称为摩擦类手法，包括摩法、擦法、推法、搓法、抹法等。

**3. 挤压类** 用指、掌或肢体其他部位按压或对称挤压体表的一类手法称为挤压类手法，包括按、点、压、拿、提、挤、捻等。

**4. 振动类** 以掌或指为着力部，在人体某一部位或穴位上做连续不断的振动的手法，称为振法。

**5. 叩击类** 用手掌、拳背、手指、掌侧面和桑枝棒等叩打体表的一类手法称为叩击类手法，包括拍法、叩法和击法等。

**6. 运动关节类** 使患者关节做生理活动范围内的屈伸、旋转、内收或外展等被动活动的手法，称为运动关节类手法。

## 三、小 儿 推 拿

小儿推拿是推拿学的一个重要部分，主要适用于0～7岁小儿。7岁以上小儿运用小儿推拿时，可配合成人手法。

### （一）适应证

小儿呼吸系统疾病：感冒、咳嗽、哮喘、发热、扁桃体肿大等。

小儿消化系统疾病：呕吐、腹泻、厌食、食积、腹痛、便秘、滞颐（口角流涎）等。

小儿泌尿系统疾病：遗尿、尿闭等。

小儿五官科疾病：近视、斜视、鼻炎、腺样体肥大等。

小儿其他疾病：肌性斜颈、夜啼、脑瘫等。

## （二）禁忌证

小儿推拿虽然方便易行，但对于以下情况不宜使用。①皮肤有烧伤、烫伤、擦伤、裂伤及生有疥疮者，局部不宜推拿；②某些急性感染性疾病，如蜂窝织炎、骨结核、骨髓炎、丹毒等疾病患者不宜推拿；③各种恶性肿瘤、外伤、骨折等疾病患者不宜推拿。

## （三）小儿推拿手法

小儿推拿手法的基本要求为轻快、柔和、平稳、着实。常用手法有推法（直推、旋推、分推与合推）、揉法、摩法、运法、按法、掐法、捏法、捣法、拿法等。复式操作手法有黄蜂入洞、按弦走搓摩、打马过天河、运水入土、运土入水、调五经（脏）等。具体操作及应用，本教材结合小儿特定穴进行介绍。

## （四）小儿特定穴及手法操作、应用

小儿特定穴是指小儿独有，具有固定名称、穴区、主治功用的特殊穴位（图 6-13）。

小儿特定穴多分布于两掌，故有"小儿百脉皆汇于两掌"之说。因此，小儿推拿常以手部操作为重点。

### 1. 天门

位置：自眉心至前发际成一直线。

操作：两拇指交替从两眉正中推向前发际，称开天门（图 6-14）。30～50 次。

临床应用：开天门有发汗解表，镇静安神，开窍醒目等作用。开天门常作为小儿推拿起式，在古代小儿推拿中每人必用，每病必用。多与推坎宫、运太阳、掐揉高骨同用，称为小儿推拿"头面四大手法"。

### 2. 坎宫

位置：两眉上，自眉头至眉梢成一线（左右对称排列）。

操作：两拇指自眉心同时向眉梢做分推，30～50 次，称推坎宫（图 6-15），又称推眉弓。

临床应用：推坎宫有疏风解表，醒脑明目，缓解头痛等作用。常用于治疗外感发热、头痛等。

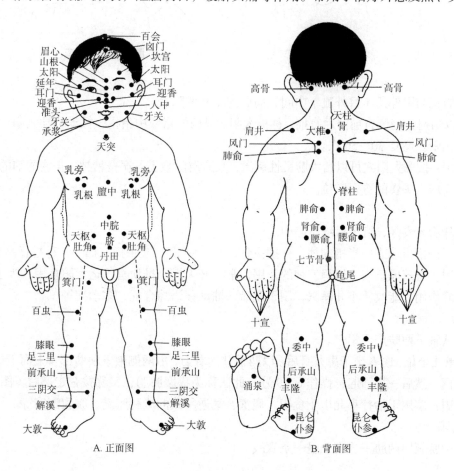

A. 正面图　　　　　　　　　　　B. 背面图

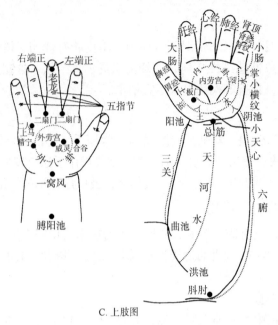

C. 上肢图

**图 6-13** 小儿特定穴

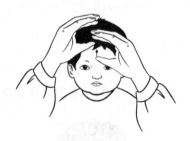

**图 6-14** 开天门

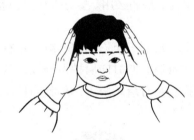

**图 6-15** 推坎宫

### 3. 太阳

位置：眉梢与眼外角（目外眦）中间，向后约 1 寸凹陷处。

操作：以两拇指桡侧自前向后直推，称推太阳。以两拇指或中指指腹揉动称揉太阳。如在太阳穴表面转圈称运太阳。反复 30~50 次。

临床应用：按摩太阳穴可以给大脑良性刺激，具有解除疲劳、振奋精神、止痛醒脑的作用，是治疗各种外感、头痛、头昏的重要穴位。

### 4. 高骨

位置：耳后入发际，乳突后缘下陷中。

操作：以拇指指端或中指指端揉，称揉高骨，30~50 次；或每揉三掐一，称掐揉高骨。

临床应用：有疏风解表、镇静安神的作用，常与开天门、推坎宫、运太阳合用，为小儿推拿起式。有较强的镇静作用，能改善小儿睡眠，用于夜啼、抽动秽语综合征、多动症等。

### 5. 胁肋

位置：从腋下两胁至天枢穴。

操作：患儿坐位，医者坐于患儿身后。以两手掌面着力，由两侧腋下胁肋部自上而下搓摩至天枢穴，并就势点天枢，然后一拂而起，操作 6~9 遍，此法称为搓摩胁肋，又称按弦走搓摩（图 6-16）。

临床应用：多用于治疗小儿由于食积、痰壅、气逆所致的胸胁胀满、脘腹疼痛等。

### 6. 腹阴阳

位置：中脘斜向两胁下软肉处呈一条直线。

操作：以两拇指指端沿肋弓边缘向两旁分推，称分推腹阴阳（图6-17）。

临床应用：治疗腹痛、腹胀、肠鸣等消化系统疾患，常与捏脊、按揉足三里合用。也是小儿保健手法之一。50～100次。

### 7. 脊柱

位置：大椎至长强成一直线。

操作：以示、中指指面自上而下直推，称推脊（图6-18），以拇指与示、中两指对捏，自下而上捏，称捏脊，捏3～5遍，每捏3下，再将脊背皮肤向上提1下，称捏三提一。100～300次。

临床应用：捏脊具有增强体质，增加小儿的协调性和灵活性的作用，是小儿保健常用手法之一。常用于治疗发热、疳积、腹泻、呕吐、便秘等。

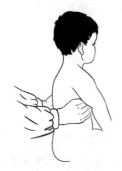
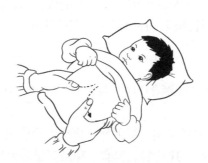
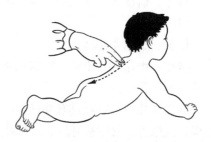

图6-16　按弦走搓摩　　　　　图6-17　分推腹阴阳　　　　　图6-18　推脊

### 8. 脾经

位置：拇指螺纹面，或拇指桡侧自指尖至指根处。

操作：循拇指桡侧由指根直推向指尖方向称清脾经（图6-19）；反之称补脾经（图6-20）；如来回直推为平补平泻，补脾经和清脾经统称为推脾经。100～500次。

临床应用：补脾经可健脾胃，补气血。清脾经可清热利湿，消食化积。治疗脾胃虚弱引起的食欲不振、消化不良、腹泻、疳积等，常用补脾经，多与揉脾俞、揉中脘、揉足三里、摩腹等合用；治疗湿热熏蒸、恶心呕吐、皮肤发黄、腹泻痢疾等，常用清脾经，多与清胃经、揉板门、清大肠、揉中脘等合用。

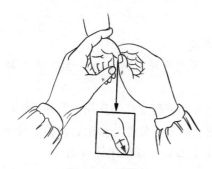
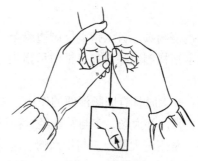

图6-19　清脾经　　　　　　　图6-20　补脾经

### 9. 肝经

位置：示指末端螺纹面。

操作：自示指掌面指根向指尖方向直推称清肝经；反之称补肝经；如来回直推为平补平泻，补肝经和清肝经统称为推肝经。100～500次。

临床应用：肝经宜清不宜补。清肝经具有开郁，除烦，平肝胆之火，息风镇惊等作用。多用于治疗惊风、抽搐、烦躁不安、五心烦热等，多与掐人中、掐揉小天心、掐老龙等合用。

### 10. 心经

位置：中指末端螺纹面。

操作：循中指掌面由指根直推向指尖方向称清心经；反之称补心经。补心经和清心经统称为推心经。100～500 次。

临床应用：心经宜清不宜补。清心经具有清热，泻心火，补益心血，养心安神等作用，用于心火亢盛所致高热神昏、五心烦热、小便赤涩、口舌生疮等，多与清天河水、清小肠等合用。

### 11. 肺经

位置：环指末端螺纹面。

操作：自环指掌面由指根直推向指尖方向称清肺经；反之称补肺经。补肺经和清肺经统称为推肺经。100～500 次。

临床应用：肺经具有宣肺止咳，顺气化痰，疏风解表，清热通便等作用。感冒发热、咳嗽、气喘、痰鸣、便秘等肺经实热证，常用清肺经，多与清天河水、退六腑等合用；肺气虚损所致的咳嗽气喘、畏寒、自汗、盗汗等，常用补肺经，多与补脾经、补肾经、推三关等合用。

### 12. 肾经

位置：小指末端螺纹面。

操作：由指尖直推向小指掌面指根方向称清肾经；反之称补肾经。100～500 次。补肾经和清肾经统称为推肾经。

临床应用：补肾经具有补肾益脑，纳气定喘，温下元，止虚火等作用。先天不足、肾虚泄泻、久病体虚、遗尿等，常用补肾经，多与补脾经、揉肾俞、捏脊、揉足三里等合用；膀胱蕴热、小便淋沥赤涩等，常用清肾经，多与清天河水、清小肠等合用。

### 13. 胃经

位置：拇指掌面近掌端第一节。

操作：用拇指从掌根直推向拇指指根方向称清胃经；反之称补胃经。100～500 次。补胃经和清胃经统称为推胃经。

临床应用：补胃经具有健脾胃，助运化等作用，清胃经具有清热化湿，和胃降逆，除烦止渴等作用。脾胃虚弱引起的消化不良、纳呆腹胀，常用补胃经，多与补脾经、揉中脘、摩腹、按揉足三里等合用；胃肠实热、脘腹胀满、便秘纳呆、发热烦渴，常用清胃经，多与清脾经、清大肠、退六腑、揉天枢、推下七节骨等合用。

### 14. 大肠

位置：示指桡侧缘，自示指端桡侧边缘至虎口成一直线。

操作：循示指桡侧边缘自虎口推向示指尖称清大肠；反之称补大肠。100～500 次。补大肠和清大肠统称为推大肠。

临床应用：补大肠具有固肠涩便的作用，清大肠具有清利脏腑湿热的作用，平补平泻可导积滞。虚寒腹泻、脱肛，常用补大肠，多与补脾经、补肾经、摩腹、推上七节骨等合用；食积、身热、腹痛、利下赤白、便秘，常用清大肠，多与推六腑、清脾经、推下七节骨、揉龟尾等合用。

### 15. 小肠

位置：自小指端尺侧边缘至指尖成一直线。

操作：循小指尺侧缘由指根推向指尖称清小肠；反之称补小肠。补小肠和清小肠统称为推小肠。100～500 次。

临床应用：小肠具有分清别浊，泻热利尿的作用。下焦虚寒所致的多尿、遗尿，常用补小肠，多与补脾经、补肺经、补肾经、揉肾俞等合用；小便短赤、尿闭，常用清小肠，多与清天河水、掐揉小天心等合用。

### 16. 四横纹（四缝）

位置：掌面示指、中指、环指、小指第一指间关节横纹处。

操作：以拇指指甲掐揉，称掐揉四横纹，掐 3～5 次；患儿四指并拢，从示指近掌横纹处横推向小指近掌横纹处,称推四横纹。100~300次。

临床应用:四横纹是治疗小儿疳积的要穴,善于和气血,消胀满,散瘀结,退热除烦。用于疳积、腹胀、消化不良、气血不和等症,多与补脾经、揉中脘、揉板门、分推腹阴阳等合用。可用毫针或三棱针点刺本穴放血,治疗小儿疳积。

**17. 板门**

位置:大鱼际隆起处。

操作:用拇指指端揉,称揉板门(图6-21);用推法自拇指根推向腕横纹,称板门推向横纹(图6-22),反之称横纹推向板门。100~300次。

临床应用:板门具有健脾和胃、消食化滞、止吐的功效。揉板门常用于乳食积滞、腹胀、食欲不振、嗳气等,多与补脾经、揉中脘、分推腹阴阳等合用;板门推向横纹能止泻,多与推脾经合用;横纹推向板门能止呕,多与清胃经等合用。

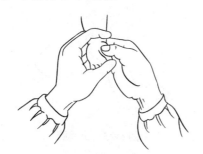

图6-21 揉板门

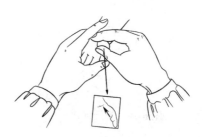

图6-22 板门推向横纹

**18. 小天心**

位置:手掌面,大、小鱼际交接凹陷处。

操作:以中指指端揉,称揉小天心;以拇指指甲掐,称掐小天心;以中指指尖或屈曲的指间关节捣,称捣小天心。揉100~300次,掐、捣5~20次。

临床应用:小天心为清心安神要穴。心经有热的口舌生疮、目赤肿痛、惊惕不安等症,心经有热下移小肠引起的小便短赤等,常用揉小天心,多与清天河水、清心经、清肝经等合用;惊风抽搐、惊惕不安等,常用掐、捣小天心,多与掐老龙、掐人中、清肝经等合用。

**19. 三关**

位置:前臂桡侧边缘,自腕横纹直上至肘横纹成一直线。

操作:用拇指桡侧面或示、中指指腹从患儿前臂桡侧腕横纹推至肘部,称推三关(图6-23);如自拇指桡侧推向肘部称大推三关。推100~300次。

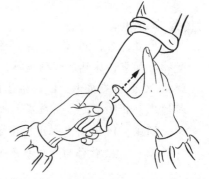

图6-23 推三关

临床应用:推三关性温热,能补气行气,温阳散寒,发汗解表,主治一切虚寒病证。

对于气血虚弱、阳气不足引起的四肢厥冷、食欲不振、吐泻等症,多与补脾经、补肾经、揉丹田、捏脊、摩腹等合用。对感冒风寒、怕冷无汗或疹出不透等症,多与清肺经、掐揉二扇门等合用。

**20. 天河水**

位置:前臂掌侧正中,自腕横纹中点至肘横纹中点成一直线。

操作:一手拇指按于内劳宫,另一手拇指或示、中二指指腹自腕推向肘,称推天河水,又称清天河水(图6-24),推100~300次;从内劳宫向上推至肘,称大推天河水。先运内劳宫数遍,后以一手拇指按于内劳宫,示、中指指腹从腕至肘一起一落弹打,称打马过天河,操作1~3min,拍打至局部红赤。

临床应用:天河水具有清热除烦,镇惊,泻心火,利尿等作用,主要用于治疗热性病证。多用于外感发热、咽喉肿痛、口舌生疮、小便短涩等。打马过天河的清热之力大于清天河水，多用于实热、高热等症。

### 21. 六腑

位置：前臂尺侧边缘，自腕横纹直上至肘横纹一直线。

操作：小儿屈肘，一手握其腕，另一手以拇指或示、中指指腹自肘推向腕，称退（推）六腑（图 6-25）。推 100～300 次。

临床应用：退六腑是下法的代表，具有通腑，泻热的作用。用于各种积滞致腑气不通，如大便秘结干燥。退六腑也是清法的代表，用于各种热证，如口臭、口舌生疮、大热、烦躁等实热病症。退六腑与推三关是大凉大热之法，两法可合用，可平衡阴阳，防止大凉大热伤正气。如寒热错杂，以热为主，可退六腑三数，推三关一数，即 3∶1，常称为退三推一；如以寒重，则退六腑一数，推三关三数，即 1∶3，称为推三退一。

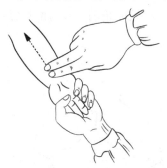

图 6-24　清天河水

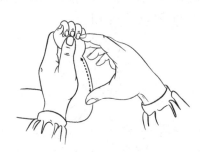

图 6-25　退六腑

考点：小儿推拿常用穴位的位置、操作和临床应用

## 第 3 节　其他传统疗护技术

### 一、拔　罐　法

**案例 6-2**

患者，男，56 岁。反复腰部酸软疼痛 3 年余，复发加重 3 天。局部喜温喜按，劳累、久站或受凉后加重，休息后可稍缓解，伴耳鸣，小便清长。查体：腰部肌肉按压隐痛，腰部活动略受限。腰椎 X 线检查提示：L$_{2~5}$ 椎体前缘骨质增生。舌淡，苔白，脉沉细。中医认为患者年老体衰、劳损过度、肾阳不足、气血不调所致。中医诊断：腰痛。

**问题：**1. 如对患者进行拔罐治疗，宜选择何种拔罐方法？
　　　　2. 你作为责任护士如何进行上述所选操作？需要注意哪些事项？

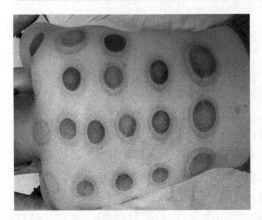

图 6-26　拔罐法

拔罐法，是以罐为工具，利用燃火、抽气、蒸气等方法，排出罐内空气，造成罐内外压力差，形成负压，使罐吸附于腧穴或应拔部位的体表，产生刺激，使局部皮肤充血，或潮红、瘀血，以达到防治疾病目的的一种外治方法（图 6-26）。

**链　接**　拔罐法名称演变

拔罐法在历史上由于罐具的演变有不同的称谓。中国古代、印度及日本使用兽角者称为"角法"；隋唐时期使用竹筒者称为"煮拔筒法""煮竹筒法"或"煮罐法"；清代使用陶罐者称为"火罐气"；现代临床称为拔火罐或拔罐法；欧洲称为"杯吸术"。

## （一）适用范围

拔罐法无痛无创，使用安全，临床适用范围较广泛，用于内、外、妇、儿、皮肤、五官等各科。常用于上呼吸道感染、支气管哮喘、肺部疾患、胃痛、高血压、肥胖症、面瘫、风湿痹痛、急慢性软组织损伤、疮疡、荨麻疹、痛经、月经不调、中暑等疾病。此外，拔罐法亦广泛运用于健康、亚健康人群的养生保健。

*考点：拔罐法适用范围*

## （二）作用

拔罐法主要具有通经活络、行气活血、消肿止痛、祛风散寒等作用。

## （三）罐具种类

目前临床常用罐具有竹罐、陶罐、玻璃罐及抽气罐等。

**1. 竹罐** 取材容易，轻巧价廉，不易破碎，但容易燥裂，漏气，吸附力不强。

**2. 陶罐** 吸附力强，但质地重，易摔坏。

**3. 玻璃罐** 质地透明，便于观察，但易破碎。

**4. 抽气罐** 吸附力强，安全，不易破碎，但无火罐的温热刺激。

## （四）罐的吸附方法

拔罐方法有多种，可分为火罐法、水罐法和抽气罐法。目前临床普遍使用的是火罐法中的闪火法。

**1. 闪火法** 用镊子或止血钳夹 95%乙醇棉球，点燃，在罐内中段绕一圈后，迅速退出，同时快速地将罐扣在施术部位。此法简便安全，是临床最常用的方法（图 6-27）。

**2. 水罐法** 利用沸水排出罐内空气，形成负压，使罐吸附在皮肤上。此法一般选用竹罐。将罐放在锅内，加入水或药液煮沸，用镊子将罐口朝下夹出，迅速用干凉毛巾捂紧罐口，立即将罐扣在应拔部位。此法操作时应注意吸去罐内的水液，降低罐口温度，以免烫伤皮肤。

**3. 抽气罐法** 将抽气罐紧扣在施术部位上，用抽气筒将罐内的空气抽出，使之产生负压吸附于应拔部位。

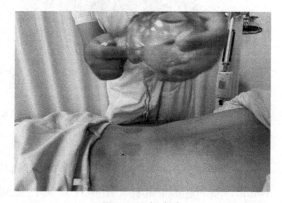

**图 6-27 闪火法**

## （五）拔罐的具体操作方法

**1. 留罐法** 又称坐罐法，将罐吸附在应拔部位，留置 10～15min，然后起罐（图 6-28）。此法适用于一般疾病，单罐、多罐均可应用。

**2. 闪罐** 将罐吸拔住后，立即取下，如此反复多次地拔住起下，起下拔住，直至吸拔部位皮肤充血或潮红、瘀血。此法多用于局部皮肤麻木、疼痛或功能减退等疾患，尤适用于不宜留罐的患者，如小儿、年轻女性的面部。

**3. 走罐法** 又称推罐法，先在罐口或施术部位涂适量凡士林、石蜡或刮痧油等润滑剂，再将罐拔住，然后医者用单手或双手握住罐体，稍倾斜，上、下或左、右来回推拉，直至所拔部位皮肤充血或潮红、瘀血，将罐起下即可（图 6-29）。此法适用于面积较大、肌肉丰厚、相对平整的部位，如腰背部、大腿等。

**4. 刺络拔罐法** 又称刺血拔罐法，即先对拔罐部位的皮肤消毒，再用三棱针点刺或皮肤针叩刺，最后将罐吸拔于点刺或叩刺部位上，使之出血，以加强刺血治疗作用（图 6-30）。一般留罐 5～10min。此法多适用于治疗神经性皮炎、痤疮、丹毒、扭伤、乳痈等。

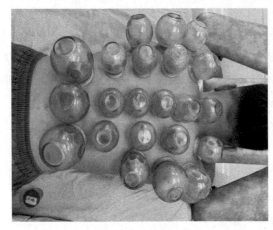

图 6-28　留罐法

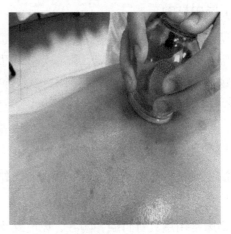

图 6-29　走罐法

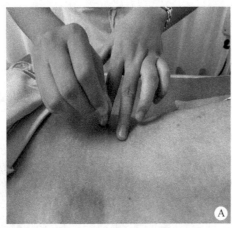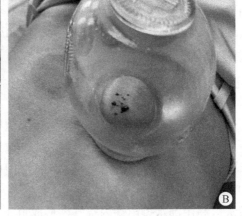

图 6-30　刺络拔罐法

A. 刺络；B. 拔罐

**5. 留针拔罐法**　简称针罐，即在针刺得气留针时，将罐吸拔在以针为中心的部位，一般留罐 5～10min，然后起罐、起针（图 6-31）。此法能起到针罐配合的作用。

**（六）起罐的方法**

一手持罐，一手放气，拇指或示指从罐口旁边按压一下，使气体进入罐内，即可将罐取下（图 6-32）。

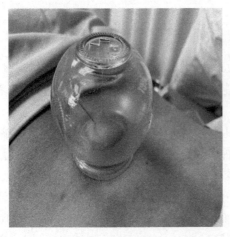

图 6-31　留针拔罐法

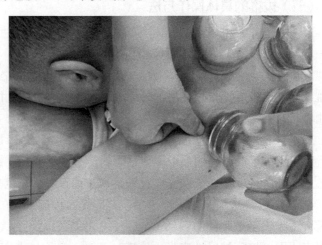

图 6-32　起罐

### （七）注意事项

给患者进行拔罐要注意以下方面。①操作环境：选择适宜的操作环境，注意保暖和患者隐私保护。②评估沟通：操作前做好患者情况评估、沟通解释工作。③部位选择：根据拔罐部位特点，选择肌肉丰厚、相对平坦、毛发稀少之处，并选择恰当的体位。④操作要求：合理选择罐种及大小，拔罐动作要稳、准、轻、快。避免烫伤及过度留罐。起罐时，不可强行硬拉或旋转提拔，以免引起疼痛，甚至损伤皮肤。⑤罐后处理：若罐大吸拔力强时，可适当缩短留罐的时间，以免起疱。局部若出现小水疱，不要擦破可任其自然吸收；若水疱过大，可用消毒针沿边缘刺破，排出水液，涂以碘伏或消炎药膏，或用无菌纱布包敷，保持创面干燥、清洁，若有继发感染对症处理。拔罐后不宜立即洗澡，注意避风保暖。罐印未消时不宜再次拔罐。⑥不宜情况：孕妇和严重心脑血管疾病、肝肾功能不全、有出血及出血倾向的疾病、传染病患者不宜拔罐；大血管分布部位，心前区，皮肤细嫩、破损处及炎症感染处，乳头等处不宜拔罐；经期女性腰腹部，若非为了治疗，亦不宜拔罐；过饱、过饥、过渴、过劳、醉酒者不宜立即拔罐。

> **链　接**　发疱拔罐法
>
> 　　发疱拔罐法的最早记载见于唐代王焘《外台秘要》。天津中医药大学谷鑫桂等研究认为：发疱拔罐法通过拔罐的吸拔力使拔罐处产生水疱，根据拔出的疱的变化情况及拔出物情况，分为发疱期、排瘀痰期、结痂期 3 个阶段。具有疏通经络、祛风除湿、排痰化瘀等作用。该法有利于慢性疾病，关节、皮肤和皮下组织疾病，精神行为障碍，肿瘤等疾病治疗，尤其在呼吸、骨关节等系统疑难病症治疗中有确切疗效。

# 二、刮　痧　法

> **案例 6-3**
>
> 患者，男，30 岁。患者因不慎受凉引起项背酸痛、鼻塞、流清涕 3 天就诊。中医诊断为风寒感冒。
>
> **问题：** 1. 该患者是否可以选取刮痧治疗？
>
> 　　　 2. 你作为责任护士如何进行刮痧操作？

刮痧法，是在中医经络腧穴理论指导下，用特制的刮痧器具，蘸取适量的刮痧介质，在患者体表的一定部位或经络、腧穴上进行相应的手法刮拭，使刮拭部位皮肤出现瘀斑或痧痕（图 6-33），以达到防治疾病目的的一种外治方法。

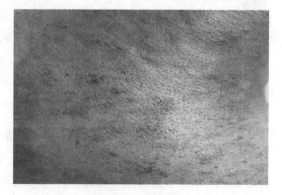

**图 6-33　皮肤痧痕**

### （一）适用范围和作用

刮痧法适用范围较广，在临床治疗、保健及美容等方面被广泛运用。常用于外感、中暑、呕吐、腹痛、便秘、颈椎病、腰椎病、关节炎等疾病。刮痧具有解表祛邪、活血化瘀、行气止痛、调和脏腑等作用。

**1. 补法**　按压力度小、作用浅、速度慢、刺激轻、顺经络刮拭、操作时间相对较长。多用于年老体弱、久病的虚证患者或对疼痛敏感者。

**2. 泻法**　按压力度大、作用深、速度快、刺激重、逆经络刮拭、操作时间相对较短。多用于身体强壮、新病的实证患者及骨关节疼痛患者。

**3. 平补平泻法** 介于补法与泻法二者之间，按压力度、作用深度、刮拭速度、刺激轻重和操作时间适中。多用于虚实夹杂证、亚健康人群或慢性病患者的康复治疗。

### （二）工具和介质

刮痧板为最常用的刮痧工具。常用的刮痧板有牛角刮板、玉石刮板、砭石刮板等。目前，临床普遍使用的是牛角刮板，由水牛角或黄牛角制成，其薄面通常为治疗所用，厚面为保健所用。刮痧介质分油剂、乳剂两种，如刮痧油、紫草油、凡士林等。其作用首先是保护皮肤，避免损伤，其次是增强疗效。

### （三）方法和程度

一般为单手持刮痧板，将刮痧板放置于掌心，一侧由拇指固定，另一侧由示指和中指固定，或由拇指以外的其余四指固定，刮痧板和皮肤之间约呈 45°角，利用指力和腕力刮拭。

刮痧次序通常为先头面后手足，先胸腹后背腰，先上肢后下肢。方向通常由上向下，由内向外，单方向刮拭，尽可能拉长刮拭距离，刮好一部位，再刮另一部位。

刮痧时用力均匀，由轻到重，以患者能承受为度。一般以刮至皮肤出现潮红、紫红色等颜色变化，或出现粟粒状、丘疹样斑点，或片状、条索状斑块等形态变化为度，通常伴有局部热感或轻微疼痛。对不易出痧或出痧较少者，不可强求出痧。

### （四）注意事项

给患者进行刮痧时要注意以下方面。①操作环境：选择适宜的操作环境，注意保暖和患者隐私保护。②评估沟通：操作前做好患者情况评估、沟通解释工作。③刮痧时间：一般一次 20min 左右。第一次刮痧完毕，待痧痕消退后，方可进行第二次刮痧，一般 3～7 天。④刮后处理：治疗后可饮温热水一杯，不宜立即洗澡，注意避风保暖。⑤不宜情况：孕妇、严重心脑血管疾病、肝肾功能不全、有出血及出血倾向的疾病、传染病患者不宜刮痧；大血管分布部位，心前区，皮肤细嫩、破损处及炎症感染处，乳头等处不宜刮痧；经期女性腰腹部，不宜刮痧；过饱、过饥、过渴、过劳、醉酒者不宜刮痧。

**考点：刮痧注意事项**

## 三、耳穴压豆法

### 案例 6-4

患者，男，8岁。反复睡中遗尿 3 年，尿后不自知。经服中药治疗，效果不明显。刻下见：面色萎黄少泽，倦怠懒言，注意力不易集中，舌淡，苔白腻，脉细弱。实验室检查：尿常规、尿培养均未见异常。中医诊断：遗尿（脾肾气虚证）。拟选取肾、膀胱、脾、肝、神门等穴进行耳穴压豆治疗。

**问题：** 1. 该患者是否可以选取耳穴压豆法治疗？
2. 你作为责任护士如何进行耳穴压豆法操作？

耳穴压豆法是耳穴疗法的一种，即用胶布将王不留行籽或绿豆、小米、磁珠等贴于耳穴处，给予适度的揉、捏、按、压，使其产生热、麻、胀、痛等刺激感应，以达到防治疾病目的的一种外治方法。人体发生疾病时，在耳郭相应部位常会出现如压痛、变形、变色、结节、丘疹、凹陷、脱屑等变化，这些部位也常作为耳穴压豆法的刺激部位。

### （一）适用范围

耳穴压豆法适用于内、外、妇、儿、五官等各科疾病，又可用于催产、催乳、美容、戒烟、戒毒、延缓衰老、预防保健等。此法安全、无创、无痛，且能起到持续刺激的作用，易被患者接受，特别适宜于老人、儿童、惧针者、惧痛者及需长期进行持续刺激的患者。

（二）耳郭表面解剖结构（图 6-34）

（1）耳轮　耳郭外侧边缘的卷曲部分。

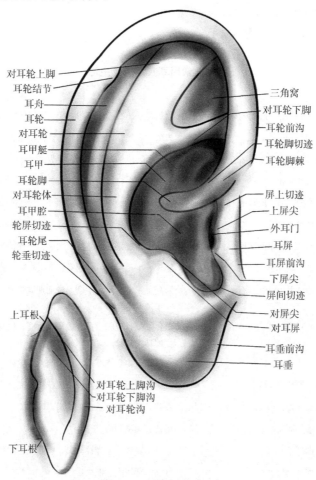

对耳轮上脚
耳轮结节
耳舟
耳轮
对耳轮
耳甲艇
耳甲
耳轮脚
对耳轮体
耳甲腔
轮屏切迹
耳轮尾
轮垂切迹
上耳根
对耳轮上脚沟
对耳轮下脚沟
对耳轮沟
下耳根

三角窝
对耳轮下脚
耳轮前沟
耳轮脚切迹
耳轮脚棘
屏上切迹
上屏尖
外耳门
耳屏
耳屏前沟
下屏尖
屏间切迹
对屏尖
对耳屏
耳垂前沟
耳垂

**图 6-34　耳郭表面解剖**

（2）耳轮结节　耳轮外上方的膨大部分。

（3）耳轮尾　耳轮向下移行于耳垂的部分。

（4）耳轮脚　耳轮深入耳甲的部分。

（5）对耳轮　与耳轮相对呈"Y"字形的隆起部。由对耳轮体、对耳轮上脚和对耳轮下脚三部分组成。

（6）对耳轮上脚　对耳轮向上分支的部分。

（7）对耳轮下脚　对耳轮向前分支的部分。

（8）对耳轮体　对耳轮下部呈上下走向的主体部分。

（9）三角窝　对耳轮上、下脚与相应耳轮之间的三角形凹窝。

（10）耳舟　耳轮与对耳轮之间的凹沟。

（11）耳屏　耳郭前方呈瓣状的隆起。

（12）对耳屏　耳垂上方，与耳屏相对的瓣状隆起。

（13）屏上切迹　耳屏与耳轮之间的凹陷处。

（14）屏间切迹　耳屏和对耳屏之间的凹陷处。

（15）轮屏切迹　对耳屏与对耳轮之间的凹陷处。

（16）耳甲　部分耳轮和对耳轮、对耳屏、耳屏及外耳门之间的凹窝。由耳甲艇、耳甲腔两部分组成。

（17）耳甲艇　耳轮脚以上的耳甲部。

（18）耳甲腔　耳轮脚以下的耳甲部。

（19）耳垂　耳郭最下部无软骨的皮垂。

## （三）常用耳穴定位及主治（表6-8）

表6-8　常用耳穴定位及主治

| 耳穴名称 | 定位 | 主治 |
|---|---|---|
| 交感 | 对耳轮下脚前端与耳轮内缘交界处，即对耳轮6区前端 | 胃肠痉挛，心绞痛，胆绞痛，输尿管结石，自主神经功能紊乱 |
| 神门 | 三角窝后1/3的上部，即三角窝4区 | 失眠，多梦，痛症，戒断综合征，癫痫，高血压，神经衰弱 |
| 肾上腺 | 在耳屏游离缘下部尖端，即耳屏2区后缘处 | 低血压，风湿性关节炎，腮腺炎，眩晕，哮喘，休克 |
| 皮质下 | 在对耳屏内侧面，即对耳屏4区 | 痛证，失眠，多梦，神经衰弱，眩晕，假性近视 |
| 内分泌 | 在屏间切迹内，耳甲腔的底部，即耳甲18区 | 痛经，月经不调，更年期综合征，痤疮等皮肤病，甲状腺功能亢进或减退等 |
| 胃 | 在耳轮脚消失处，即耳甲4区 | 胃痉挛，胃炎，胃溃疡，恶心，呕吐，呃逆，消化不良，前额痛，牙痛 |
| 膀胱 | 在对耳轮下脚下方中部，即耳甲9区 | 膀胱炎，遗尿，尿潴留，腰痛，坐骨神经痛，后头痛 |
| 肾 | 在对耳轮下脚下方后部，即耳甲10区 | 泌尿、生殖、妇科疾病及腰痛，耳鸣，神经衰弱，失眠，眩晕 |
| 肝 | 在耳甲艇的后下部，即耳甲12区 | 胁痛，眩晕，月经不调，经前期紧张症，更年期综合征，高血压，近视，单纯性青光眼 |
| 脾 | 在耳甲腔的后上部，即耳甲13区 | 消化不良，腹胀，慢性腹泻，胃痛，便秘，功能性子宫出血，白带过多，内耳性眩晕 |
| 心 | 在耳甲腔正中凹陷处，即耳甲15区 | 心动过速，心律不齐，心绞痛，无脉证，神经衰弱，癔症，口舌生疮 |
| 肺 | 在心、气管区周围处，即耳甲14区 | 咳嗽，胸闷，声音嘶哑，皮肤瘙痒症，荨麻疹，感冒，戒断综合征 |
| 耳尖 | 耳郭向前对折的上部尖端处，即耳轮6、7区交界处 | 发热，高血压，急性结膜炎，睑腺炎 |
| 颈 | 对耳轮体前部下1/5处，即对耳轮12区 | 落枕，颈项肿痛 |
| 眼 | 在耳垂正面中央部，即耳垂5区 | 急性结膜炎，电光性眼炎，睑腺炎，假性近视 |
| 牙 | 在耳垂正面前上部，即耳垂1区 | 牙痛，牙周炎，低血压 |
| 垂前 | 在耳垂正面前中部，即耳垂4区 | 神经衰弱，牙痛 |
| 内耳 | 在耳垂正面后中部，即耳垂6区 | 内耳眩晕症，耳鸣，听力减退 |
| 扁桃体 | 在耳垂正面下部，即耳垂8区 | 扁桃体炎，咽炎 |

## （四）耳穴压豆法具体操作

### 1. 操作方法

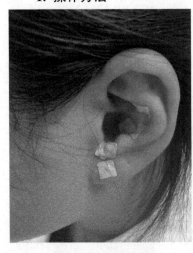

图6-35　耳穴压豆法

（1）选穴　进行耳穴探查选穴，用探棒找出阳性反应点，并根据病情，确定主穴、辅穴。

（2）消毒　75%乙醇消毒耳郭。

（3）压豆贴片　一手固定耳郭，另一手用镊子夹取耳穴压豆贴片（准备0.6cm×0.6cm大小胶布，王不留行籽一粒粘胶布中央），对准穴位紧贴压其上，并轻轻按揉，使其产生麻、胀、痛等刺激感应。每次以贴压5~7穴为宜，两耳交替或同时贴用。以患者能承受的疼痛程度每日每穴按压3~5次，每次每穴按压30~60s。夏季留置1~3天，冬季留置3~7天（图6-35）。

**2. 注意事项**　①操作环境：选择适宜的操作环境，注意保暖。②评估沟通：操作前做好患者情况评估、沟通解释工作。③操作注意：按压寻找穴位时，以患者所能承受的力度为准，不宜过大或过小或大力拉扯患者耳朵。做好耳郭消毒。贴压耳穴应注意防水，以免脱落。如对胶布过敏者，可用黏合纸代替。④不宜情况：过饥、过饱、过劳、精神高度紧张、年老体弱、有严重器质性疾病等患者治疗前应适当休息，治疗时按压宜轻，刺激量不宜过大；妊娠期妇女、习惯性流产者慎用；耳郭皮肤有炎症或冻伤、破损、瘢痕等不宜采用。

# 四、热 熨 法

**案例 6-5**

患者，女，45 岁。右侧肩关节疼痛 1 年，加重 3 天就诊。1 年前患者劳累后出现右侧肩关节疼痛，经休息、热敷后，症状好转，后时有发作，未予重视。3 天前不慎受凉后疼痛加重，夜间痛甚，肩关节活动受限。查体：右侧肩关节局部压痛，外展、上举活动受限，搭肩试验阳性，舌淡苔白，脉弦。辅助检查：肩关节 X 线检查未见异常。中医诊断：肩关节周围炎（寒凝血瘀证）。

**问题：** 1. 该患者是否可以选取热熨法治疗？
　　　　2. 你作为责任护士如何进行该操作？

热熨法是采用药物和适当的辅料经过加热处理后敷于患部或腧穴，借助温热之力，使药性由表达里的一种外治疗法（图 6-36）。

## （一）适用范围和作用

热熨法广泛运用于临床内、妇、儿、外、骨伤等各科，常用于成人呼吸系统、消化系统疾病，乳腺疾病、痛经、盆腔炎、产后病，小儿腹泻、小儿肺炎，颈椎病、腰椎间盘突出症、骨关节炎等疾病。热熨法具有疏通经络，调畅气机，温中散寒，消肿止痛，调整阴阳等作用。

## （二）操作方法

（1）准备药袋　将大青盐或粗盐、蜂蜜等加上遵医嘱配制

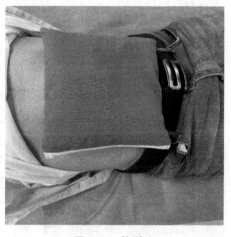

图 6-36　热熨法

的中药装袋，通过微波炉等加热后进行热敷；或将中药炒热装袋进行热敷；或用水、酒、醋、姜汁等液体浸渍遵医嘱配制的中药药包，然后对药包进行加热后热敷。药袋温度以 60～70℃为宜，不宜超过 70℃，老年人、儿童等反应较差者不宜超过 50℃。

（2）选取体位　选取适宜体位，充分暴露热熨部位。

（3）操作方法　将药袋置于患处或相应的腧穴上，来回推熨，用力均匀。热熨时间一般为 15～30min，每日 1～2 次。

**考点：** 热熨法操作时间

## （三）注意事项

①操作环境：选择适宜的操作环境，注意保暖和患者隐私保护。②评估沟通：操作前做好患者情况评估、沟通解释工作。③操作要求：热熨时力度均匀，开始用力要轻，速度可稍快，随着药袋温度的降低，力度可增大，同时速度减慢。药袋温度过低时，及时更换药袋。热熨过程中，注意观察局部皮肤情况防止烫伤，观察患者有无头晕、心慌等不适。④不宜情况：高热、神昏、有出血及出血倾向疾病患者不宜热熨；经期或妊娠期腹部、腰骶部，皮肤有炎症、破损处，身体大血管及躯干重要脏器所在处，局部无知觉及有性质不明包块处等忌热熨。

# 五、熏 洗 法

**案例 6-6**

患者，男，38岁。反复大便时有物脱出2年，3天前大便后痔核脱出不能还纳，疼痛剧烈，外用马应龙痔疮膏，缓解不明显。查体：肛周2处痔核脱出，充血水肿，有少许糜烂点，质硬，触痛明显。舌红，苔黄厚，脉弦数。中医诊断：嵌顿性内痔（湿热下注证）。

问题：1. 该患者是否可以选取熏洗法治疗？

2. 你作为责任护士如何进行该操作？

熏洗法是将药物煎汤，趁热在患处熏蒸、淋洗和浸浴，使药力和热力通过皮肤、黏膜作用于机体，从而防治疾病的一种外治疗法。可分热用和温用两种，热用主要是利用热力使药力渗入机体，温用则是将煎好的汤药晾至适宜温度，只洗而不熏。

## （一）适用范围和作用

熏洗法在临床运用较广泛，常用于治疗骨关节、筋伤等骨伤科疾病，痔疮、痔疮术后疼痛、肛周皮肤病等肛肠科疾病，阴道炎、外阴瘙痒等妇科疾病，皮肤瘙痒、湿疹、癣等皮肤科疾病。熏洗法具有疏通腠理、调和气血、消肿止痛、祛腐生肌、祛风除湿、清热解毒、杀虫止痒等作用。

## （二）熏洗方法和操作要领

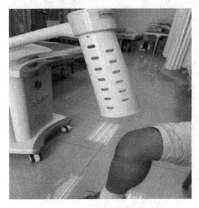

**图 6-37 中药熏蒸机熏洗**

根据熏洗器具不同，熏洗法分为传统熏洗法和现代熏洗法。传统熏洗法主要借助器具，药液保持在一定温度，患者取一定体位，暴露熏洗的部位进行熏洗；现代熏洗法采用中药熏蒸机（药浴机）全自动人性化设计进行熏洗（图6-37）。

根据熏洗部位不同，熏洗法分为全身熏洗和局部熏洗。全身熏洗指运用汤药对全身进行熏洗，适用于全身性疾病及保健。局部熏洗指运用汤药对病变局部进行熏洗，适用于病变较局限的疾病或某些特定部位的病症。熏洗的频率一般为每日1次，每次20～30min。注意汤药的保存，以防变质，熏洗汤药一般可连续煎煮使用2～3天。

**1. 全身熏洗** 药液倒入浴盆中，温度保持在50～70℃。盆内放一小木凳，高出药液面约10cm，患者坐在小木凳上，浴巾或一次性中单围盖患处及浴盆，仅暴露头部，用药液蒸气熏蒸5～10min，待温度降至38～45℃时，揭去浴巾或中单，取出小木凳，患者浸泡于药液中，用镊子夹毛巾频频淋洗，药液偏凉时随时更换。

**2. 四肢熏洗** 药液倒入盆或小木桶中，温度保持在50～70℃，将带孔木架置于盆上或桶内（木架略高于桶内药液面），将患肢置于木架上进行熏蒸，一次性中单围盖患处及盆或小木桶，待温度降至38～45℃时，揭去中单，取出木架，患肢浸泡于药液中，用镊子夹毛巾频频淋洗，药液偏凉时随时更换。

**3. 眼部熏洗** 药液倒入治疗碗内，温度保持在50～70℃，碗口盖上纱布，中间露一个小孔，患者端坐，微前倾，将患眼对准小孔进行熏蒸，待温度降至38～45℃时，揭去纱布，用镊子夹毛巾频频淋洗患眼，药液偏凉时随时更换。

**4. 坐浴法** 坐浴时，药液倒入坐浴盆内，温度保持在50～70℃，上置带孔木盖，充分暴露熏洗局部，坐在木盖上熏蒸，待温度降至38～45℃时，拿掉木盖，坐入盆中浸洗，药液偏凉时随时更换。

## （三）注意事项

①操作环境：选择适宜的操作环境，注意保暖和患者隐私保护。②评估沟通：操作前做好患者情况评估、沟通解释工作。③操作要求：所用物品一人一份一消毒，避免交叉感染，合并有传染病的患者使

用单独的浴具,并单独严格消毒。伤口部位熏洗时,注意消毒,预防感染。在熏洗过程中,应注意观察患者反应及局部皮肤情况。若患者感到不适,应立即停止熏洗;若不慎烫伤,皮肤局部出现小水疱,只要不擦破可任其自然吸收;若水疱过大或溃烂,可用消毒针沿边缘刺破,排出水液,涂以碘伏或消炎药膏,或用无菌纱布包敷,保持创面干燥、清洁,若有继发感染对症处理。熏洗结束,清洁擦干熏洗部位皮肤,协助患者起身,防止跌倒。④不宜情况:过饥、过饱、过劳等不宜立即熏洗;妊娠期及经期不宜熏洗;急性传染病、严重心脏病、高血压等,忌全身熏洗。

# 六、敷 贴 法

**案例 6-7**

患者,男,50 岁。右足大趾跖趾关节红肿疼痛 1 天,夜间尤甚。查体:局部皮温增高,疼痛拒按。舌暗,舌苔黄腻,脉滑数。既往有痛风病史。西医诊断:急性痛风性关节炎。中医诊断:痛风(湿热蕴结证)。

问题: 1. 该患者是否可以选取敷贴法治疗?
2. 你作为责任护士如何进行该操作?

敷贴法是选用某些特定中药研成细末,用介质(如水、醋、酒、蛋清、蜂蜜、植物油、药液、姜汁、蒜汁等)调成糊状,或用油脂(如凡士林等)制成软膏、丸剂或饼剂,或将药末撒于膏药上,敷贴于腧穴或患处的一种外治疗法。亦可将新鲜中草药洗净、捣烂直接敷贴。敷贴法通过药物直接作用于患处,并配合经络、腧穴的功效,从而达到防治疾病的作用。

## (一)适用范围和作用

敷贴法在临床广泛运用于内、外、妇、儿、皮肤、五官等各科。常用于哮喘、咳嗽、冠心病、高血压、骨关节炎、风湿病、跌打损伤、月经不调、痛经、遗尿、腹泻、腹痛等疾病。敷贴法具有疏通经络、行气活血、调节阴阳等作用。

## (二)敷贴常用剂型

**1. 生药剂** 采集天然的新鲜中草药,洗净捣烂,或切成片状直接敷贴。

**2. 散剂** 又称粉剂,将选定药物分别研细末、过筛、混合拌匀敷贴。

**3. 糊剂** 将药物研末,用赋形剂(如醋、水、酒、蛋清等)调成糊状敷贴。

**4. 饼剂** 是将药粉制成圆饼形进行敷贴的一种剂型。其制作方法有两种:一种是将配好的药物研末、过筛混合后,加入适量的面粉和水搅拌,捏成小饼形状,置于蒸笼上蒸熟,趁热敷贴;另一种是药物研末加入有黏腻性的赋形剂(如蛋清、蜂蜜等),再捏成饼状进行敷贴。

**5. 丸剂** 将药物研细末过筛后,加入适量的介质(如蜂蜜等),制成绿豆或黄豆大小的药丸进行敷贴。

**6. 膏剂**

(1)软膏 为一种半固体制剂,有如下三种制作方法:①将选定药物研末过筛,放入醋或白酒内(依据病情的需要),入锅加热熬成膏状敷贴。②将选定药物研末过筛,加入凡士林调和成膏状进行敷贴。③将选定药物研末过筛,加蜂蜜、茶油或麻油等调成膏状进行敷贴。

(2)膏药胶布 将药物按固定成方配制好,经过工厂加工制成膏药胶布。目前,常用膏药胶布有两种形状,一种为纽扣大小的圆形,揭下贴纸后直接贴敷;一种为方形,面积较大,用时按需要剪成小片贴敷。

**7. 锭剂** 将药物研细末过筛,加水或面糊制成锭形,烘干或晾干备用,用时加冷开水磨成糊状敷贴。

**8. 酊剂** 亦称酒剂，将药物研末，加入 75%乙醇溶液或白酒等浸泡 5～10 天，过滤去渣，入瓶密封，用棉球蘸取药液敷贴。

**9. 煎剂** 将选定药物加水煎煮，去渣留汁，以棉球或特制的药棒蘸药液敷贴。

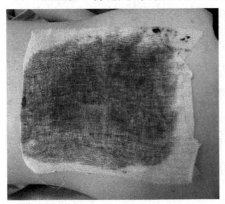

**图 6-38 敷贴法**

### （三）操作方法

**1. 选取体位** 选取适宜体位，充分暴露敷贴部位。

**2. 准备用物及操作** 用生理盐水纱布或 75%乙醇棉球清洁局部皮肤，用涂药板均匀涂抹在无菌纱布或胶布上，厚薄适中，一般 0.2～0.3cm 厚，再敷贴于腧穴或患处，或直接涂抹、敷贴于腧穴或患处，必要时用纱布包扎固定（图 6-38）。

**3. 操作后处置** 协助患者整理衣着，清理用物，洗手。

### （四）注意事项

①操作环境：选择适宜的操作环境，注意保暖和患者隐私保护。②评估沟通：操作前做好患者情况评估、沟通解释工作。③操作要求：调敷药物现制现用。刺激性小的药物，每隔 1～3 天换药一次；刺激性强、毒性大的药物，贴敷部位不宜过多，面积不宜过大，时间数分钟至数小时不等，以免局部发疱或中毒。若出现小水疱，只要不擦破可任其自然吸收；若水疱过大，可用消毒针沿边缘刺破，排出水液，涂以碘伏或消炎药膏，或用无菌纱布包敷，保持创面干燥、清洁，若有继发感染对症处理。④不宜情况：糖尿病患者、瘢痕体质者、皮肤过敏者、久病体弱或有严重心脏病、肝病者慎用，孕妇腹部、腰骶部禁用。凡敷贴区皮肤有感染或破损者不宜敷贴，如敷贴后出现过敏反应，立即停止敷贴。

**考点：敷贴注意事项**

## 七、中药保留灌肠法

**案例 6-8**

患者，女，28 岁。下腹、腰骶部胀痛 2 个月，伴白带量多，色黄质稠，舌红，苔薄黄，脉弦滑。查体：阴道内见较多黄色分泌物。盆腔 B 超提示：直肠子宫陷凹有积液。诊断为慢性盆腔炎。

**问题：** 1. 该患者是否可以选取中药保留灌肠法治疗？
2. 你作为责任护士如何进行该操作？

中药保留灌肠法又称肛肠纳药法，是将中药煎剂或散剂，自肛门灌入直肠至结肠，使药液保留在直肠、结肠内，通过肠黏膜的吸收，达到防治疾病目的的一种外治疗法。该法操作简单，无创伤，病变部位药物浓度高，作用强。

### （一）适用范围和作用

中药保留灌肠法不仅可以治疗慢性结肠炎、肠梗阻、慢性痢疾等结肠、直肠的局部病变，还可以通过肠黏膜吸收治疗盆腔甚至全身性疾病，如慢性盆腔炎、盆腔肿块，慢性肾衰竭、胰腺炎、高胆红素血症、高热等疾病。中药保留灌肠法具有清热解毒、软坚散结、活血化瘀、润肠通便等作用。

### （二）中药保留灌肠法器具

**1. 灌肠器**

（1）透明密封软袋 便于药液加温且保温效果好，连接管为一次性输液器，便于调节灌肠液的滴速。

（2）无菌输液瓶 能一次性排尽空气，避免空气进入肠道，又能严格控制灌肠液滴速。

（3）一次性肠道冲洗袋　操作简单、易观察灌肠流速。

**2. 肛管**

（1）一次性导尿管　降低对直肠、结肠黏膜的刺激，粪便不易阻塞尿管，药液直接灌注在直肠以上的结肠内，利于药液与结肠黏膜充分接触，提高疗效。

（2）一次性吸痰管　刺激较轻，插入位置深，利于药物的保留，避免药物外溢。

（3）一次性输液器　去掉过滤器及针头，直接将细管插入肛门，效果佳。

### （三）操作方法

（1）体位选择　协助患者取左侧卧屈膝位，暴露臀部，将小垫枕、橡胶单和治疗巾垫于臀下，使臀部抬高约 10cm。

（2）操作方法　将药液倒入灌肠器内，连接肛管，润滑肛管前端，排气后用止血钳夹住肛管，并放入清洁弯盘内，弯盘置于臀下，左手用卫生纸分开臀部，显露肛门，嘱患者深呼吸，将肛管轻轻插入直肠 10~15cm，固定肛管，松开止血钳，缓缓注入或滴入药液，注入时间宜在 15~20min 内。中药保留灌肠溶液量不超过 200ml，药液温度 39~41℃。灌完后轻轻拔出肛管，拭净肛门并稍做按揉。嘱患者卧床休息。

### （四）注意事项

①操作环境：选择适宜的操作环境，注意保暖和患者隐私保护。②评估沟通：操作前做好患者情况评估、沟通解释工作。③操作要求：肛管插入勿用力过猛，以免损伤肠道，注入或滴入药液速度慢，压力低，以减少刺激。操作过程中注意询问患者的感受，并嘱患者深呼吸，可减轻便意，延长药液的保留时间。如有不适应立即停止灌肠并对症处理。④灌后处理：灌肠后患者排便，需要观察大便颜色、质地、次数、气味等，如有特殊臭气或夹脓液、血液等，应留标本。

*考点：中药保留灌肠注意事项*

---

## 自 测 题

**A1 型题**

1. 进针时，一手的手指切按在所刺部位或辅助固定针身，这只手被称为（　　）
   A. 刺手　　　　　　B. 押手
   C. 左手　　　　　　D. 右手
   E. 两手

2. 在针刺中，患者突然出现头晕目眩、面色苍白、心慌汗出、恶心欲呕，甚至神志昏迷，唇甲青紫，血压下降，二便失禁，脉微欲绝等表现。要怀疑出现了以下哪种意外（　　）
   A. 断针　　　　　　B. 气胸
   C. 晕针　　　　　　D. 弯针
   E. 血肿

3. 隔盐灸主要在哪个部位运用（　　）
   A. 腿上　　　　　　B. 背上
   C. 肚脐　　　　　　D. 胸口
   E. 脸上

4. 热熨法的操作时间一般为（　　）

A. 15~30min　　　　B. 5~10min
C. 10~15min　　　　D. 30~60min
E. 以上均不是

5. 熏洗的频率一般为（　　）
   A. 每日 1 次，每次 20~30min
   B. 每日 2 次，每次 5~10min
   C. 每日 1 次，每次 5~10min
   D. 每日 2 次，每次 40~50min
   E. 每日 2 次，每次 20~40min

6. 熏洗药液温度一般保持在（　　）
   A. 40~45℃　　　　　B. 35~40℃
   C. 50~70℃　　　　　D. 20~30℃
   E. 70~80℃

7. 在进行敷贴法时，出现小水疱的处理方法是（　　）
   A. 一般不必特殊处理，让其自然吸收
   B. 用针刺破放水，消毒防止感染
   C. 消毒处理，用无菌纱布包扎，以防感染
   D. 不需要处理

E. 消毒局部

8. 中药保留灌肠，为便于药液的保留，垫枕应将臀部抬高（　　）

A. 5cm　　　　　　　　B. 10cm

C. 15cm　　　　　　　D. 25cm

E. 20cm

9. 中药灌肠法药液温度通常维持在（　　）

A. 39~41℃　　　　　B. 38~45℃

C. 60~70℃　　　　　D. 50~60℃

E. 37~41℃

10. 中药保留灌肠溶液量每次不超过（　　）

A. 200ml　　　　　　B. 150ml

C. 100ml　　　　　　D. 250ml

E. 300ml

（李　敏　张　芳）

# 第7章

# 中医养生保健

## 学习目标

1. 素质目标　通过学习中医养生保健基本知识，激发学生学习中医养生保健的兴趣，领悟中医养生文化，培养学生树立全生命周期的大健康意识。

2. 知识目标　掌握中医养生保健的方法；熟悉中医养生保健的原则与特点；了解中医养生保健的作用。

3. 能力目标　能运用中医养生保健知识为患者提供健康指导。

随着社会发展，人们对健康需求日益重视，中医养生保健的观念在大健康的理念中越发凸显出其独特的优势。中医养生保健在遵循整体性和系统性的前提下，通过养精神、调饮食、练形体、慎房事、适寒温等方法，颐养生命、增强体质、预防疾病，最终达到延年益寿目的。

## 第1节　中医养生保健的原则与特点

### 一、中医养生保健的原则

中医养生保健的思想源远流长，理论与方法多样。随着中医理论体系的形成，中医养生保健的理论不断发展和完善，形成了一套深受国人喜爱的保健、防病、治病的特殊方法。其原则归纳总结为天人相应、正气为本、形神合一、动静相宜、据因调养、综合调养、预防为主和坚持不懈八大基本原则。

#### （一）天人相应

前人很早就意识到人与自然关系的密切，人的生命活动都与大自然息息相关。中医养生的精髓就是"天人相应"。《黄帝内经》指出："人与天地相参也，与日月相应也。"人类的生存和健康建立在与自然规律的协调一致上，人若能顺应自然生息，人体与外界阴阳即可达到平衡协调，各脏腑的生理活动规律有序，身体得以保持健康；若不能顺应自然、适应自然环境的变化，人体内外的阴阳则会失衡，各种脏腑的生理活动也会紊乱无序，人体的健康便会受到威胁。所以中医养生首先强调的就是"天人相应"。

#### （二）正气为本

中医学十分重视人体的正气，强调人体正气在发病过程中的主导作用。正气充足，人体阴阳协调、气血充盈、脏腑经络功能正常、卫外固密，病邪不能侵犯人体，疾病则无从发生，或虽有邪气侵犯，正气亦能抗邪而免于发病。人体正气是抵御外邪、防病健身和促进机体康复的最根本的要素，疾病的过程就是"正气"和"邪气"相争的结果。正气不足是机体功能失调产生疾病的根本原因，正如《黄帝内经》所谓"邪之所凑，其气必虚"，说明邪气的侵犯，是因为人的正气虚弱了。人体正气充沛，虽有外邪侵犯，也能抵抗，而使机体免于生病，即使患病后亦能较快地康复。因此，中医认为养生保健以正气为本。

#### （三）形神合一

形，主要是指脏腑、经络、精、气、血、津液、五官九窍、肢体、筋、脉、皮、肉、骨等形体和组织器官。神有广义和狭义之分，广义之神是指整个人体生命活动的外在体现，包括表现在外的各种生理病理征象；狭义之神，主要是指精神意识和思维活动，包括情绪、思想、性格等一系列的心理活动。形与神二者的辩证关系是相互依存、相互影响，是密不可分的整体。神本于形而生，依附于形而存；神为形之主，是形体生命的主宰。

神为先天之精所化生，又依赖于后天之精的滋养。健康的形体是保证人体正常的精神情志活动的基础。所以，保形全神是养生的重要法则。神在人体中起统帅和协调的作用，有神的统帅生命活动才表现出整体功能、整体行为、整体规律等。中医养生保健强调"形神共养，形神合一"的养生法则，认为只有做到"形与神俱"才能保养和提升人的内在生命力，从而达到健康长寿的目的。

### （四）动静相宜

中医养生保健很重视动静适宜，主张动静结合、刚柔相济。从《黄帝内经》的"不妄作劳"到孙思邈的"养性之道，常欲小劳"都强调的是动静适度，只有把形与神、动和静有机结合起来，才能符合生命运动的客观规律，有益于强身防病。动静相宜，则身体无虞。

动包括劳动和运动。形体的动静状态与精气神的生理功能状态有着密切关系。静而乏动则易导致精气郁滞、气血凝结，久则患病伤正。适当的运动可促进气血顺畅，提高抗御病邪的能力。在"动以养形"的原则指导下，创造了许多行之有效的动形养生的方法，如五禽戏、八段锦、太极拳等。

静是相对动而言的，包括精神上的清静和形体上的相对安静状态。《黄帝内经》指出"静则神藏，躁则消亡"，故中医养生保健提出了"静以养神"的原则。

### （五）据因调养

据因调养，主要包括因时、因地、因人不同而分别施养。强调养生要有针对性，应根据实际情况，具体问题具体分析，找出适合个体的保健方法。

因时养生，《黄帝内经》指出："智者之养生也，必顺四时而适寒暑，和喜怒而安居处。"在一年四季中，要遵循四季自然界春生、夏长、秋收、冬藏的变化特点和"春夏养阳，秋冬养阴"的原则。中医四时养生法，是从精神、起居、饮食、运动等方面因时进行相应调养。

因地养生，地域环境对人类健康和疾病的影响与作用也是非常重要的。地域环境不同，人们对其环境产生不同适应性而形成不同体质，掌握地域环境特点，是因地域辨证施养的重要依据。

因人养生，就是根据年龄、性别、体质、职业、生活习惯等的不同特点，有针对性地选择相应的养生保健方法。

### （六）综合调养

人是一个统一的有机体，养生必须从整体全局着眼，注意到生命活动的各个环节，全面考虑，综合调养。无论哪一个环节发生了障碍，都会影响整体生命活动的正常运行。

综合调养的内容主要着眼于人与自然，以及脏腑、经络、精神情志、气血等方面的关系，以顺四时、慎起居、调饮食、戒色欲、调情志、动形体，以及针灸、推拿按摩、药物养生等方式综合选择适宜的养生措施。李梴在《医学入门》中指出顺四时以养生，使机体内外功能协调；慎起居、防劳伤以养生，使脏腑协调；调节经络、脏腑、气血，以使经络通畅、气血周流，脏腑协调；以药物为辅助作用，强壮身体、益寿延年。从各方面强调对机体进行全面综合调理保养，使机体内外协调，适应自然变化，避免出现偏颇失调，达到人与自然、体内脏腑气血阴阳平衡统一。

### （七）预防为主

中医学很早就认识到治未病的重要性，《黄帝内经》指出："圣人不治已病治未病，不治已乱治未乱，此之谓也。夫病已成而后药之，乱已成而后治之，譬犹渴而穿井，斗而铸锥，不亦晚乎。"这种预防为主、防微杜渐的思想是中医整体观念的具体体现，成为中医养生保健的一条重要原则。

预防为主的原则包括未病先防、既病防变和瘥后防复。首先，未病先防，要善于防微杜渐，体察已经出现的或将可能出现的健康不利因素，提前采取相应的养生保健措施，防患于未然。其次，如果疾病已发生，则早期就采取有效手段进行治疗以防其加重，同时采取相应措施防范疾病的继发和传变。最后，疾病治愈后，由于瘥后正气未复，容易因起居、饮食、外邪等因素的影响再次发病，因此瘥后同样应采取有针对性的养生措施，以增强体质，预防疾病复发。

### （八）坚持不懈

生命路漫漫，健康长相伴，养生保健应贯穿人的一生。养生应从胎教胎养、优生优育开始，医圣张仲景早就提出"胎养"的概念，张景岳则强调："人于中年左右，当大为修理一番，则再振根基，尚余强半。"历经数千年，中医学的医家们经过总结凝练，都提出了相同相似的养生保健的观点，人的健康要从优生优育开始抓，人一生的健康是坚持不懈地维护才能拥有的结果。要根据人的年龄生理特点，注意饮食和生活起居，取天地精华之气，以保养自身。养生之道，坚持不懈，才能持续改善脏腑功能和体质，达到健康长寿之目的。

**考点：中医养生保健的原则**

## 二、中医养生保健的特点

中医养生保健是中医学的特色内容之一，前人智慧的结晶，特点包括整体动态、和谐适度、综合辨证、适应广泛等。

### （一）整体动态

中医养生理论，是以"天人相应""形神合一"的整体观念为出发点，去认识人体生命活动及其与自然、社会的关系。特别强调人与环境的协调，讲究体内气机升降，以及心理与生理的协调一致。并用阴阳学说、脏腑经络理论来阐述人体生老病死的规律。尤其把精、气、神作为人体之三宝，作为养生保健的核心，进而确定了指导养生实践的原则，提出养生之道必须"法于阴阳""和于术数""起居有常"的要求。即顺应自然，保护生机，遵循自然变化的规律，使生命的节奏随着时间、空间的移易和四时气候的改变而进行调整，达到人的生命整体动态的平衡。

### （二）和谐适度

中医养生保健强调和谐适度、不偏不倚。晋代养生家葛洪提出"养生以不伤为本"的观点，强调了中医养生保健必须整体协调，和谐适度。寓养生保健之术于日常生活之中，贯穿在衣、食、住、行、坐、卧之间，保持体内阴阳平衡，守其中正，保其冲和，则可健康长寿。例如，情绪保健要求不卑不亢，中庸适度。又如，节制饮食、节欲保精、睡眠适度、形劳而不倦等，都体现了这种适度思想。

### （三）综合辨证

人的健康长寿要针对人体的各方面，采取多种调养方法，持之以恒地进行审因施养才能达到目的。因此，中医养生学一方面强调从自然环境到衣食住行，从生活爱好到精神卫生，从食药强身到运动保健等，进行较为全面的、综合的防病保健；另一方面又十分重视按照不同情况区别对待，反对千篇一律、一个模式的错误养生观，强调要针对各自的不同情况有的放矢地施养，体现中医养生的动态整体平衡和审因施养的思想。例如，因年龄而异，注意分阶段养生；顺乎自然变化，四时养生；重视环境与健康长寿的关系，注意环境养生；而传统健身术提倡根据各自的需要，可分别选用动功、静功或动静结合之功，又可配合导引、按摩等方法，可补偏救弊、导气归经，收益寿延年之效，从而收到最佳摄生保健效果。

### （四）适应广泛

养生保健与每个人的一生息息相关，中医养生保健的适用范围非常广泛，每个年龄阶段都有与之相适应的养生内容。人在未病之时、患病之际、病愈之后，都应采取适当的养生保健方式。不同体质、不同性别、不同地区的人也都有各自适宜的养生方法。随着社会的发展、人类的进步，人们在追求生命延长的同时，也在不断追求更高的生存质量，具有广泛适应性的中医养生保健引起人们的高度重视。提高全民养生保健的自觉性，是大健康理念的一种体现，养生保健技术、方式、方法的广泛应用也将成为人们提高生活质量的重要措施。

# 第2节　中医养生保健的方法

常用中医养生保健方法众多，主要包括四时养生、情志养生、药物养生、针灸推拿养生、运动养生等。

## 一、四 时 养 生

自然界四时气候的变化对人体的生活和健康产生多方面的影响。一年四时的春温、夏热、秋凉、冬寒都有一定的限度，不能太过，亦不能不及，人体顺应这种变化则健康无虞；当气候出现反常变化，或人体不能随季节更替做相应的调整时，则会产生不适，甚至导致疾病的发生。

养生保健应了解和掌握人体在四时的生理特点和发病规律，从而采取积极主动、有针对性的预防保健措施，以达到防病养生的目的。

### （一）春季养生

春三月，从立春至立夏前，包括立春、雨水、惊蛰、春分、清明、谷雨六个节气。春为四时之首，万象更新之始，《黄帝内经》指出春回大地，阳气升发，冰雪消融，蛰虫苏醒。自然界生机勃发，一派欣欣向荣的景象。所以，春季养生在精神、饮食、起居诸方面，都必须顺应春天阳气升发，万物始生的特点，注意保护阳气，着眼于一个"生"字。

**1. 精神调养**　春属木，与肝相应。肝主疏泄，在志为怒，恶抑郁而喜条达。故春季养生，既要戒躁平怒，更忌情怀忧郁，要做到心胸开阔，乐观愉快。在春光明媚，风和日丽，万物复苏的春天，应该外出健走，踏青问柳，赏花戏水，唱歌起舞，陶冶性情，使自己的精神情志与春季的大自然相适应，充满勃勃生气，以利春阳生发之机。

**2. 起居调养**　春回大地，人体的阳气开始趋向于表，皮肤腠理逐渐舒展，肌表气血供应增多而肢体反觉困倦，故有"春眠不觉晓"之说，往往日高三丈，睡意未消，但睡懒觉不利于阳气升发，因此在起居方面应当夜卧早起，免冠披发，松缓衣带，舒展形体，信步慢行，克服情志上倦懒思眠的状态，以助生阳之气升发。春季气候变化较大，极易出现乍暖乍寒的情况，加之人体腠理开始变得疏松，对寒邪的抵抗能力有所减弱。因此，春天不宜顿去暖衣，特别是年老体弱者，减脱冬装尤宜审慎，不可骤减。

**3. 饮食调养**　春季阳气初生，宜食辛甘发散之品，而不宜食酸收之味。《黄帝内经》记载："肝主春……肝苦急，急食甘以缓之，……肝欲散，急食辛以散之，用辛补之，酸泻之。"酸味入肝，且具收敛之性，不利于阳气的升发和肝气的疏泄，且影响脾胃的运化功能。也就是提醒人们，为适应春季阳气升发的特点，扶助阳气，春季在饮食上应遵循上述原则，适当食用甘甜辛温升散的食品，如麦、枣、豉、花生、葱、香菜等，而生冷酸杂之物，则应少食，以免伤肝气害脾胃。

**4. 运动调养**　在寒冷的冬季里，人体的新陈代谢，藏精多于化气，各脏腑器官的阳气都有不同程度的下降，因而入春后，应加强锻炼，以助阳气化生。到空气清新之处，如公园、广场、树林、河边、坡地，玩球、跑步、打拳、做操，形式不拘，取己所好，尽量多活动，使春气升发有序，阳气增长有路，符合"春夏养阳"的要求。年老行动不便者，可趁风和日丽，春光明媚之时，在园林亭阁虚敞之处，凭栏远眺，以畅生气，不可久久默坐，免生郁气，碍于舒发。

**5. 防病保健**　初春，由寒转暖，温热毒邪开始活动，致病的微生物细菌、病毒等随之生长繁殖。许多疾病如流行性感冒、肺炎、麻疹等多有发生流行。春季尤其要注意防病保健，采取预防措施，一是讲卫生，除毒害，消灭传染源。二是多开窗户，使室内空气流通。三是加强保健锻炼，提高机体的防御能力。

### （二）夏季养生

夏三月，从立夏到立秋前，包括立夏、小满、芒种、夏至、小暑、大暑六个节气。夏季烈日炎炎，雨水充沛，万物竞长，日新月异。阳极阴生，万物成实。正如《黄帝内经》所说："夏三月，此谓蕃秀；天地气交，万物华实。"所以，夏季养生要顺应夏季阳盛于外的特点，注意养护阳气，着眼于一个"长"字。

**1. 精神调养** 夏属火，与心相应，所以在赤日炎炎的夏季，要重视心神的调养。《黄帝内经》指出："使志无怒，使华英成秀，使气得泄，若所爱在外，此夏气之应，养长之道也。"也就是说，夏季要神清气和，快乐欢畅，胸怀宽阔，精神饱满，培养乐观外向的性格，才是顺应夏季的气候，利于养生长寿的方式。

**2. 起居调养** 夏季作息，宜晚些入睡，早些起床，以顺应自然界阳盛阴衰的变化。而且"暑易伤气"，炎热可使汗泄太过，令人头昏胸闷，心悸口渴、恶心，甚至昏迷，安排劳动或体育锻炼时，要避开烈日炽热之时，并注意加强暑热防护。午饭后适当安排午睡，一则避炎热之势，二则可消除疲劳。酷热盛夏温水洗澡，能洗掉汗水、污垢，使皮肤清爽，消暑防病。夏日炎热，腠理开泄，易受风寒湿邪侵犯，睡眠时空调温度不宜过低，更不宜夜晚露宿。

**3. 饮食调养** 夏季出汗多盐分损失亦多，宜多食酸味以固表，多食咸味以补心。《黄帝内经》指出："心苦缓，急食酸以收之""用咸补之，甘泻之"。阴阳学说则认为，夏月伏阴在内，饮食不可过寒，否则导致寒伤脾胃，令人吐泻。西瓜、绿豆汤、乌梅小豆汤，为解渴消暑之佳品，但不宜过量食用。夏季气候炎热，人的消化功能较弱，饮食宜清淡，不宜肥甘厚味。夏季致病微生物易繁殖，食物易腐易变，饮食不慎易生肠道疾病，宜讲究饮食卫生，谨防"病从口入"。

**4. 运动调养** 夏天运动锻炼，最好在清晨或傍晚较凉爽时进行，场地宜选择公园、河湖水边、庭院空气清新处，锻炼项目以散步、慢跑、太极拳、气功、广播操为好，不宜做过分剧烈的运动，以免汗泄太多，不仅伤阴，也伤损阳气。运动出汗过多时，可适当饮用盐开水或绿豆盐汤，切不可贪一时之爽饮食大量冰冷之物；汗出当时不要立即用冷水冲头、淋浴，避免引起寒湿痹证、黄汗等病证。

**5. 防病保健** 夏季酷热多雨，暑湿之气容易乘热邪而入，如果出现全身明显乏力、头昏、胸闷、心悸、注意力不能集中、大量出汗、四肢发麻、口渴、恶心等症状为中暑，应立即将患者移至通风处休息，给予饮用淡盐开水或绿豆汤等。预防中暑要合理安排工作，避免在烈日下过度暴晒，注意劳逸结合，睡眠充足。夏季还是"冬病夏治"的好时机，对于一些冬季常发作的慢性病，如慢性支气管炎、肺气肿、支气管哮喘等，可在夏季施行适当的防治措施，注重"冬病夏治"的养生保健。

### （三）秋季养生

秋季，从立秋至立冬前，包括立秋、处暑、白露、秋分、寒露、霜降六个节气。气候由热转凉，是阳气渐收，阴气渐长，由阳盛转变为阴盛的关键时期，是万物成熟收获的季节，人体阴阳的代谢也开始向阳消阴长过渡。因此，秋季养生，凡精神情志、饮食起居、运动锻炼，皆以养收为原则。

**1. 精神调养** 秋内应于肺。肺在志为忧，悲忧易伤肺。肺气虚，则机体对不良刺激耐受性下降，易生悲忧情结。《黄帝内经》指出："使志安宁，以缓秋刑，收敛神气，使秋气平；无外其志，使肺气清，此秋气之应，养收之道也。"说明秋季养生首先要培养乐观情绪。保持神志安宁，以避肃杀之气；收敛神气，以适应秋天容平之气，对秋季精神调养作了很好的总结和要求。

**2. 起居调养** 秋季，自然界的阳气由疏泄趋向收敛，起居作息要相应调整。《黄帝内经》记载："秋三月……早卧早起，与鸡俱兴。"早卧以顺应阳气之收，早起使肺气得以舒展，且防收之太过。初秋，暑热未尽，凉风时至，天气变化无常，因此，需酌情增减衣物，防止受凉感冒。深秋时节，风大转凉，应及时增加衣服，体弱的老人和儿童，尤应注意防秋风寒凉。

**3. 饮食调养** 《黄帝内经》说："肺主秋……肺欲收，急食酸以收之，用酸补之，辛泻之。"酸味收敛补肺，辛味发散泻肺，秋天宜收不宜散，要尽可能少食葱、姜等辛味之品，适当多食一点酸味果蔬。秋燥又易伤津液，故饮食应以滋阴润肺为佳，可适当食用柔润食物，以益肺生津，益于健康。

**4. 运动调养** 秋季天高气爽，是开展各种运动锻炼的好时期。可根据个人具体情况选择不同的锻炼项目，如秋季吐纳健身法，对养生保健，延年益寿，大有裨益。

**5. 防病保健** 秋季气候干燥，故常称之为"秋燥"。燥邪伤人，容易耗人津液，常见口干、唇干、鼻干、咽干、舌上少津、大便干结、皮肤干燥甚至皲裂。预防秋燥除适当多服一些水分、维生素丰富食品外，还可适当选用宣肺化痰、滋阴益气的中药，如人参、沙参、西洋参、百合、杏仁、川贝等，对缓解秋燥多有良效。

### （四）冬季养生

冬三月，从立冬至立春前，包括立冬、小雪、大雪、冬至、小寒、大寒六个节气，是一年中气候最寒冷的季节。严寒凝野，朔风凛冽，阳气潜藏，阴气盛极，草木凋零，蛰虫伏藏，用冬眠状态养精蓄锐，为来年春天生机勃发做好准备，人体的阴阳消长代谢也处于相对缓慢的水平。因此，冬季养生之道，应着眼于一个"藏"字。

**1. 精神调养** 为了保证冬令阳气伏藏的正常，不受干扰，首先要求精神安静。《黄帝内经》指出"冬三月，此谓闭藏……使志若伏若匿。若有私意，若已有得……"意思是欲求精神安静，必须控制情志活动，使之如伏似藏，如此养精蓄锐，有利于冬去春来时的阳气萌生。

**2. 起居调养** 冬季起居作息，正如《黄帝内经》所说："早卧晚起，必待日光……去寒就温，无泄皮肤，使气亟夺，此冬气之应，养藏之道也。"在寒冷的冬季里，不应当扰动阳气。要早睡晚起，日出而作，以保证充足的睡眠时间，以利阳气潜藏，阴精积蓄。根据"无扰乎阳"的养藏原则，防寒保暖，恰如其分，衣着过少过薄，室温过低，则既耗阳气，又易感冒。反之，衣着过多过厚，室温过高，则腠理开泄，阳气不得潜藏，寒邪亦易于入侵。

**3. 饮食调养** 冬季饮食应当遵循"秋冬养阴""无扰乎阳"的原则，顺从五味与五脏关系，重于养"藏"，此时进补是最好的时机，最宜食用滋阴潜阳，热量较高的膳食。具体如食谷类、羊肉、鳖、龟、木耳等食品。既不宜生冷，也不宜燥热，宜温热饮食，以保护阳气。

**4. 运动调养** 冬日虽寒，仍要持之以恒进行身体锻炼，但要避免在大风、大寒、大雪、雾露中锻炼。方法可因人而异，可开展室内活动，如器械健身、体操等。但应注意室内必须通风换气，运动量不宜过大。

**5. 防病保健** 冬季是麻疹、白喉、流感等疾病的好发季节，除了注意精神、饮食运动锻炼，还要注意防止旧病复发。冬寒常易诱发痼疾，如支气管哮喘、慢性支气管炎等。寒冷还易诱发心肌梗死等心、脑血管病及痹证等，防寒护阳，是至关重要的。同时，也要注意颜面、四肢的防寒保暖，防止冻伤。

## 二、情 志 养 生

健康不仅仅是没有疾病和虚弱现象，而且还要有良好的精神状态和社会适应能力，道德健康。中医情志养生，就是在整体观念的指导下强调"天人相应"，通过怡养心神、调摄情志、调剂生活等方法，保护和增强人的心理健康，达到形神统一，提高健康水平。

《淮南子》指出调养精神成为养生寿老之本法，防病治病之良药。人的精神活动是在"心神"的主导作用下，脏腑功能活动与外界环境相适应的综合反映，精神调摄的方法主要有立志养德、清静养神、四气调神、开朗乐观、平衡心理等。

### （一）立志养德

理想和信念是精神生活的主宰，也是身体战胜疾病的内在动力。正确的精神调养，必须有正确的人生观。对生活充满信心，有目标有追求，能很好地进行精神道德的修炼和精神的调摄，更好地促进身心健康。

我国古代就有"德润身""仁者寿"的思想，说明了道德情操对人体健康和寿命的影响。养生，首先要立志，所谓立志，就是要有远大志向，树立起生活的信念，对生活充满希望和乐趣。所以健康的心理、高尚的理想和道德情操，是每个人的生活基石和精神支柱。

从生理上来讲，道德高尚，光明磊落，性格豁达，心理宁静，有利于神志安定，气血调和，人体生理功能正常而有规律，精神饱满，形体健壮。这说明养德可以养气养神，使形与神俱，健康长寿。

### 🩺 医者仁心

#### 国医大师李辅仁谈养生

"人生不如意的事十有七八，那就必须有宽大胸怀，学会看得开，想得开，摆脱开。"首届国医大师李辅仁特别倡导精神道德层面的修养，认为其对养生防衰有着直接的作用。李辅仁出生于中医世家，年少时立志学医救人、从医报国；年近期颐，他仍事必躬亲，全心全意治病救人。他受恩师"中西医各有效用"的思想影响，注重中西医结合，形成中西合璧的大医学观点和理论体系。"人之痛，犹己之痛，急人之所急，患人之所患，痛人之所痛，想人之所想。"是他从医路上始终坚持的座右铭，他始终以一颗虔诚之心对待中医事业，接待患者时，他总是起身相迎，临证之时，他细致、谨慎、全身心地投入。他坚持以德统医，为中医药事业培养了大批优秀人才。

### （二）清静养神

清静，是指人体的精神情志保持淡泊宁静的状态。神气清净无杂念，可使真气存于身体内部，心神平安。调神摄生是调养心神，养生保健之本首在静养。清静养神的主要方法有：

**1. 少私寡欲**　少私，是指减少私心杂念；寡欲，是降低对名利和物质的嗜欲。因为私心太重，嗜欲不止，欲望太高太多，达不到目的，就会产生忧郁、幻想、失望、悲伤、苦闷等不良情绪，从而扰乱清静之神。使心神处于无休止的混乱之中，导致气机紊乱而发病。如果能减少私心、欲望，从实际情况出发，节制对私欲和对名利的奢望，则可减轻不必要的思想负担，使人变得心地坦然，心情舒畅，从而促进身心健康。

**2. 养心敛思**　养心，即保养心神；敛思，即专心致志，志向专一，排除杂念，驱逐烦恼。只有精神静谧，从容温和，排除杂念，专心致志，才能做到心胸豁达，神清气和，乐观愉快。使人的身体整体协调，生活规律，有利于健康长寿。

### （三）四气调神

人的脏腑活动必须与外在的环境协调统一，才能保持阴阳平衡。精神意识作为人体内在脏腑活动的主宰，同样要顺应自然界四时气候的变化，使精神情志适应自然界生、长、收、藏的规律，达到养生防病的目的。

**1. 春季养神**　春与肝相应。春季养神，既力戒暴怒，也忌情怀忧郁，要做到心胸开阔，乐观愉快，对于自然万物要有"生而勿杀，予而勿夺，赏而勿罚"的养生之心，培养热爱大自然的情怀和高尚品德，在春光明媚的春天，踏青问柳、登山赏花、临溪戏水等，使自己的精神情志与春季的大自然相适应，充满勃勃生气。

**2. 夏季养神**　夏与心相应。夏季要神清气和，快乐欢畅，胸怀宽阔，精神饱满，如同含苞待放的花朵需要阳光那样，对外界事物要有浓厚兴趣，培养乐观外向的性格，以利于气机的通泄。与此相反，凡懈怠厌倦，恼怒忧郁，则有碍气机，皆非所宜，故宜"心静自然凉"的夏季养生法。

**3. 秋季养神**　秋与肺相应。秋天是宜人的季节，但气候渐转干燥，日照减少，气温渐降草枯叶落，花木凋零，易引起凄凉、垂暮之感，产生忧郁、烦躁等情绪变化。故秋季养生首先要培养乐观情绪，保持神志安宁；收敛神气，以适应秋天容平之气。我国古代民间有重阳节登高赏景的习俗，也是养生之法，登高远眺，可使人心旷神怡，消散忧郁、惆怅等不良情绪，是调节精神的良剂。

**4. 冬季养神** 冬与肾相应。为保证冬令阳气伏藏的正常生理不受干扰，首先要求精神安静。欲求精神安静，必须控制情志活动。做到如同对待他人隐私那样秘而不宣，如同获得了珍宝那样感到满足。如是则"无扰乎阳"，养精蓄锐，有利于来春的阳气萌生。

### （四）开朗乐观

性格开朗，精神乐观是健身的要素、长寿的法宝。

**1. 性格开朗** 是胸怀宽广、气量豁达所反映出来的一种心理状态。性格虽然与人的基因和遗传因素直接相关，但随着环境和时间的变化，是可以改变的。人们都有一个使自己的性格适应于自然、社会和自身健康的改造任务。性格开朗，活泼乐观，精神健康者，不易患精神病、重病和慢性病，即使患了病也较易治愈，容易康复。

**2. 情绪乐观** 乐观的情绪是调养精神，舒畅情志，防衰抗老最好的精神营养。精神乐观可使营卫流通，气血和畅，生机旺盛，从而身心健康。培养"知足常乐"的心境，可以使身心满足，情绪乐观。

### （五）平衡心理

当代社会生活节奏快，容易产生焦虑、心理疲劳等问题，处理不好就会影响心理健康。为了适应社会的发展，保证健康的体魄，就必须培养在竞争中保持心理平衡的能力。摆脱一切不良情绪，发挥自己的长处，适应社会的需要，在当代生活节奏中保持健康的平衡心理，保证旺盛的精力，健康的体魄，是个人养生保健应该具备的心理素质。

## 三、药 物 养 生

药物养生是在中医药理论指导下，运用药物来达到养生保健、防治疾病、延年益寿等目的的方法。药物养生保健要遵循中医药的基本理论，合理使用药物才能起到防治疾病、延年益寿的功效。

### （一）药物养生保健的原则

**1. 谨慎用药，切忌滥用** 养生保健的药物中有不少药物属于补益药物，滥用非但无益，反而有害。一般来说，补益药物主要用于年老体弱之人，特别是老年人，适当使用补法确可获得效果。而且养生保健用药要根据具体情况，当补则补，当泻则泻。如果只限于用补法，病邪留恋不去，则养痈遗患。

**2. 天人相应，顺时选药** 药物养生也要顺应主时脏腑的生理特点。春季是多病之季，肝病也多在春季复发。肝木旺盛会致脾土功能受到抑制，故药物养生保健以清补、柔补、平补为原则。夏季阳气蒸腾，万物生长最为茂盛，药物养生以甘平、甘凉之品为宜，不宜用燥热补药，以防燥热伤津助火。长夏暑热交蒸，湿气较重，脾最恶湿喜燥，故长夏多患脾胃病，药物养生以清补之品为宜，辅以芳香运化脾胃之药，以防滋腻困脾。秋季万物由"长"到"收"，自然界阳气渐收，阴气渐长，气候干燥，易伤人体阴津，肺金旺肝木弱，故药物养生以护阴润燥为主，辅以补养气血，忌服耗散伤津之品。冬季阳气潜伏，万物生机闭藏，肾气最易耗损，遵循冬令进补的原则，宜用温性益精之品，以补益肾气，但同时要注意冬季为人体阳气内蕴之时，不可过服温热之品，适当给予滋补阴精之品，以使阴阳互生互化。

**3. 注重体质，辨证用药** 体质的差异不同程度地反映了个体脏腑阴阳气血的盛衰及病理变化的不同特点，在运用方药养生保健时，一定要考虑到体质的差异，因人辨证用药。因人辨证用药是根据个体的体质、年龄、性别等不同，个体脏腑阴阳气血的盛衰及病理变化的差异，有针对性地选择相应的药物进行养生保健的方法。

**4. 辨别虚实，审因择药** 人的禀赋不同，其体质有强弱之分，身体的生理病理情况和致病的结果也会有不同，运用方药养生保健要明查个人的因与果，辨别虚实，有的放矢，选择适合个人情况的方药。如体虚一般表现为气血阴阳的不足，但临床表现并不一定典型，也不一定单独出现，在使用补法时，应辨别虚实，补勿过偏，注意君臣佐使的配伍，阴药与阳药的并举，寒药与热药的调和，气药与血药的协同等。即所谓"善补阳者，必于阴中求阳，则阳得阴助，而生化无穷；善补阴者，必于阳中求阴，则阴得阳生，而泉源不竭"。

**5. 扶正祛邪，辨证遣药**　虚则补之、实则泻之，二者截然不同，但又必须兼顾，应仔细衡量虚实孰轻孰重。虚少实多者应以攻为主，虚重实轻者应以补为主。祛邪又要兼顾正气，采用扶正祛邪的方法。现代人生活优越，人们往往重补而轻泻。如嗜食膏粱厚味，形体肥胖，气血痰食壅滞而易成隐患，故泻实之法也是养生保健的重要方法之一。体盛邪实者，要注意祛邪，但攻泻不可太过，太过则易伤正气，不但起不到养生保健的作用，反而适得其反。

**6. 渐进施药，不宜骤补**　药物养生作为一种辅助方法，对抗衰防老有一定疗效，但又有别于食物能饱腹之立竿见影的效果，需要有一个循序渐进的过程，应渐进施药，不宜骤补，也是药物养生保健中应遵循的重要原则。

### （二）常用养生保健中药

具有延年益寿作用的中药有很多，这类药品一般均有补益作用，同时也能疗疾。即有病祛病，无病强身延年。可以配方，亦可以单味服用。按其功用分补气、养血、滋阴、补阳等类型。

**1. 补气类**

（1）人参　味甘微苦，性温。大补元气，生津止渴，对年老气虚、久病虚脱者尤为适宜。人参一味煎汤，名独参汤，具有益气固脱之功效，年老体弱之人，常服此汤可强身体，延年益寿抗衰老。人参切成饮片，每日嚼化，可补益身体，防御疾病，增强机体抵抗能力。

（2）黄芪　味甘，性微温。补气升阳，益卫固表，利水消肿，补益五脏。可用于气虚乏力、久泻脱肛、自汗、水肿、子宫脱垂、慢性肾炎蛋白尿、糖尿病、疮口久不愈合。

（3）山药　味甘，性平。有健脾补肺，固肾益精之作用，因此，体弱多病的中老年人，经常服用山药，好处颇多。山药粥，用干山药片、粳米同煮粥，常食可健脾益气、止泻痢。

**2. 养血类**

（1）熟地黄　味甘，性微温。有补血滋阴之功。熟地黄膏，对血虚、肾精不足者，可起到养血滋阴，益肾填精的作用。

（2）何首乌　味苦甘涩，性温。有补益精血，涩精止遗，补肝肾的作用。可水煎、酒浸，亦可熬膏，与其他药物配伍合用居多。

（3）阿胶　味甘，性平。有补血滋阴，止血安胎，利小便，润大肠之功效，为补血佳品。本品单服，可用开水，或热黄酒烊化，或隔水炖化，适用于血虚诸证。

**3. 滋阴类**

（1）枸杞子　味甘，性平。具有滋肾润肺，平肝明目之功效。枸杞粥，用枸杞子、粳米煮粥食用，对中老年因肝肾阴虚所致之头晕目眩，腰膝酸软，久视昏暗等有一定效用。

（2）玉竹　味甘，性平。具有养阴润肺，除烦止渴之功效，对老年阴虚之人尤为适宜。

（3）黄精　味甘，性平。有益脾胃，润心肺，填精髓之作用。常食用对气阴两虚，身倦乏力，口干津少有益。

**4. 补阳类**

（1）菟丝子　味甘辛，微温。有补肝肾，益精髓，坚筋骨，益气力之功效。此药禀气和中，既可补阳，又可补阴，具有温而不燥、补而不滞的特点。

（2）鹿茸　味甘咸，性温。有补肾阳，益精血，强筋骨之功效。单味鹿茸可冲服，亦可炖服，阴虚火旺患者及肺热、肝阳上亢者忌用。

（3）肉苁蓉　味甘咸，性温。有补肾助阳，润肠通便之功效。可以水煎，亦可煮粥食用，有补肝肾、强身体之功用。

# 四、针灸推拿养生

针灸推拿养生，就是运用针刺、艾灸、按摩等方法，刺激经络穴位，激发经气，达到运行气血、使代谢旺盛、通利经络，增进人体健康等目的的一种养生方法。利用经络养生的方法有多种，效果也不同，一般人可根据自身病证的需要选择。

## （一）针刺养生

针刺养生是通过刺激某些具有强壮效用的穴位，疏通经气，调节人体脏腑的气血功能，从而使正气充盛阴阳协调的养生方法。针刺操作比较专业，需要专业医生施行。常用针刺养生保健腧穴：①足三里：为全身性强壮首选要穴，可以健脾胃，助消化，益气增力，提高机体免疫功能和抗病能力。②三阴交：对增强脏腑功能，特别是生殖系统的功能有重要的作用。③曲池：此穴有提高人体气力，调节血压、防止视力衰退等作用。④关元：为保健要穴，有强壮身体的作用。⑤气海：为养生要穴，常针或灸此穴，有强壮身体的作用。

## （二）艾灸养生

艾灸养生是用艾绒或其他药物在特定部位施灸的养生方法，具有温通气血、扶正祛邪、益寿延年的作用，是我国独特的养生方法之一，流传已久。常用艾灸养生保健腧穴：①足三里：常灸此穴，具有健脾益胃，促进消化吸收，防老强身的功效。②膏肓：艾灸常用穴，常灸该穴有强壮作用。③神阙：具有补阳益气、温肾健脾的作用。④涌泉：具有补肾壮阳、养心安神的作用。⑤中脘：为强壮要穴，具有健脾益胃、培补后天的作用。

## （三）推拿养生

推拿养生是通过各种手法刺激体表经络或腧穴，以疏通经络，调畅气血，调整脏腑，达到防病治病、促进病体康复目的的养生方法。常用的按摩方法：①揉太阳。用两手中指端，按两侧太阳穴旋转揉动，先顺时针转，后逆时针转，各 10～15 次，有清神醒脑作用，可防治头痛头晕、眼花、视力下降。②拿颈项。将手掌握在后颈部，以四指和掌根用力捏起后颈 6～9 次，每日 3 次，对颈椎保健很有好处。③摩双手。双手合掌相互摩擦至热，一手五指掌面放在另一手五指背面，从指端至手腕来往摩擦，以局部有热感为度，双手交替。可促进血液循环，使肌肉强健，除皱悦泽。④揉丹田。将双手搓热后，用右手示指、中指和环指在脐下 3 寸处旋转按摩。可补益肝肾，填精补髓，祛病延寿。⑤摩中脘。双手搓热，重叠放在中脘穴处，顺时针方向按摩，然后再以同样手法逆时针方向按摩。能调整胃肠道功能。⑥擦涌泉。两手搓热，再用左手掌擦右涌泉穴，右手掌擦左涌泉穴，以感觉发热为度。有温肾健脑、调肝健脾安眠、改善血液循环、健胃功效，也可防治失眠心悸、头晕耳鸣等。

# 五、运 动 养 生

生、长、壮、老、已是人类生命的自然规律，健康与长寿是人类普遍的愿望。自古中医都积极提倡运动（如八段锦、五禽戏、太极拳等）养生。传统运动养生具有体育和医疗的双重属性，通过自身的锻炼，有意识地自我控制心理、生理活动，取得养身心、增强体质、预防疾病、延年益寿的效果。

## （一）运动养生的特点

传统运动养生的特点，归纳起来有三点：①基于中医理论。无论哪一种传统运动养生法，都是以中医的阴阳、脏腑、气血、经络等理论为基础，以养精、练气、调神为运动的基本要点，以动形为基本锻炼形式，用阴阳理论指导运动的虚、实、动、静；用开阖升降指导运动的屈伸、俯仰；用整体观念说明运动健身中形、神、气、血、表、里的协调统一。健身运动的每一招式，都是运用中医理论作为依据。②谐调统一。运动养生保健强调意念、呼吸和躯体运动的配合，即所谓意守、调息、动形的统一。意守指意念专注；调息指呼吸调节；动形指形体运动，统一是指三者之间的协调配合，要达到形、神一致，意、气相随，形、气相感，使形体内外和谐，动、静得宜，起到养生、健身的作用。③融汇一体。传统的运动养生法是人们在养生实践中总结出的宝贵经验，形成了融导引、气功、武术、医理为一体的具有中华民族特色的养生方法。如源于导引气功的功法五禽戏、八段锦等；源于武术的功法太极拳、太极剑等。融诸家之长为一体，是运动养生保健的一大特点。

### （二）运动养生的原则

我国传统运动养生保健法之所以能健身、治病、益寿延年，是因为它有一套较为系统的理论、原则和方法，注重和强调机体内外的协调统一，和谐适度。在运用实践中注意以下原则：①掌握要领。传统运动养生的练功要领是意守、调息、动形的统一。这三方面中，最关键的是意守，只有精神专注，方可宁神静息，呼吸均匀，引导气血运行。②强调适度。运动养生保健是通过锻炼以达到健身的目的，因此，要注意掌握运动量的大小。孙思邈在《备急千金要方》中指出运动健身强调适量地锻炼，要循序渐进，不可急于求成。③持之以恒。锻炼身体并非一朝一夕的事，要经常而不间断。"流水不腐，户枢不蠹"一方面说明了"动则不衰"的道理，另一方面也强调了经常、不间断的重要性，水长流方能不腐，户枢常转才能不被虫蠹。只有持之以恒、坚持不懈，才能收到健身效果。运动养生保健不仅是身体的锻炼，也是意志和毅力的锻炼。

### （三）运动养生的功能

**1. 培补元气** 元气的盈亏与盛衰决定了人体的健康状况。传统运动养生以肾为先天之本，命门为真火之源的理论基础，总结出意守丹田、命门之法，使肾中元精充固，而"精化为气"，元气得以充沛，这对于维持机体健康、延长寿命具有积极而重要的意义。

**2. 平衡阴阳** 传统运动养生的各种功法都非常重视人体阴阳的消长变化，强调"阴平阳秘"，如春夏二季，阳气日升，阴气渐弱，练功当以静功为主，保护人体真阴不受伤耗。秋冬二季，阳气日衰，阴气日盛，练功当以动功为主，以振奋和鼓舞人体阳气，御寒防冻。因人、因时、因地制宜地开展传统运动养生保健可平衡阴阳，达到防病治病的目的。

**3. 畅通经络** 经络学说是中国传统运动养生法的重要理论依据之一。人体在练功时，以意引气，其实就是引导真气循经运行，通过呼吸锻炼，肢节活动，或按摩拍打，可以触动气血循经络互流，以促进百脉调和、气血充盈，从而发挥养生保健的作用

**4. 调和气血** 传统运动养生法通过意守、调身、调息、调心，从而起到调理气血的作用，恢复和重建气血的动态平衡。在练静功时，下意识地意守病变部位，以意领气，使气推动血达病灶，从而改善病变部位的供血状况，气行则血行，血行则百病消。在练动功时，则是在意守病变部位的同时，以意念和动作，使气推动血达病灶，加强营养，祛邪外出，恢复健康。

### （四）传统运动养生法

传统运动养生法是通过动静结合、呼吸吐纳、身心松弛、意念集中等有节律的动作来达到健身祛病、延年益寿目的的锻炼方法。比较有代表性的有八段锦、五禽戏、太极拳等。

**1. 八段锦** 是由八种不同动作组成的健身术，故名"八段"，因为这种健身功法可以强身益寿，祛病除疾，效果甚佳，犹如展示给人们一幅绚丽多彩的锦缎，故称为"锦"。八段锦是我国民间广泛流传的一种健身术，据有关文献记载已有八百多年历史，早在南宋时期已有《八段锦》专著。由于八段锦不受环境场地限制，随时随地可做，术式简单易记易学，运动量适中，老少皆宜，而强身益寿作用显著，流传至今仍是我国百姓喜爱的健身方法。

（1）作用　八段锦可以柔筋健骨、通经活络，具有行气活血、调和阴阳、协调脏腑之功能。长期坚持练习可增强体质，防病保健，有较好的养生保健作用。八段锦的每一段都有锻炼的重点，综合练习对五官、头颈、躯干、四肢、腰、腹等全身各部位都进行了锻炼，对相应的内脏以及气血、经络起到了保健、调理作用，是机体全面调养的健身功法。

（2）动作要领　具体的运动锻炼的动作和方法可在经过专业培训的人员指导下学习。

**2. 五禽戏**　禽，在古代泛指禽兽之类动物，五禽是指虎、鹿、熊、猿、鸟五种禽兽。戏，即游戏、戏耍之意。所谓五禽戏，就是指模仿虎、鹿、熊、猿、鸟五种禽兽的动作，组编而成的一套锻炼身体的功法。

（1）作用　五禽戏要求意守、调息和动形协调配合。五种功法各有侧重，但又是一个整体，一套有系统的功法，如果能坚持不懈练习，则具有养精神、调气血、益脏腑、通经络、活筋骨、利关节的作用。神静而气足，气足而生精，精足而化气动形，达到三元（精、气、神）合一，可收祛病健身的效果。

（2）动作要领　具体运动锻炼的动作和方法可在经过专业培训的人员指导下学习。

**3. 太极拳**　是我国传统的健身拳术之一。太极拳以"太极"为名，动而生阳，静而生阴，阴阳二气互为其根，此消彼长，相互转化，不断运动则变化万千。因而太极图呈浑圆一体，阴阳合抱之象。以"太极"哲理指导拳路，拳路的一招一式又构成了太极图形。拳形为太极，拳意亦在太极，其动作舒展轻柔，动中有静，圆活连贯，形气和随，外可舒筋活络，内可调气和血，激发人体自身的阴阳达到"阴平阳秘"的状态，故不但用于技击、防身，而且更广泛地用于健身防病，是一种行之有效的传统养生法。

（1）作用　太极拳是一项锻炼身心的整体运动，强调练身、练气、练脑的和谐统一，注重形体、呼吸、意识三者间的密切配合，内外兼修，对人体的各个系统都有积极的养生保健作用。

调节心血管系统功能：太极拳动作涉及各肌肉、关节的活动，其动作自然舒展，在放松肌肉的同时舒张了血管，有效促进了人体血液、淋巴的循环。经常练习太极拳，可以提高心肌功能、降低血管阻力和血黏度，能对心脑血管疾病起到良好的防治作用。

调节神经系统功能：练习太极拳要求做到心平气和、心无杂念、全神贯注、用意念引领动作，使人的意念始终集中在动作上，故使大脑专注于指挥全身各器官系统功能的变化和协调动作，提高神经系统自我意念控制能力，从而改善神经系统的功能，有利于大脑充分休息，消除机体疲劳。

调节呼吸系统功能：练太极拳时要求气沉丹田，呼吸匀、细、深、长、缓，有意地运用腹式呼吸，加大呼吸深度，有效锻炼人的膈肌和腹部肌肉，有利于改善呼吸功能。

（2）动作要领　具体的运动锻炼的动作和方法可在经过专业培训的人员指导下学习。

## 自 测 题

### A1 型题

1. "春夏养阳，秋冬养阴"属于哪一种养生原则
   A. 天人相应　　　　B. 养性调神
   C. 动静结合　　　　D. 持之以恒
   E. 综合调养

2. 中医认为养生保健最不利的因素是
   A. 名利思想太重　　B. 喜怒不除
   C. 声色不去　　　　D. 滋味不绝

   E. 过饥过饱

3. 养身保健的根本目的是
   A. 延长生命
   B. 减少疾病
   C. 保持健康，养性延命
   D. 提高生活质量
   E. 预防疾病

4. 下列哪项不是形体的生理健康的特征

A. 形体壮实　　　　B. 须发润泽

C. 牙齿坚固　　　　D. 记忆良好

E. 双耳聪明

5. 下列哪项不是方药养生保健的应用原则

A. 渐进施药　　　　B. 顺时选药

C. 因人用药　　　　D. 辨证遣药

E. 多用补药

6. 老年人饮食调养中哪项是错误的

A. 品种多样　　　　B. 每餐要饱

C. 清淡熟软　　　　D. 细嚼慢咽

E. 进食时心情愉悦

7. 老年人运动锻炼应注意下列哪项不适宜

A. 加强自我监护　　B. 同时进行多种运动

C. 运动量宜小而缓　D. 持之以恒

E. 因人而异

8. 以下哪个穴位不是艾灸养生常用穴

A. 足三里　　　　　B. 水沟

C. 涌泉　　　　　　D. 中脘

E. 神阙

（侯辰阳）

# 主要参考文献

陈金水，2018. 中医学. 9 版. 北京：人民卫生出版社.

崔金奇，2011. 唐代的医学最高学府——太医署. 兰台世界，（25）：39-40.

冯时茵，2020. 中草药中的瑰宝——艾叶. 保健与生活，（9）：30.

谷鑫桂，陈泽林，陈波，等，2016. 拔罐疗法之发泡拔罐法的应用研究. 中国针灸，36（11）：1191-1196.

国家药典委员会，2020. 中华人民共和国药典（2020 年版）. 北京：中国医药科技出版社.

国医时代，2024. 王琦：中医体质学的创立者. [2024-01-02]. http://www.guoyishidai.com/productinfo/586825.html.

廖品东，2016. 小儿推拿学. 2 版. 北京：人民卫生出版社.

刘畅，2023. 屠呦呦：不慕浮华 醉心青蒿. [2022-08-22]. http://www. news. cn/science/2022-08/22/c_1310654872. htm.

刘桂瑛，2020. 中医护理学. 3 版. 北京：科学出版社.

刘慧，2019. 石学敏："鬼手神针"与银针的不解情缘. [2019-08-24]. https://news.cctv.com/2019/08/24/ARTIT71
　　vSKFDLqIKJpF2Ybro190824. shtml.

刘霁堂，2020. 哲思中医. 广州：暨南大学出版社.

吕双双，2015. 拔罐疗法的历史源流探究. 哈尔滨：黑龙江中医药大学.

吕艳，2022. 中医护理. 2 版. 北京：中国中医药出版社.

潘晓彦，2022. 中医护理学基础. 2 版. 北京：中国医药科技出版社.

全国护士执业资格考试用书编写专家委员会，2023. 2023 年全国护士执业资格考试指导. 北京：人民卫生出版社.

孙广仁，2002. 中医基础理论. 北京：中国中医药出版社.

孙秋华，2022. 中医护理学. 5 版. 北京：人民卫生出版社.

汪安宁，2020. 针灸学. 北京：人民卫生出版社.

王丽芳，高文远，2013. 现代科学技术对传统中药饮片剂型改革的影响. 中国药房，24（27）：2497-2500.

温茂兴，2019. 中医护理学. 4 版. 北京：人民卫生出版社.

吴奇方，1993. 论"四总穴"歌. 天津中医学院学报，（1）：29-31.

新华网，2019.《人民的医生——我从医这 70 年》(第六十二集 李辅仁——时刻铭记对祖国和人民的誓言）[2024-01-02].
　　http://www.xinhuanet.com/health/wcy70/jj. htm.

张国用，杨丽萍，2023. 艾叶的炮制及药理作用分析. 医师在线，13（2）：60-62.

张海荣，2022. 心系中医护理痴情不改 情牵护理事业无怨无悔.[2022-10-31]. http://xj.news. cn/zt/2022-10/31/c_1129065522. htm

张文信，2023. 中医护理学. 北京：人民卫生出版社.

仲文莉，明雨，楼鹏飞，等，2023. 中药热奄包源流探析. 现代中医临床，30（2）：90-96.

周少林，2021. 中医护理. 北京：中国医药科技出版社.

# 自测题参考答案

**第 1 章**
1. E   2. B   3. C   4. D   5. E   6. A   7. C   8. E

**第 2 章**
1. E   2. A   3. B   4. D   5. C   6. B   7. A   8. D   9. C   10. D   11. C   12. B

**第 3 章**
1. C   2. D   3. C   4. C   5. D   6. B   7. A   8. D   9. D   10. A   11. E   12. C

**第 4 章**
1. C   2. B   3. A   4. D   5. D   6. A   7. A   8. E   9. D   10. B   11. E   12. B

**第 5 章**
1. A   2. E   3. C   4. C   5. B   6. C   7. C

**第 6 章**
1. B   2. C   3. C   4. A   5. A   6. C   7. A   8. B   9. A   10. A

**第 7 章**
1. A   2. A   3. C   4. D   5. E   6. B   7. B   8. B